대체의학을
믿으시나요
?

DO YOU BELIEVE
IN MAGIC?

대체의학을 믿으시나요?

자연치료라는
달콤한 거짓말

폴 A·오핏 지음 ― 서민아 옮김

P 필로소픽

사이비 과학의 황제들을 벌거벗은 임금님이라고 용감하게 폭로한 모든
과학전문 기자들과 과학 지지자들과 과학 블로거들에게 바칩니다.

대체의학 살펴보기

미국인들은 대체의학을 무척 좋아한다. 통증을 완화하기 위해 침술사나 척추지압사, 자연요법사를 찾아다닌다. 기억력을 좋게 하려고 은행을 먹고, 독감을 치료하기 위해 동종요법 치료제를 찾는다. 활력을 얻기 위해 고용량 비타민을, 정력을 위해 한약을 복용하고 면역력 강화를 위해 인도 향신료를 찾는다. 미국인의 50퍼센트가 이런저런 형태의 대체의학을 이용하고 10퍼센트는 자녀들에게도 그렇게 한다.[1] 대체의학은 연간 340억 달러 규모의 산업이다. 내 친구들이라고 해서 다르지 않다. 어떤 친구는 알레르기를 치료하기 위해 비발열성 레이저 치료를 이용하고, 어떤 친구는 감기를 낫게 하려고 오실로코시넘(oscillococcinum)이라는 동종요법 치료제를 복용한다. 또 다른 친구는 요통을 완화하는 데 침술만 한 게 없다고 단언한다.

어디 그뿐인가. 1960년대만 해도 비주류니 비정통 의학이니 하며 폄하되던 대체의학이 이제는 당당히 주류의 대열에 들어서게 됐다. 병원은 처방약 목록에 건강기능식품을 포함시키거나, 암 환자들에게

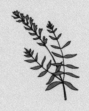

기 치료사의 도움을 받게 하고, 의대생들에게 치유에너지를 다스리는 법을 가르친다. 2010년, 6천 개의 병원을 대상으로 조사한 바에 따르면, 그 가운데 42퍼센트가 이런저런 형태의 대체의학 요법을 제공하는 것으로 밝혀졌다. 이유를 물어봤더니 거의 모든 병원에서 '환자가 요구한다'라고 대답했다.[2] 대형 제약회사도 대체의학 사업에 뛰어들고 있다. 2012년 2월 27일에 화이자(Pfizer)는 미국 최대의 메가비타민 제조사 가운데 하나인 알레이서(Alacer Corporation)를 인수했다.[3]

대체요법들이 인기 있는 이유는 단순하다. 주류 의료인들은 냉담하고 오만하며, 자연법칙에 어긋나는 치료법을 쓰고, 부작용도 만만치 않다고 인식되기 때문이다. 그와는 반대로 대체요법 치료사들은 인위적인 치료법 대신 자연적인 치료법을 쓰고, 환자와 거리를 두기보다 환자를 편안하게 대하며, 이 사람 저 사람에게 한 가지 처방전을 적용하면서 번호표를 뽑고 차례를 기다리라며 무뚝뚝한 태도를 보이기보다 개개인에게 맞는 치료 방법으로 살뜰하게 주의와 관심을 쏟는다.

오늘날의 의료 시스템을 오랜 기간 경험한 많은 사람들과 마찬가지로, 나 역시 대체로 실망스러운 경험을 해왔다.

나는 태어날 때부터 내반족(발이 안쪽으로 휘는 병 — 옮긴이)이었다. 태어난 지 몇 시간 만에 양쪽 발을 깁스로 고정시켰는데, 왼쪽 발은 치료가 됐지만 오른쪽 발은 그렇지 못했다. 다섯 살 때 오른쪽 발을 수술했는데, 그런 종류의 수술로는 최초라서 내 사례가 나중에 의학 잡지에 실리기도 했다. 다행히 수술 후에는 오른쪽 발이 더 이상 안쪽 아래로 어설프게 휘지 않게 됐다. 그러나 안타깝게도, 걷는 것이 늘 어느 정도는 고통스럽다.

의대에 다닐 때 다발성경화증 협회를 후원하는 40킬로미터 걷기 대회에 나갔다. 걷기를 마친 후, 오른쪽 발의 통증이 어찌나 심하던지 며칠간 목발 신세를 져야 했다. 정형외과에 갔더니 의사는 나에게 골관절염이 심각하며, 엑스레이 검사 결과 뼈의 건강 상태가 일흔 살 노인과 다를 바 없다고 말했다. 그때 내 나이 스물네 살이었다. 나는 성인기 내내 전통적인 비마약성 통증치료제로 치료를 받았지만 아무런 효과를 보지 못했다.

30대 땐 코 위에 핀 머리만 한 작고 검은 반점을 발견했다. 신경 쓰지 않았다. 12년 후 아내가 그 점을 제거해야 하지 않겠냐고 말했다. 시술은 금세 끝났고 통증도 없었다. 그런데 며칠 뒤 피부과 전문의가 전화를 걸어 좋지 않은 소식을 전했다. 병리사에게 보고를 받았다는 것이다. 진단명은 전이성 악성흑색종. 사형선고나 다름없는 병이었다.

　너무 당황스러워 당장 병리사에게 전화를 걸었다. "전이성 악성흑색종이라니요, 그럴 리가 없습니다." 나는 주장했다. "그런 전이성 병소가 십 년도 넘는 세월 동안 내 몸의 딱 한 군데에 꼼짝도 않고 달라붙어 있었다니, 어떻게 그럴 수가 있지요? 그럼 전이성 암을 퍼뜨린 원발성 암은 뭔가요? 설마 제가 전이성 악성흑색종을 치료받지 않고 살아남은 역사상 최장수 생존자가 되는 건 아니겠죠!?" 병리사는 나를 측은하게 여겼지만 동요하지 않았다. 진단은 진단이니까. 하지만 내가 원한다면, 그녀는 흑색종 분야의 미국 최고 권위자에게 기꺼이 내 조직검사 자료를 보낼 용의가 있었다. 그녀는 뉴욕시의 한 피부과 전문의에게 내 자료를 보냈고, 몇 주 뒤에 그 전문의가 나에게 전화를 걸어 진단 결과를 알려주었다. 역시나 전이성 악성흑색종이었다. 그는 악성 세포의 위치며 생김새로 봤을 때 전이성 악성흑색종이 틀림없다고 참을성 있게 설명했다.

　그로부터 2년 동안 나는 펜실베이니아 대학의 피부과에 다니면서 정기적으로 건강 진단을 받고, 흉부 엑스레이 사진을 찍고, 혈액 검사를 받으며 더 전이된 부위가 있는지 흔적을 찾았다. 아무런 흔적도 발견되지 않았다. 뿐만 아니라 내 흑색종을 퍼뜨렸을 원발 병소 부위도 발견되지 않았다. 피부과 전문의들은 모두들 거 참 희한한 일이라고 입을 모았다.

　얼마 후, 나처럼 의사인 아내가 피부과 전문의인 아내의 친구에게 내 조직검사 자료를 보냈다. 그 친구는 내가 악성흑색종이 아니며 진짜 진단명은 청색모반 증후군, 다시 말해 흑색종처럼 보일 수 있는 양성 질환이라고 말했다. 휴, 그 말을 듣고 어찌나 안심이 되던지. 그렇지만 죽을병을 앓는 줄 알고 지냈던 지난 2년은 그야말로 지옥이었다.

50대 초반에는 왼쪽 무릎에 지속적인 통증이 느껴져 걷기가 힘들 정도였다. 도저히 견딜 수 없어서 정형외과를 찾아갔더니, 내측 반월상 연골(뼈와 뼈가 마찰되지 않도록 보호해주는 무릎 안에 있는 물렁뼈)이 부분적으로 파열됐다고 했다. 의사는 수술은 간단히 끝날 테고 며칠 있으면 회복될 거라고 설명했다. 그러나 수술 후 아직 마취도 풀리지 않은 몽롱한 상태에서 나는 사태가 그렇게 간단하지 않다는 말을 들어야 했다. 정형외과 전문의는 내 문제는 반월상 연골 파열이 아니라 슬개골 연골 연화증이라고 했다. 나는 가벼운 무릎 수술 대신 뼈에 작은 구멍들을 뚫는 미세천공술을 받았다. 회복이 되기까지 며칠은 어림도 없었고 1년이나 걸려야 했다. 이런 심각한 착오가 있었는데도 정형외과 의사는 놀라거나 당황하기는커녕 눈 하나 깜짝하지 않는 것 같았다. 당황은 내가 했다.

50대 중반이 되자 나이가 그렇다 보니 전립선비대증을 앓기 시작했다. 이제 나는 비뇨기과 전문의들의 고객이 되어, 정기적으로 PSA 검사를 받아야 했다. PSA 혹은 전립선 특이항원(Prostate-Specific Antigen)이란 전립선암의 예측인자를 의미하는 듯하다. 하지만 PSA

10

에 관한 연구 결과들을 읽으면 읽을수록, PSA가 썩 바람직한 예측인 자가 아니라는 확신만 더해졌다. 심지어 전립선 조직검사들조차 나를 혼란스럽게 만들었다. 알려진 바에 따르면, 전립선암을 앓는 대부분의 남성들이 전립선암을 **가지고** 죽지 전립선암 **때문에** 죽는 건 아니다. 이 말은 곧 전립선암을 앓는 대부분의 남성들이 불필요한 수술을 받고 있다는 의미가 된다. 게다가 수술이 무자비하게 이루어지는 바람에, 많은 남성들이 요실금과 발기부전 같은 수술 후유증을 앓는다. 그렇기 때문에 비뇨기과 전문의들은 전립선암 예방법에 대해 온갖 다양한 의견들을 내놓는 것이다.

이런 불행한 일들을 겪는 동안 나는 수많은 사람들에게 수많은 조언을 들었다. 심지어 전통 의학을 포기하라고 제안하는 사람들도 있었다. 그들은 전립선을 치료하려면 톱야자를, 발과 무릎의 통증을 치료하려면 황산콘드로이친과 글루코사민을 복용해야 한다고 말했다. 모두 처방전 없이 쉽게 구할 수 있는 것들이다. 그들은 정형외과 의사에게 치료를 받아서는 안 되고, 침술사나 척추지압사를 찾아가야 한다고 말했다. 처방약을 받으러 비뇨기과 의사에게 갈 게 아니라, 유기농법으로 재배한 보다 자연에 가까운 식품을 구하기 위해 자연요법사를 찾아가야 한다고 했다. 현대 의학만 철석같이 믿고 그것이 내 건강을 좌지우지하도록 내버려두는 짓을 그만두라고, 결함 있는 시스템에서 떠나야 한다고 강력하게 권했다.

그래서 나는 제너럴 뉴트리션 센터(General Nutrition Center) 매장에 가서 톱야자, 황산콘드로이친, 글루코사민을 구입했다. 그렇지만 이 것들을 복용하기 전에, 이런 건강기능식품들의 효과를 증명하는 연구 결과들이 있는지 찾아보고 싶었다. 관련 연구들이 광범위하게, 내부적으로 일관되게, 세심한 통제하에서, 엄격하게 시행되었다. 그리고 결과들은 아주 분명했다. 톱야자는 전립선을 줄어들게 하지 않았고, 황산콘드로이친과 글루코사민은 관절의 통증을 치료하지 못했다. 다음으로 침술, 자연요법, 동종요법, 메가비타민에 대한 연구들을 검토했는데, 역시나 내 친구들을 통해 전해 들은 어마어마한 효과에 비하면 별로 대단한 내용이 없었다. 그나마도 효과가 있다고 증명된 것은 일부에 불과했고 대부분은 효과가 없었다. 그리고 효과가 있는 치료법들의 경우, 놀라운 건 효과를 일으키는 **방식**이었다.

많은 사람들이 우려하듯 나 역시 대체의학이 상당히 위험할 수 있다는 걸 깨달았다. 척추지압요법은 동맥을 손상시켜 영구 마비를 일으켰고, 침술은 폐나 간, 심장에 감염을 일으키기도 했다. 건강기능식품은 출혈, 정신병, 간 기능 장애, 부정맥, 발작, 뇌부종을 일으키고, 메가비타민은 사실상 암 발병률을 감소시키기는커녕 오히려 증가시키는 것으로 밝혀졌다. 의학 저널에서만 읽을 수 있는 일이 아니었다. 우리 병원 표준치료위원회(Therapeutic Standards Committee) 회장으로서, 나는 90가지 이상의 다양한 건강기능식품을 섭취한 후 심각한 췌장암으로 고통받은 한 아이의 사례를 접하게 되었다. 아이의 부모가 주장하는 바에 따르면 아이는 건강기능식품 외에도 사람의 소변을 주요 재료로 한 암 치료 대체요법도 이용했다고 한다.

이런 모든 내용을 통해, 나는 전통적인 치료 방법들이 다소 실망스러울 수 있다 하더라도, 대체의학에 무임승차권이 주어져서는 안 된다는 사실을 깨달았다. 그리고 모든 치료에 동일하게 높은 시험 기준을 적용해야 한다는 사실도 깨달았다. 그렇지 않다간, 자기들의 주장을 뒷받침하지 못하는, 과학 따위는 신뢰하지 말고 오직 자기들만 바라보고 믿으라는 대체의학 치료사들의 눈속임에 계속해서 속고 말테니까 말이다. 그리고 이런 일은 우리가 가장 약해져 있을 때, 병이 낫기만 한다면 무슨 짓도 마다하지 않을 때 일어날 테니까 말이다.

이 책의 목적은 대체의학 분야를 비판적인 시선으로 검토하고, 사실과 미신을 구분하려는 것이다. 사실상 전통의학, 대체의학, 보완의학, 통합의학, 전일론적(holistic) 의학 같은 건 없기 때문이다. 의학에는 효과가 있는 의학과 효과가 없는 의학만 있을 뿐이다. 그리고 이를 가려낼 가장 좋은 방법은 과학적인 연구 결과들을 신중하게 평가하는 것이다. 이것은 인터넷 채팅방이나 잡지 기사 혹은 친구와의 수다로 알 수 있는 게 아니다.

| 차례 |

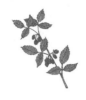

조이 호프바우어 구하기

그들은 작았고 도움을 기대할 수 없었으며, 아무런 도움도 얻지 못했다.
—W. H. 오든(W. H. Auden), 《아킬레스의 방패》 중에서

내가 처음으로 대체의학을 접한 건 소아과 레지던트 시절인 1970
년대 후반, 당시 떠돌던 이야기를 통해서였다. 레이어트릴(Laetrile)이
라는 유명한 암 대체요법에 관한 이야기였다. 지금 내가 소개하는 이
야기를 읽고 요즘 같으면 말도 안 되는 일이라며 — 그렇게까지 할
부모는 아무도 없을 거라며 — 안심하는 사람도 있을지 모르겠다. 하
지만 이 부모들이 그렇게까지 하도록 몰아넣은 낱낱의 영향력들이
지금도 버젓이 살아있다. 아니, 그때보다 더하면 더했지 덜하지는 않
을 것이다.

　이것은 뉴욕 주 북부에 살았던 작은 소년의 이야기이다.

1977년 10월 5일, 조이 호프바우어(Joey Hofbauer)는 목에 혹이 생겼다며 엄마에게 투덜거렸다. 혹이 없어지지 않자, 엄마는 조이를 데리고 주치의인 데니스 샤농을 찾아가 페니실린을 처방받았지만 아무런 효과가 없었다. 혹이 점점 커지자, 샤농은 조이에게 이비인후과 전문의에게 가보라고 했다. 조이는 올버니에 있는 성 베드로 병원의 아서 콘 박사를 찾아갔고, 10월 25일에 조직검사를 받았다. 이틀 뒤, 콘 박사는 조이에게 호지킨병, 즉 임파선 암이라는 진단을 내렸다. 조이가 일곱 살 때였다.[1]

이런 진단명을 들은 건 엄청난 충격이었지만 조이의 예후는 아주 좋았다. 이미 1970년대 초에 연구자들은 조이 같은 경우 방사선 치료와 화학요법을 이용해 95퍼센트 회복될 수 있다고 입증한 바 있으며, 더 나은 치료법으로 조이는 오래오래 건강하게 살 수 있었다.[2] 하지만 조이 호프바우어에게 회복의 길은 그리 쉽게 열리지 않았다. 몇 주 지나지 않아, 조이가 어떤 방식으로 누구에게 치료를 받아야 하느냐에 대해 논쟁이 일었다. 조이의 부모와 시민운동가들, 언론, 존 버치 협회, 그리고 어느 영화배우가 한 편이었다. 다른 한 편은 암 전문의들, 에드워드 케네디 상원의원, 사라토가 카운티의 사회복지부, 그리고 미국 식품의약국(Food and Drug Administration, FDA)이었다. 논쟁은 3년 동안 이어졌다.

아서 콘 박사는 조이가 호지킨병을 앓고 있다는 사실을 알았을 때 조이의 부모에게 암 전문의에게 진단을 받는 것이 좋겠다고 조언했다. 암 전문의라면 간과 비장의 조직검사를 통해 조이의 암 크기가 어느 정도인지 알아낼 수 있을 것이었다. 그리고 나면 조이는 방사선 치료와 화학요법을 받고, 프로카르바진, 프레드니손, 빈크리스틴, 질소 머스터드 같은 약물을 처방받을 것이다. 콘 박사는 아들의 생존 가능성이 매우 높다며 조이의 부모를 안심시켰다. 하지만 존 호프바우어와 메리 호프바우어 부부는 마음이 놓이지 않았다. 그들은 **방사선 치료**니 **화학요법**이니 같은 단어에서 탈모, 구토, 설사, 빈혈 등 나쁜 이미지가 떠올랐고 점점 이런 치료법이 두려워졌다. 틀림없이 아들을 치료할 더 나은 방법, 즉 보다 자연스러운 방법이 있을 터였다. 그래서 그들은 콘 박사의 조언을 무시하고 성 베드로 병원에서 조이를 퇴원시켰다. 1977년 11월 8일, 호프바우어 부부는 아들과 함께 자메이카 서북부의 항구도시 몬테고 베이에 있는 페어필드 병원으로 향했다. 콘 박사가 권한 치료보다 훨씬 순하고, 훨씬 친절하고, 훨씬 합리적이라고 믿고 있는 치료법, 다시 말해 살구 씨를 재료로 한 자연 치료법, 레이어트릴로 치료를 받기 위해서였다.[3]

호프바우어 부부가 자메이카로 떠나던 날, 데니스 샤농은 그들에게 편지 한 통을 썼다. "친애하는 호프바우어 부부에게. [조이의] 진단서를 보내드릴 의사의 성함과 주소를 알려달라고 수차례 부탁드린 바 있습니다. 지난 11월 4일 금요일 오전에 호프바우어 부인께 말씀드렸고, 11월 7일에도 한 차례 더 말씀드렸지만 아무런 정보를 받지 못했습니다. [호지킨]병은 치료를 받지 않으면 거의 치명적이라고 봐야 합니다. [조이가] 제대로 치료를 받을 수 있도록 조이의 현 주치의 성함과 주소를 알려주십사 다시 한 번 부탁드립니다. 11월 10일 목요일 정오까지 알려주지 않는다면 보건복지부, 아동보호기관, 미국 암학회의 통보를 받게 될 것입니다."[4] 호프바우어 부부가 자메이카로 떠나는 날, 샤농은 경고했던 대로 그들을 아동복지 기관들에 신고했다. 11월 9일, 뉴욕 주 사라토가 카운티의 사회복지부는 존과 메리 호프바우어 부부를 아동방치죄로 기소해 조이를 부모로부터 떨어뜨리려 했다. 법이 말하고자 하는 바는 분명했다. "뉴욕 주는 미성년자에 대해 부모나 후견인이 하지 못하는 의료적 치료 행위를 적절한 환경에서 제공할 수 있다."[5]

1977년 11월 23일, 호프바우어 부부가 자메이카에서 돌아왔다. 부부가 서신에도 전화에도 아무런 답이 없자, 11월 29일 사회복지부의 리처드 세리든(Richard Sheridan)과 다이애나 펜튼(Diana Fenton)이 무장을 한 보안관 대리를 대동하고 호프바우어 씨 집을 방문했다. 세리든은 이후의 일을 똑똑히 기억했다. "〔호프바우어 씨가 이렇게 말하더군요.〕 보안관 대리가 총을 겨누어 체포하지 않는 한, 아이를 데리고 가지 못할 거라고 말이에요." 세리든은 이제 조이를 보살필 책임이 뉴욕 주에 있다고 호프바우어에게 말했다. "〔공판〕이 있었다고 그에게 말했어요. 그랬더니 그는 자신이 그 자리에 없었기 때문에 그 공판은 위법이라고 하더군요. 제가 여기는 그 문제를 이야기할 자리가 아니라고 말하자, 호프바우어 씨는 여기가 바로 그 문제를 이야기할 자리다, 우리가 아들을 데려가려고 왔다는 사실을 모든 사람에게 알려야 한다면서 고래고래 고함을 질렀어요." 호프바우어는 암 전문의란 사람들은 조이에게 해만 끼칠 뿐이라고 확신했다. "그는 제가 아들을 데려가 독살시키려 한다고 말하더군요. '당신이 화학요법이 뭔지 알기나 합니까? 질소 머스터드 가스라는 독가스로 치료하는 거란 말이오. 전쟁 때도 불법으로 규정됐던 걸로 말이오'라면서 말이에요."[6]

사태가 진정되자 호프바우어 부부의 마음도 누그러졌다. 그들은 변호사를 통해 일을 처리했다. 조이는 일체의 진단 테스트를 행하지 않으며 어떤 치료도 받지 않는다는 합의하에 — 가정법원에서 이 사건에 대한 심리가 열리고 난 후에야 — 성 베드로 병원에 다시 입원하기로 했다. 조이는 11월 20일부터 12월 9일까지 성 베드로 병원에 입원했다.[7] 하지만 존 호프바우어는 목숨을 살려줄 의술이라고 굳게 믿는 치료를 아들이 받지 못하는 동안 넋 놓고 가만히 지켜볼 수만은 없었다. 그래서 "문 앞에 지키고 선 무장 경비원들에게 위협을 받아 결국 그만두어야 할 때까지"[8] 몰래 조이에게 레이어트릴을 몇 차례 투여했다.

1977년 12월, 조이 호프바우어 사건은 사라토가 가정법원 판사 로런 브라운(Loren N. Brown)에게 회부되었다. 아동복지 기관들에는 실망스럽게도, 로런 판사는 호프바우어 부부가 아들을 6개월 동안 레이어트릴을 이용해 치료할 수 있다고 허락했다. 한 가지 조건이 있었는데, 기꺼이 레이어트릴을 이용해 치료할 용의가 있는 면허가 있는 의사를 찾아야 했다. "서둘러 의사를 찾아야 하는 상황이었습니다. 담당 의사가 누구인지 알려달라고 다들 성화였거든요." 호프바우어가 당시 상황을 회상하며 말했다. 호프바우어는 제일 먼저 웨스트체스터 카운티의 밀턴 로버츠 박사에게 부탁했다. 하지만 로버츠 박사는 '논란의 소지가 너무 많은 사안'이라면서 그의 제안을 거절했다. 호프바우어는 뉴욕 주 나이액의 정신과 의사 마이클 샥터(Michael Schachter)에게 부탁했다.[9] 샥터는 이 일에 대해 자신은 일체 책임지지 않는다는 동의서에 호프바우어 부부가 서명을 한다면 치료를 하겠다고 했다. 동의서는 이렇게 시작된다. "나는 마이클 B. 샥터에게 치료를 받는 것에 동의한다. 나는 이용 가능한 물질, 약물, 의약품들 가운데 [레이어트릴]이 신진대사를 원활하게 하기 위한 목적으로 권장될 수 있음을 안다. FDA와 미국의학협회(American Medical Association, AMA)를 비롯한 지배적인 의학적 견해에서는 이 물질이 어떠한 질병의 치료에도 도움이 되지 않는 것으로 알려져 있다. (…) 나는 레이어트릴을 이용하는 것은 돌팔이 의사들의 수법이며 미국 국민들을 속이는 것과 마찬가지라고 주장하는 FDA와 미국 의학협회와 관련된 자칭 권위 있는 일부 기관들의 주장을 이해한다. 나는 캘리포니아에서 이 물질을 사용했다는 이유로 기소된 의료진이 있음을 알고 있다. 나는 마이클 샥터 박사가 암 전문의가 아니며, 화학요법이나 방사선 치료, 수술과 같은 정통 암 치료에 직접적인 경험이 없을 뿐만 아니라, 나의 질병 치료와 관련된 이익과 위험에 대해 나에게 조언할 입장이 아님을 잘 안다."[10] 1977년 12월 14일, 존과 메리 호프바우어는 마이클 샥터의 동의서에 서명했다.

6개월 후인 1978년 6월, 법원은 레이어트릴이 효과가 있었는지 확인하고 조이 호프바우어의 치료를 누구에게 맡길지, 다시 말해 부모에게 맡길지 뉴욕 주에 맡길지 결정하기 위해 관계자들을 다시 불러들였다.[11]

마이클 샥터는 치료를 레이어트릴로 제한하지 않았다. 6개월 동안 그는 조이에게 생우유, 생간 즙, 대구 간유, 반숙 계란, 바이러스에 감염된 포도상구균 박테리아 추출물, 췌장 효소 관장제(대장 내벽을 부분적으로 용해시킨다), 고용량 비타민 A(시력 저하, 뼈의 통증, 현기증을 일으킨다), '프로게니토르 크립토키데스(*Progenitor cryptocides*, 버지니아 리빙스턴Virginia Livingston이라는 의사는 이것이 모든 암을 일으키는 박테리아라고 믿었다)' 예방 백신, 채식, 하루 한 차례 커피 3큰술에 물 1리터로 하는 커피 관장(커피 관장으로 두 명이 목숨을 잃은 사례가 있다),[12] '자생 백신(조이의 소변에 포함된 박테리아를 이용해 만든)' 7회 주사, 우베-무고스 효소(Wobe-Mugos enzymes, 돼지로부터 추출된 여러 췌장 효소들의 결합물)[13] 등도 시도했다. 이상의 치료법 가운데 어느 것도 인간에게 써도 좋다는 승인을 받은 것이 없으며, 모두가 인체 실험에 관한 뉴욕 주의 법14에 위배되는 것이었다. 나중에 조이의 재판에서 증언을 한 암 전문의는 이러한 시도를 '주술사의 식단'이라고 불렀다.15

조이의 독특한 치료가 6개월째 접어들던 1978년 6월, 사라토가 카운티의 사회복지부와 마이클 샥터 박사, 그리고 몇 명의 암 전문의들이 조이의 암 치료 대체요법이 효과적이었는지를 판단하기 위해 브라운 판사 앞에 섰다. 가장 비판적인 증언을 한 사람은 최근 조이를 검사한 바 있는 올버니 의과대학의 의대 교수이자 전문 학위를 받은 암 전문의, 존 호턴 박사였다. 박사는 다음과 같이 증언했다. "목의 왼쪽 부위를 만져보니 아래턱뼈 부분인 하악각 아래에 [커다란] 임파절이 있었습니다. 뿐만 아니라 바로 밑에 또 하나의 [커다란] 임파절 [과] 여러 개의 임파절들이 쇄골 [빗장뼈] 아래까지 내려와 있었습니다."16 처음 암 진단을 받았을 때 조이 호프바우어는 하나의 임파선이 부어 있었는데, 지금은 열일곱 개가 부어 있었다. 혈액학 전문의이며 성 베드로 병원의 내과 과장인 안소니 타르탈리아 박사도 조이를 검사했다. "12월에 조이를 검사했을 때보다 호지킨병의 증세가 훨씬 악화되었다는 데 의심의 여지가 없습니다." 타르탈리아 박사가 말했다. 그는 조이가 복용한 레이어트릴에 대해 "치료를 받지 않은 것과 다를 바 없습니다"라고 덧붙였다.

그 밖에도 여러 가지 우려되는 징후들이 나타났다. 검사 결과 조이의 간이 손상된 것으로 밝혀졌는데, 아마도 비타민 A를 위험할 정도로 과다 복용한 것이 가장 큰 원인으로 짐작되었다. 게다가 보아하니 샥터는 조이가 레이어트릴 과다 복용으로 인한 시안화물(cyanide) 중독으로 '이따금 메스꺼움이나 경련성 복통'을 일으킨다는 사실을 미처 알아채지 못한 것 같았는데, 혈중 시안화물 농도 수치가 눈으로 확인될 만큼 높은 적이 한 번도 없었기 때문이다.17

조이를 검사한 암 전문의들과 달리, 마이클 샥터는 자신의 프로그램이 효과적이라고 믿었다. 그는 이렇게 말했다. "조이의 상태가 크게 호전되고 있는 것 같습니다. 저는 목 안의 림프절에 대해 다른 의사들처럼 걱정하지 않아요. [레이어트릴과 대체요법은] 앞으로 5년에서 10년, 15년 이상 의료적 치료에서 주된 역할을 하게 될 것이라 믿으며, 따라서 조이의 치료는 대단히 적절하고 우수하다고 말할 수 있습니다."[18] 호프바우어 부부는 자신들 편에 서는 전문가들을 참여시켰는데, 특히 레이어트릴 업계의 선두 주자 한스 회퍼-얀커, 레이어트릴 발명가 어니스트 크랩스 주니어, 그리고 자메이카 페어필드 병원을 운영하고 있는 마르코 브라운이 포함되었다.[19] 1978년 7월 5일, 브라운 판사는 조이의 부모가 자식을 '걱정하고 사랑하고' 있으며, 샥터 박사는 '적절한 자격증을 소지하고 있다'며 부모에게 유리한 판결을 내렸다.[20]

목 안에 암세포가 퍼져 있었지만 조이는 호지킨병 초기 단계였다. 그리고 사라토가 사회복지부는 단념하지 않았다. 아직 시간이 있었다. 하지만 안타깝게도 여론은 레이어트릴에 우호적으로 돌아섰고, 그 바람에 조이의 생명을 구하기 위해 필요한 치료를 받기가 훨씬 더 어려워졌다.

1970년대 말 레이어트릴은 단순한 약이 아니라 하나의 사회운동이었다.

캘리포니아 주 로스알토스에 있는, 로버트 브래드포드(Robert Bradford)가 이끄는 존 버치 협회(John Birch Society) — 정부의 규제를 없애는 데 전념하는 초극우 단체 — 는 '암 치료를 위한 선택의 자유 위원회(Committee for Freedom of Choice in Cancer Therapy)'를 발족했다. 1977년 무렵, 위원회는 500개의 지부와 3만 5천 명의 회원을 두었다. 위원회 회원들은 〈60분〉 같은 인기 TV 프로그램, 《뉴스위크》 같은 잡지, 제임스 커크패트릭 같은 논평가들에게 영향을 미쳤고, 모두가 레이어트릴의 놀라운 효과를 홍보하고 나섰다. 거의 위원회 회원들 단독으로 레이어트릴에 대한 대중의 지지를 모아낸 것이다.[21] 1976년에 알래스카 주는 레이어트릴의 제조 및 판매를 합법적으로 인정한 최초의 주가 되었고, 1978년 무렵에는 14개의 주가, 1979년 쯤엔 21개의 주가 그 뒤를 이었다. 대부분의 미국인들이 레이어트릴의 합법화를 찬성해,[22] 1980년 무렵에는 연간 10억 달러의 산업으로 성장했다.[23] 이렇게 해서 하나의 운동이 태동되었고, 당시 최고의 인기를 누리던 영화배우 한 명이 곧 이 운동에 합류할 터였다.

1978년 여름, 스티브 매퀸(Steve McQueen, 〈대탈주〉, 〈토마스 크라운 어페어〉, 〈블리트〉, 〈타워링〉 등에 주연으로 출연한 영화배우)은 만성 기침에 시달리며 계속 체중이 감소했다. 의사들은 처음엔 기관지염이라고 진단하더니, 다시 보행성 폐렴(walking pneumonia, 기관지에서 발생하는 약한 폐렴 — 옮긴이)으로 진단했고, 다음에는 진균 감염이라는 진단명을 내렸다. 결국 폐생검을 통해 병명이 밝혀졌는데, 중피종, 다시 말해 공격적인 형태의 폐암이었다.[24] 자신이 암이라는 사실을 알게 된 후 매퀸은 로스앤젤레스의 세다스 시나이(Cedars Sinai) 병원에 입원해 방사선 치료와 화학요법을 받기 시작했지만 효과가 없었다. 의사들은 그에게 두 달밖에 살 수 없다고 말했다.[25] 그래서 매퀸은 직접 팔을 걷어붙이고 나섰고, 윌리엄 켈리(William D. Kelley)가 운영하는 멕시코의 한 병원에서 레이어트릴로 치료를 받기로 했다.

켈리는 자신만만하고 카리스마 넘치는 대체의학 옹호자였다. 캔자스 주 아칸소 시티에서 태어난 켈리는 베일러에서 치과의학을 공부한 후 텍사스 주 포트워스와 그레이프바인에서 병원을 개업했다. 이때부터 켈리는 통신판매를 이용한 비타민 사업을 시작했다.[26] 마이클 샥터처럼, 켈리 역시 비특이성 영양요법으로 암을 치료할 수 있다고 믿었다. 켈리의 지도하에 매퀸은 레이어트릴, 마사지, 샴푸, 메가비타민, 영양보충제, 척추 교정, 고섬유질 식단, 바실리 Z균 추출물, 양의 배아 주사, 효소 주입, 하루 두 차례 커피 관장(켈리의 커피 Kelley's Koffee라는 상표로 판매되고 있는) 등의 치료를 받았으며, 이 치료로 매퀸이 지불하는 비용은 한 달에 1만 달러에 달했다(오늘날의 8만 달러에 상당한다).[27]

켈리는 매퀸의 명성을 이용해 레이어트릴을 홍보했다. 그는 톰 스나이더가 진행하는 전국 텔레비전 방송 〈투모로우〉에 출현해 이렇게 말했다. "그 당시 의사들은 매퀸에게 아무런 희망을 주지 못했어요. 하지만 매퀸의 가능성은 놀라울 정도입니다. 저는 이 접근 방식이 암 치료에 미래를 제시할 것이라고 진심으로 믿습니다. 항생제가 대중화되기 위해 윈스턴 처칠이 필요했습니다. 스티브 매퀸이 대체의학을 위해 같은 역할을 하게 될 것입니다."[28](처칠은 최초로 항생제 치료를 받은 인물 가운데 하나였다.) 매퀸 역시 켈리의 열의를 똑같이 보여주었다. 그는 멕시코 텔레비전에 출연해 다음과 같이 말했다. "멕시코는 지금 비특이성 대체요법을 이용해 암과 싸우는 새로운 치료 방식을 전 세계에 보여주고 있습니다. 내 생명을 구해주셔서 감사합니다. 여러분 모두에게 행운이 깃들길 바랍니다."[29]

미디어를 조종하는 존 버치 협회의 교묘한 솜씨와 스티브 매퀸의 유명한 사례는 여론에 영향력을 미쳤다. 레이어트릴은 이제 주류로 편입되었다. 1978년 12월 14일, 사라토가 카운티 사회복지부는 6개월 전에 내려진 브라운 판사의 판결에 항소했다. 사건은 뉴욕 제3지방항소법원의 스위니 판사가 맡았으며, 그는 종전의 판결을 재차 확인했다. "우리는 연구 결과 및 [브라운 판사가] 1심 판결에서 내린 결정을 뒷받침할 충분한 증거가 있다고 판단하는 바다."[30]

이렇게 해서 조이 호프바우어는 마이클 샥터에게 계속 치료를 받게 되었다.

사라토가 카운티 사회복지부는 항소할 기회가 아직 한 번 더 남아 있었다. 다시 말해, 조이 호프바우어의 생명을 구할 기회가 한 번 더 남아 있었다. 판결은 1979년 7월 10일에 내려질 예정이었다. 한편 조이 호프바우어에게는 다행히도 얼마 후 레이어트릴을 향한 대중의 열기를 잠재워줄 여러 건의 사건들이 잇달아 일어났다. 하지만 조이의 병은 점점 깊어졌고 시간은 흐르고 있었다.

1977년 5월 26일에 프란츠 잉겔핑거(Franz Ingelfinger)라는 《뉴잉글랜드 의학저널》의 저명한 편집자가 〈레이어트릴 열기〉라는 사설을 게재했다. 잉겔핑거는 다음과 같이 주장했다. "나 자신도 암 환자지만, 나는 어떠한 상황에서도 레이어트릴을 복용하지 않을 것이다. 내 가족 가운데 누군가가 암에 걸린다 할지라도 나는 그들에게 레이어트릴을 복용하지 말라고 조언할 것이다. 뿐만 아니라 만일 내가 의사가 되어 개업을 하게 된다 해도, 내 환자들에게 레이어트릴을 권하는 일은 없을 것이다."[31] 비록 개인적인 감정이 실리긴 했지만, 잉겔핑거는 이 문제를 명확하게 연구해보자고, 즉 논쟁을 최종적으로 완벽하게 마무리 지을 수 있도록 연구해보자고 제안했다. 1979년 12월에 FDA는 레이어트릴에 시험용 신약 허가를 내려, 마침내 레이어트릴을 연구할 수 있는 문이 열리게 됐다. FDA가 실험용 동물들을 대상으로 효과를 본 적이 없는 암 치료제를 사람을 대상으로 실험하도록 허락한 것은 미국 역사상 처음 있는 일이었다.[32]

연구자들이 잉겔펑거의 레이어트릴 연구를 계획하는 동안, 조이를 위해 다른 사건들이 진행되고 있었다. 1977년 7월, 매사추세츠 주의 에드워드 케네디(Edward Kennedy) 상원의원이 레이어트릴의 효능을 논의하기 위한 청문회를 열었다. 약물 편에서 증언을 한 사람은 레이어트릴을 연구한 존 리처드슨 박사, 존 버치, 로버트 브래드포드, 그리고 레이어트릴을 만든 어니스트 크랩스 주니어였다. 케네디 상원의원은 "[레이어트릴이] 암의 치료나 예방에 희망을 줄 수 있으리라는 증거는 어디에도 찾아볼 수 없다"라고 말하면서 레이어트릴 측 의견을 믿지 않았다. 매사추세츠 주 하원의원 테런스 매카시(Terrence McCarthy)의 발언은 더 노골적이었다. "레이어트릴을 판매하는 사람들은 사기꾼, 거짓말쟁이, 도둑놈들이다."[33]

그러나 《뉴잉글랜드 의학저널》의 편집자와 에드워드 케네디 상원의원의 명백한 진술에도 불구하고 애석하게도 조이 호프바우어가 충분한 간호를 받지 못했음을 법원에 납득시키지 못했다. 1979년 7월 10일, 사라토가 카운티 사회복지부의 최종 항소에 대해 제이슨 판사는 다음과 같은 판결을 내렸다. "조이의 부모가 자녀에게 만족스러운 의료적 치료를 보장하기 위해 합리적인 노력을 기울이지 않았다고 법률상 단정하기 어렵다."[34] 조이 호프바우어에게는 그에게 필요한 방사선 치료와 화학요법을 받을 마지막 기회였다. 그럼에도 불구하고 제이슨 판사는 레이어트릴, 커피 관장, 췌장 효소, 조이의 소변에 포함된 박테리아로 만든 '백신' 등을 '만족스러운 의료적 치료'로 여겼다.

1980년 7월 10일, 조이 호프바우어는 폐 전체에 암이 퍼진 채 호지킨병으로 사망했다. 그런데도 마이클 샥터는 자기가 성공했다고 주장했다. 그는 "조이의 신체 대부분이 호지킨병과 관계가 없었으며 있다 해도 극히 미미한 수준이었다"라고 말했다.[35]

미국의 가장 유명한 레이어트릴의 기수 스티브 매퀸도 4개월 뒤에 사망했다. 매퀸이 멕시코 텔레비전에 출연한 후 그의 오랜 친구 클리프 콜맨이 그를 방문했다. "매퀸을 찾아갔는데 웬 비쩍 마른 노인네가 앉아 있더군요. 매퀸은 거무죽죽한 눈동자에 수염은 온통 헝클어져서는 뼈 밖에 남지 않은 몸으로 안락의자에 푹 파묻힌 채 앉아 있었어요."[36] 콜맨이 당시 매퀸의 모습을 떠올리며 말했다. 매퀸은 콜맨에게 "더 이상 못 견디겠어"라고 말했다.[37] 한 달 뒤 매퀸은 텍사스주 앨패소의 이스트우드 메디컬 센터에 입원했고, 검사 결과 폐에서 복부, 간, 골반까지 암이 전이된 것으로 밝혀졌다. 그리고 며칠 뒤인 1980년 11월 7일, 스티브 매퀸은 거대한 복부 종양을 제거하기 위한 수술 도중 심장마비로 사망했다.[38]

조이 호프바우어와 스티브 매퀸이 사망한 지 일 년 뒤, 메이요 클리닉(Mayo Clinic)의 암 전문의 찰스 메르텔(Charles Moertel)이 프란츠 잉겔핑거가 제안한 임상시험을 위해 UCLA, 애리조나 대학, 뉴욕의 슬론-케터링 연구센터의 연구팀을 이끌었다. 이들은 178명의 암 환자를 레이어트릴과 고용량 비타민으로 치료한 뒤 이 조합이 암 환자를 치료하거나 호전시키거나 안정시키지 못한다는 사실을 확인했다. 그들은 다음과 같이 주장했다. "환자들의 평균 생존 기간이 4.8개월에 불과하다. 환자들이 빠르게 사망하고 있다. 따라서 레이어트릴은 암 치료에 실질적인 효과가 없다고 결론을 내려야 한다. 이 같은 치료에 대해 더 이상의 연구나 임상적 활용은 정당하지 않다." 연구자들은 여러 환자들이 레이어트릴로 인한 시안화물 중독 증상을 겪고 있다는 사실도 발견했다.[39] 이 내용이 발표되고 일 년이 되지 않아 레이어트릴 판매량이 급격히 감소했다. 그리고 1987년에 FDA는 마침내 레이어트릴 판매를 금지했다.[40] (그러나 레이어트릴은 지금도 멕시코 병원에서 구할 수 있고 인터넷을 통해 불법으로 구입할 수도 있다. 최근 몇 년 동안 많은 웹사이트에서 레이어트릴을 홍보하는 것 같다.)

돌이켜보면 조이 호프바우어를 구할 수 있는 마지막 절호의 기회가 딱 한 차례 법원에서 있었다. 로런 브라운 판사의 가정법원에서였다. 암 전문의들이 증언을 한 건 유일하게 이 때뿐이었다. 조이 측 변호사들은 사전 준비를 철저히 해서 나왔다. 주 정부 측을 대표하는 의사와 과학자들은 호지킨병에 대한 수백 편의 논문을 발표하고, 두꺼운 책을 쓰고, 전문적인 협회들의 의장직을 맡고, 방사선 치료와 화학요법의 중요성을 밝히는 연구팀을 이끌고, 레이어트릴이 효과가 없을 뿐만 아니라 위험하기까지 하다는 걸 증명하기 위해 실험용 동물을 대상으로 연구하고, FDA 암 치료 부서의 책임을 맡은 사람들이었다. 한 마디로 그들은 이 분야에서 가장 똑똑하고 뛰어난 인재들이었다.

호프바우어 부부가 내세운 의사와 과학자들도 나름대로 여러 가지 공통적인 특징들을 지니고 있었다. 종양학, 혈액학, 독성학의 전문 자격증이 있는 사람이 아무도 없었고, 의학 잡지에 논문을 발표한 사람도 아무도 없었으며, 자신들의 치료법이 효과적이라는 합리적인 증거를 보여준 사람 또한 아무도 없었고, 대부분 병원에 환자를 입원시켜 치료할 권한조차 갖고 있지 않았다. 이런 상황에서 아들을 입증된 효과적인 방법으로 치료하기를 거부하는 호프바우어 부부의 선택에 손을 들어준 브라운 판사의 판결은 도저히 이해할 수 없는 일이다. 하지만 공판 기록을 보면 어떻게 이런 판결이 내려질 수 있었는지 납득이 된다. 브라운 판사는 '사실 확인 및 법률상 결론'이라는 칸에 다음과 같이 기록했다. "본 법정은 우리 사회에 대사요법(metabolic therapy)이 존재한다는 사실을 알게 됐으며, 그 지지자들이 모든 형태의 암을 없애줄 사다리의 첫 번째 단에 오르길 바라는 바다."[41] 로런 브라운 판사는 사라토가 카운티에 있는 그의 작은 가정법원이 하나의 기적, 곧 암 치료법을 획기적으로 바꿀 수 있는 돌파구를 목격했다고 믿었다. 브라운 판사에게 레이어트릴과 커피 관장이 조이 호프바우어를 치료할 수 있다는 생각은 견해의 문제가 아니었다. '사실 확인'의 문제였던 것이다.

그날 브라운 판사의 법정에는 조이 호프바우어의 치료를 막는 또 다른 집단이 있었는데, 이들은 마이클 샥터 같은 임상의보다, 어니스트 크랩스 주니어 같은 레이어트릴 옹호자들보다, 로버트 브래드포드 같은 정치 평론가보다 훨씬 영향력이 컸다. 이 집단의 정체는 호프바우어의 변호인 커크패트릭 딜링(Kirkpatrick Dilling)과 암 전문의 빅터 허버트(Victor Herbert)가 의견을 주고받는 동안 드러났다. 딜링은 허버트에게 골분(骨粉)의 효과에 대해 묻고 있었다.

> 딜링: 칼슘 말입니다. 꼭 필요한 영양소지요?
> 허버트: 그럼요.
> 딜링: 그럼 골분에 칼슘 성분이 굉장히 풍부하다는 사실을 잘 아시겠군요?
> 허버트: 골분이 위험한 엉터리 치료제라는 사실은 잘 알고 있지요.

납 성분이 포함되어 있을 뿐 아니라 우유나 유제품에 알맞게 함유된 칼슘을 섭취하는 대신 골분을 섭취하는 바람에 죽은 사람도 있으니까요.

딜링: 그러나 골분은 널리 이용되지 않습니까?

허버트: 이용되다마다요. 당신네 단체에서 강매하고 있지 않소.

딜링은 말문이 막혔다. 당신네 단체라니? 허버트는 그날 법정에 있는 대부분의 사람들은 모르고 있던 무엇, 즉 호프바우어 변호에 돈을 쓰고 있는 사람들이 누군인가를 정확하게 폭로했던 것이다. 정신을 차린 딜링은 공세를 취하며 이렇게 말했다. "공식적으로 말씀드리건대 저는 국민건강연합(National Health Federation, NHF)을 대표하는 것을 자랑스럽게 여깁니다. 증인께서는 자신의 견해를 혼자만 간직하신다면 매우 고맙겠습니다."[42]

국민건강연합은 대체의학 산업의 투자 관계자들을 대표하는 기관이다. 조이의 재판이 열리던 시기에 이 치료법들은 굉장한 수익을 올리고 있었다. 커크패트릭 딜링은 국민건강연합의 법무 자문위원이었다. 이 강력한 투자자들의 이해 때문에 조이 호프바우어는 기회를 갖지 못했다.

마이클 샥터는 조이 호프바우어의 죽음에 아무런 책임을 지지 않았다. 오히려 조이의 사망 이후 뉴욕 주 서편에 샥터 대체의학 센터(Schachter Center for Complementary Medicine)를 총괄하는 등 날로 번창하고 있다. 2010년 한 홍보 책자에는 그가 "분자교정 정신의학, 영양의학, 심혈관 질환 치료를 위한 킬레이션 요법(chelation therapy), 암 치료 대체요법 등을 이용하여 수천 명의 환자를 성공적으로 치료하고 있다"라고 쓰여 있었다.

조이 호프바우어의 이야기는 다소 극단적이지만 사람들을 대체요법에 혹하게 하는 요소에 대해 많은 것을 이야기해주고 있다. 이를테면 현대 의학에 대한 뿌리 깊은 불신(존과 메리 호프바우어 부부는 혈액학자와 종양학자의 조언을 믿지 않았다), 고용량 비타민 섭취가 건강에 이롭다는 생각(조이는 건강을 해칠 정도로 과도한 양의 비타민 A를 복용했다), 자연 식품이 전통적인 치료법보다 안전하다는 믿음(호프바우어 부부는 방사선치료와 화학요법보다 레이어트릴, 췌장 효소, 커피 관장, 생간 즙을 더 선호했다), 부족한 전문지식을 상쇄할 정도로 카리스마 강한 치료사들의 유혹(정신과 의사인 마이클 샥터는 암 치료에 관한 전문지식이 없는데도 불구하고 호프바우어 부부에게 아들을 치료할 수 있다고 설득했다), 유명인들의 홍보(스티브 매퀸은 생전에 가장 인기 있는 영화배우 가운데 한 사람이었다), 그리고 어쩌면 무엇보다도, 벌이가 짭짤한 사업의 눈에 보이지 않는 영향력(오늘날에도 적극적으로 활동하고 있는 커크패트릭 딜링의 국민건강연합은 의회가 대체요법 치료제를 제조하는 1천 4백 개 미국 회사에 특별 보호책을 제공하도록 영향력을 행사해온 많은 로비 단체 가운데 하나다) 같은 것들 말이다.

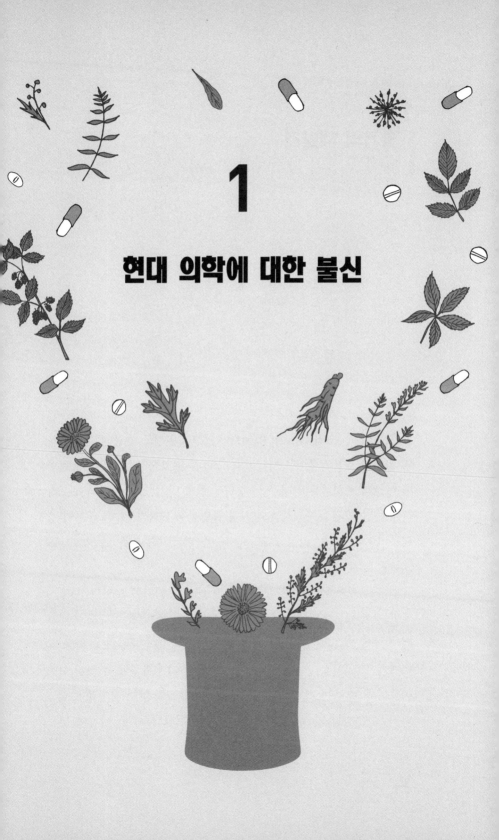

1

현대 의학에 대한 불신

1장
과거의 재발견
메멧 오즈와 그의 슈퍼스타들

"오, 이런, 아니다, 애야. 난 아주아주 좋은 사람이란다.
마법사로는 영 형편없지만 말이야."
– 《오즈의 마법사》

오프라 윈프리(Oprah Winfrey)보다 인지도 높은 유명인사가 또 있을까.[1] 전국적으로 방영되는 그녀의 토크쇼가 일주일에 4천만 명 이상의 시청자를 끌어 모을 정도로 한창 인기 있던 시기에 오프라는 조만간 미국 대체의학계의 가장 유명한 후원자가 될 한 남자의 경력을 열어주었다. 바로 〈닥터 오즈 쇼〉의 스타 메멧 오즈(Mehmet Oz)다.

윈프리 쇼와 마찬가지로 오즈 쇼도 대단한 인기를 모았다. 매일 4백만 명이 넘는 시청자가 그의 쇼를 보았으니 말이다. 이유를 파악하는 건 어렵지 않은 일이다. 존과 메리 호프바우어 부부가 마이클 샥터에게 끌렸던 것, 스티브 매퀸이 윌리엄 켈리에게 끌렸던 것과 같은 이유니까. 오즈는 현대 의학은 도무지 신뢰할 수 없는 것이라고 믿는다. 우리는 치유가 보다 자연스럽게 이루어지던 시대, 인간이 만든 잡다한 기술들에 의해 어지럽혀지기 전 시대로 돌아가야 한다는 것이다.

얼핏 보면 메멧 오즈는 절대로 현대 의학을 반박할 사람이 아닌 것 같다.

오즈는 하버드 대학과 펜실베이니아 대학 의과대학, 와튼 경영대학을 졸업한 후 컬럼비아 대학 의료 센터에 소속되어 심혈관질환 수술 정교수가 되었다. 그는 연간 무려 250차례의 수술을 했고, 4백 편의 의학 논문과 책을 썼다. 그가 펴낸 여섯 권의 책은 《뉴욕 타임스》 베스트셀러에 오르기도 했다. 오즈는 《타임》 지의 '가장 영향력 있는 100인', 세계 경제 포럼의 '내일의 세계 지도자', 하버드 대학의 '가장 영향력 있는 졸업생 100인', 《에스콰이어》 지의 '최고의 지성인(Best and Brightest)', 그리고 《헬시 리빙》 지의 '새천년의 치유자'에 선정되었다. 그는 그냥 유명하기만 한 게 아니라 하나의 상표(미국의 의사 TM)가 된 것이다.

확실히 메멧 오즈보다 현대 의학의 발전을 제대로 인식하고 있는 사람은 없을 거다. 그는 심장 전문 외과의다. 두 손에 사람의 심장을 쥐고 심장을 고치는 것은 마취제, 항생제, 멸균 기술, 인공 심폐장치 없이는 할 수 없는 일이니 말이다. 그런데 메멧 오즈가 전형적인 심장 전문 외과의가 아니라는 사실이 명백해지는 순간이 있었다. 수술 도중 "오즈는 의자 위로 뛰어오르더니 환자의 가슴을 들여다보며 이렇게 말했어요. '잠재의식을 자극하는 테이프를 틀어놨어야 했는데 말이야.'" 오즈는 수술만으로는 충분하지 않으며, 수술의 성공 여부는 환자의 잠재의식을 어떻게 활용하느냐에 달려 있다고 믿었다. 이 장면을 목격한 사람은 인공 심폐 장치를 작동시킨 간호사 제리 위트

위스(Jery Whitworth)였다. 위트워스는 오즈의 대체요법에 대한 애정에 동참했다. "잠시 후 우리는 수술을 중단했어요." 위트워스가 당시 상황을 떠올리며 이렇게 말했다. 어처구니없게도 "수술실이 너무 조용했다"는 것이 이유였다. 오즈와 위트워스, 그리고 대체요법 신봉자들은 장차 설립할 컬럼비아 심혈관 연구소(Columbia's Cardiovascular Institute)와 대체의학 프로그램(Complementary Medicine Program)에 대해 의논하기 위해 나중에 비밀리에 모임을 가졌다. "윗사람들이 이 모임에 대해 알면 우리를 해산시키려 했을 테니까요." 위트워스가 말했다.[2]

오즈는 자연요법, 동종요법, 침술, 기 치료법, 신앙요법, 척추교정지압에서부터 죽은 사람과의 의사소통에 이르기까지 다양한 대체요법을 홍보하기 위해 자신의 쇼를 이용했다. 메멧 오즈의 의도를 이해하려면 오늘날 의학이 어디쯤 왔는지 이해할 필요가 있다.

사람들은 약 25만 년 동안 지구상에 살고 있다. 그리고 지난 5천 년 동안 치료사들은 병을 치유하기 위해 노력해왔다. 하지만 거의 2백 년간 그들은 이렇다 할 성과를 올리지 못하고 있다.

아주 오랜 옛날 사람들은 병을 성스러운 행위라고 믿었다. 기원전 1400년경에 쓰인 〈출애굽기〉에서 하느님은 히브리 민족을 학대한 이집트인들에 분노해 부스럼과 이를 비롯한 열 가지 전염병으로 그들을 벌하셨다. 기원전 900년경에 쓰인 호메로스의 《일리아스》에서 아폴론 신은 불화살로 질병을 점화시켜 아카이아 군대를 파멸시켰다. 기원전 500년경에 쓰인 〈사무엘하〉에서 하느님은 다윗의 오만함을 벌하기 위해 7년간 기근을 겪거나, 3개월간 적들에게 쫓기거나, 사흘간 전염병에 시달리는 것 중 하나를 선택하게 했다. 다윗은 전염병을 선택했다. 하느님은 그의 선택대로 전염병을 내렸고 7만 7천 명의 백성이 목숨을 잃었다. 하느님 혹은 신들이 질병을 일으켰기에 치료사는 주술사, 마법사, 사제였고 치료 방법은 기도, 부적, 제물을 통한 것이었다.

이후 기원전 400년에 그리스의 의사 히포크라테스를 시작으로 병에 대한 인식이 바뀌었다. 질병은 더 이상 초자연적인 측면에서 정의되지 않았다. 그보다는 인체 안의 무언가에 의해, 특히 체액(體液)의 불균형에 의해 일어나는 것으로 규정되었다. 히포크라테스(의학의 아버지)는 체액이 황담즙, 흑담즙, 점액, 혈액으로 구성되어 있다며, 이들을 네 가지 색(노랑, 검정, 하양, 빨강), 네 가지 요소(불, 흙, 물, 공기), 네 가지 계절(여름, 가을, 겨울, 봄), 네 가지 기관(비장, 쓸개, 폐, 간), 네 가지 기질(담즙질, 우울질, 점액질, 다혈질)에 비유했다. 체액 불균형이 질병의 원인이므로 치료 방법은 체액의 균형을 유지하도록 고안되었으며, 주로 사혈(瀉血), 관장제, 구토제(구토를 유도하는 약물)가 많이 이용되었다. 말라리아는 기생충에 의해서가 아니라 무더운 여름 황담즙이 과해 발병된 것이었다. 간질은 비정상적인 뇌 활성이 원인이 아니라 과도한 양의 점액이 기관지를 막는 것이 원인이었다. 암은 세포의 성장을 조절하지 못해서가 아니라 축적된 흑담즙이 원인이었다. 염증은 활발한 면역 반응이 원인이 아니라 과도한 양의 혈액이 원인이었다(따라서 사혈을 해야 했다).

2백 년 후인 기원전 2세기에 중국의 치료사들은 이와 유사한 개념을 받아들였다. 질병이 에너지의 불균형에 기인한다고 판단한 것이다. 중국의 치료사들은 살갗 아래에 여러 개의 가느다란 침을 놓음으로써(침술) 이 불균형을 치료했다. 그러나 중국의 의사들은 인체 해부가 금지되었기 때문에, 신경이 척수에서 비롯한다는 사실을 알지 못했다. 사실 그들은 신경이 뭔지도 몰랐다. 척수가 뭔지, 뇌가 뭔지도 몰랐다. 오히려 그들은 인체 내부에서 일어나는 현상들을 마치 강이나 노을처럼 외부에서 볼 수 있는 것을 통해 해석했다. 중국의 의료진들은 인체의 에너지가 머리끝부터 발끝까지 긴 곡선을 따라 이어지는 12경락을 관통한다고 믿었는데, 이는 중국에 12개의 큰 강이 흐르기 때문이다. 그들은 기(氣)라고 하는 생체 에너지를 발산시키고 음과 양이라고 하는 경쟁적인 에너지 사이의 정상적인 균형을 회복시키기 위해, 이 경락선을 따라 피부 아래에 침을 놓았다. 침을 놓는 혈 자리의 수는 그 해의 날 수에 따라 결정되었다. 시술자에 따라 침은 10센티미터 깊이까지 놓아지기도 했고, 몇 초에서 몇 시간까지 그대로 두었다.

그리고 거의 이런 식의 치료들이 1700년대 후반까지 죽 이어졌다. 의사들은 신의 개입이라는 종교적인 개념, 체액의 균형이라는 그리스의 개념, 혹은 기의 균형이라는 중국의 개념을 바탕으로 치료를 계속해갔다. (이 가운데 설사약, 침술, 아로마 요법, 수정 요법, 관장제, 자석 요법, 수(水) 치료법, 신앙요법 같은 일부 치료법은 오늘날에도 여전히 이용되고 있다.) 하지만 고대의 신앙에 뿌리를 둔 모든 치료법들 가운데 18세기의 사혈 치료만큼 널리 퍼지거나 보편적으로 인정된 치료법도 없었다. 유럽의 의사들은 한 달에 두 번씩 환자의 피를 뽑았다. 이발사들도 아주 기꺼이 손님의 피를 뽑았다. (빨간색과 흰색의 이발소 간판 기둥은 피가 흐르는 팔에 두른 흰색 붕대를 상징한다.) 미국에서는 존경 받는 필라델피아 의사이자 독립선언서 서명자인 벤저민 러시(Benjamin Rush)가 사혈 치료의 열렬한 지지자였다. 러시가 어찌나 유명했던지, 조지 워싱턴이 후두개염(기관지 상부에 있는 조직 덮개의 염증)을 앓았을 때, 주치의들은 그의 생명을 구해줄 기관절개술 대신 사혈 치료를 선택했다. 워싱턴이 숨을 쉬느라 몸부림치는 동안 2.5리터의 혈액이, 즉 전체 혈액 가운데 절반가량이 채혈되었다. 1799년 12월 14일, 천연두와 총상에도 살아남은 남자 조지 워싱턴은 마침내 쇼크 상태에 빠졌고 사혈 치료로 인해 사망했다.3 볼티모어에 있는 존스 홉킨스 병원의 설립자 윌리엄 오슬러 경(Sir William Osler)은 이 일에 어울리는 추서를 남겼다. "18세기 말 인간의 지식은 고대 그리스인의 지식과 다를 바 없다."4

이후 의학은 비약적인 발전을 이루었다. 치료사들은 더 이상 질병이 정신적인 의지나 체액 불균형의 문제가 아니라고 믿게 되었으며, 생화학이나 생물물리학의 관점에서 질병을 정의했다. 의학에서 이 같은 혁명적인 사고는 몇 가지 결정적인 순간을 중심으로 이루어졌다.

1796년, 잉글랜드 남부에서 일하던 한 시골 의사 에드워드 제너(Edward Jenner)는 천연두 관련 바이러스인 우두 바이러스를 사람들에게 접종시키면 천연두를 예방할 수 있다는 사실을 발견했다. 제너의 백신 덕분에 무려 5억 명이나 되는 사람들을 죽음으로 몰아넣은 질병인 천연두는 지구상에서 완전히 자취를 감추었다. 자연감염의 위험은 없애고 자연감염으로 면역력을 얻게 함으로써, 백신은 광견병, 디프테리아, 파상풍, 소아마비, 홍역, 풍진, 간염, 수두, 로터바이러스, 유행성 감기, 황열병, 장티푸스, 뇌수막염 등으로 인한 사망률을 현저하게 감소시켰다.

1854년, 영국의 의사 존 스노(John Snow)는 런던에서 6백 명 이상의 목숨을 앗아간 콜레라가 창궐한 원인을 조사했다. 그는 브로드 거리(Broad Street)의 물 펌프까지 문제를 추적해나갔다. 그리고 마침내 펌프의 손잡이를 제거하자 콜레라가 더 퍼지지 않았다. 스노의 관찰은 전염병학 분야와 생명을 구하는 위생시설 프로그램의 시작을 열었다.

1876년, 독일인 의사 로베르트 코흐(Robert Koch)는 탄저병을 유발하는 세균을 분리했다. 특정한 세균이 특정한 질병을 일으킨다는 사실이 밝혀지면서, 과학자들은 이제 질병을 치료할 방법을 찾을 수 있었다.

1928년, 스코틀랜드의 생물학자 알렉산더 플레밍(Alexander Fleming)은 배양액 안에서 자라는 곰팡이(페니실륨 노타툼)가 주변의 세균을 죽이는 물질을 분비한다는 사실을 발견했다. 덕분에 한때 불치병으로 여겨지던 질병들이 이제는 치료가 가능해졌다.

1944년, 미국의 과학자 오스월드 에이버리(Oswald Avery)는 DNA가 유전자와 염색체를 만드는 물질임을 발견해, 겸상적혈구 빈혈증과 낭포성 섬유증과 같은 질병을 유전적인 측면에서 정의할 수 있게 되었다.

그러나 제너가 천연두 백신을 발명하기 50년 전, 의학적 사고의 전환에 전심전력으로 가장 크게 기여한 스코틀랜드의 외과 의사에 대해서는 비교적 알려지지 않았다. 1746년, 영국 군함 솔즈베리 호에 오른 제임스 린드(James Lind)는 괴혈병의 치료법을 찾기로 결심했다. 해군들 사이에서 흔히 발병하는 괴혈병은 출혈, 빈혈, 잇몸 손상, 치아 손실, 신부전, 발작 등을 일으켰고, 간혹 사망에까지 이르게 했다. 린드는 열두 명의 군인을 두 사람씩 여섯 그룹으로 나누었다. 그리고 첫 번째 그룹에는 매일 사과주 4분의 1 파인트(1파인트는 약 0.47리터이다 — 옮긴이)를 주었고, 두 번째 그룹에는 하루 세 차례 황산 25방울을 주었으며, 세 번째 그룹에는 하루 세 차례 2스푼의 식초를 주었고, 네 번째 그룹에는 바닷물 1파인트를, 다섯 번째 그룹에는 마늘, 겨자,

무 뿌리, 몰약을, 여섯 번째 그룹에는 오렌지 두 개와 레몬 한 개를 주었다. 그리고 마침내 린다는 과일만이 괴혈병을 치료할 수 있다는 사실을 확인했다. 그로부터 50년 뒤인 1795년, 영국 해군은 군인들에게 매일 일정량의 라임 주스를 주도록 지시했고 이후로 괴혈병은 자취를 감추었다.[5] (이 일로 영국인은 라이미(limey)라는 별명을 얻었다.)

린드가 오렌지와 레몬이 괴혈병을 낮게 한다는 사실은 입증했지만 이유는 알지 못했다. 훗날 헝가리의 생화학자 센트-죄르지 얼베르트(Szent-Györgyi Albert)가 비타민 C 혹은 아스코르브산(ascorbic acid, 말 그대로 괴혈병scurvy을 물리치는 산)이라고 불리게 된 물질을 분리시킨 건 1900년대 초반이 되어서였다.

백신, 항생제, 위생 시설, 정제된 식수, 더욱 청결한 위생은 사람들을 더 오래 살게 해주었다. 20세기 초에는 사망률의 37퍼센트를 아동층이, 12퍼센트를 노년층이 차지했다. 그러나 20세기 말 무렵에 이 비율이 바뀌었다. 아동층 사망률이 0.8퍼센트, 노년층 사망률이 64퍼센트가 됐으며 미국인의 수명이 30년이나 늘었다.[6] 이처럼 수명이 증가하게 된 건 치료사들이 체액의 균형을 잡아서도, 기를 모아서도, 신들에게 제물을 바쳐서도 아니었다. 질병을 일으키는 원인과 질병을 치료하거나 예방하는 방법을 마침내 우리가 밝혀냈기 때문이었다.

어떤 면에서 〈닥터 오즈 쇼〉는 무엇이 질병을 일으키는가에 대한 우리의 가장 원시적인 개념, 즉 초자연적인 힘으로 시작하는 의학의 역사를 거슬러 올라가는 일종의 항해라고 할 수 있다.

2011년 2월에 메멧 오즈는 이삼 네메(Issam Nemeh) 박사를 자신의 쇼에 초대했다. 네메는 신앙요법사다. 그는 기도로 병이 나을 수 있다고 믿는다. 캐시는 네메의 방법으로 병을 치료한 사람 가운데 한 명으로 자신의 치료 과정에 대해 이렇게 이야기했다. "너무 아팠어 요. 피를 토할 정도였지요. 숨도 잘 쉬지 못했고요. 왼쪽 폐에 덩어리 가 하나 생겼더군요." 오즈는 청중들에게 작지만 심상치 않은 덩어리 가 찍힌 캐시의 CT 스캔 사진을 보여주었다. 진단명은 폐암이었다. "저는 네메 박사님을 찾아갔어요." 캐시가 말을 이었다. "두 시간 동 안 상담도 하고 함께 기도도 했지요. 그런데 문득 이렇게 깊이 공기 를 들이마시게 되지 뭐겠어요. 그리고는 계속해서 호흡을 했어요. 얼 마나 많은 공기를 들이마셨는지 믿을 수가 없었어요. 기분이 정말 좋 았답니다." 그리고 별안간 캐시의 암도 사라졌다. 두 번째 CT 스캔을 통해 캐시의 폐가 정상으로 회복되었다는 것이 증명되었다. 화학요 법을 받지 않았다. 방사선 치료도 받지 않았다. 기도만 했다. 오, 이 런 기적이.

유감스럽게도 캐시의 이야기에는 여러 가지 모순이 있었다. 첫째, 캐시의 담당 의사는 조직검사는 하지 않은 채 CT 스캔 촬영만으로 병을 진단했다. 절대로 안 될 일이었다. 감염은 암과 유사할 수 있기 때문에, 그리고 감염과 암은 치료 방법이 다르기 때문에 조직검사가 필수다. 둘째, 캐시의 CT 스캔을 자세히 보면 덩어리의 가장자리가 울퉁불퉁한 걸 볼 수 있는데, 이는 암이라기보다(암은 대체로 가장자리 가 부드럽다) 염증(세균 감염에서 볼 수 있는) 증상과 더욱 일치한다. 따라 서 캐시는 십중팔구 항생제 없이도 해결되는 사소한 세균성 폐렴, 그 러니까 흔히들 걸리는 질병에 걸렸을 가능성이 높다. 하지만 이후부 터 오즈의 시청자들은 기도만으로 암을 치료할 수 있다는 생각을 갖 게 되었다.[7] (조지 버나드 쇼는 루르드 성지를 방문한 후 신앙요법의 한계에 대해 언급했다. "지팡이, 부목, 목발은 이렇게 쌓여 있는데 의안(義眼)이며 의족,

부분 가발은 단 한 개도 보이지 않는구나.")

오즈가 초자연적인 신앙을 받아들이는 또 하나의 예는 수술실에서 찾아볼 수 있다. 얼핏 보면 오즈가 수술하는 모습은 다른 외과 의사들과 별반 차이가 없는 듯하다. 한 가지를 제외하면 말이다. 즉, 그는 수술실에 기 치료사인 패멀라 마일스(Pamela Miles)를 참석시킨다. 마일스는 인체의 에너지장을 감지해 그것을 제자리에 배열함으로써 병을 치료할 수 있다고 주장한다.[8] 오즈는 마일스의 주장을 한 번도 시험해 본 적이 없다. 하지만 하려고만 했다면 그렇게 어려운 일도 아니었을 거다. 그리고 사실 몇 년 전 에밀리 로사(Emily Rosa)가 고안하고 지휘하고 분석한 한 연구에서 이미 이에 관해 시험한 바가 있었다.

로사는 21명의 기 치료사들에게 아래에 두 개의 구멍이 뚫린 커다란 칸막이 뒤에 앉게 했다. 로사는 그들을 볼 수 없었고 그들 또한 로사를 볼 수 없었다. 그런 다음 치료사들에게 구멍 안으로 손을 집어넣고 손바닥을 위로 향하게 했다. 로사는 동전을 던져 대상을 정한 다음, 치료사들의 오른손이나 왼손 약간 위에 자신의 손을 올려놓고 자신의 손이 어느 치료사의 손 위에 있는지 알아맞히게 했다. 만일 치료사들이 옳게 대답한다면, 그들이 로사의 에너지 장을 100퍼센트 감지한다고 봐도 좋을 것이다. 하지만 치료사들이 틀린다면 50퍼센트 정도만 감지하는 셈이 된다. 로사는 치료사들이 44퍼센트만 맞혔음을 확인했는데, 이 수치는 우연에 의한 확률과 차이가 없다. 따라서 로사는 이런 결론을 내렸다. "그들이 기 치료의 가장 기본적인 주장조차 입증하지 못한다는 것은 〔그들의 믿음이〕 근거가 없을뿐더러 보다 전문적인 분야에 활용하는 것이 정당하지 못하다는 명백한 증거가 된다."

에밀리 로사는 1999년에 《미국 의학협회지》에 자신의 논문을 게재했다. 〈기 치료에 관한 고찰〉이라는 제목이었다. 메멧 오즈와 달리 로사는 심장혈관 외과의가 아니었다. 사실 그녀는 의대도 졸업하지 않았다. 의대는커녕 대학도, 아니 고등학교도, 아니 중학교도, 심지어 아직 초등학교도 졸업하지 않았다. 논문을 쓸 때가 됐을 때 로사는 간호사인 어머니에게 도와달라고 부탁했다. 로사의 나이가 겨우 아홉 살이었기 때문이다. 로사의 실험은 콜로라도 주 포트콜린스에서 초등학교 4학년 과학전람회에 발표하기 위한 것이었다.

에밀리는 과학전람회에서 상을 받지 못했다. "제 실험은 우리 반에서 그렇게 대단한 게 아니었어요." 2009년에 덴버에 있는 콜로라도 대학을 졸업한 로사는 당시 일을 회상하며 이렇게 말했다. "몇몇 선생님에게 실험 결과를 보여드렸지만 아무도 관심을 갖지 않아서 좀 속상하더라고요." "교사들 가운데 일부는 정오에 기 치료를 받고 있었습니다." 에밀리의 어머니 린다가 말했다. "그러니 지역 과학전람회에 에밀리의 실험을 추천하지 않았던 거지요. 학교에서 결코 좋은 평가를 받지 못했답니다." 하지만 언론의 생각은 달랐다. 에밀리는 ABC, CBS, NBC, PBS 뉴스에 출연했고, 존 스토셀이 진행하는 특집 방송에 소개되었으며, BBC, Fox, CNN, MSNBC, 닉 뉴스(Nick News), 브라질 아이디어(Brazil Idea), 과학적인 미국의 개척자들(Scientific American Frontiers), 디스커버리 채널(Discovery Channel), ABC 라디오, NPR의 시사 방송 〈모든 것을 고려해본다면〉, 〈투데이 쇼〉, 〈비밀 있어요〉 등 각종 방송에 특별 게스트로 초대되었다. 뿐만 아니라 그녀의 이야기는 연합통신사, UPI 통신사, 로이터 통신, 《타임》, 《피플》 등에 보도되었고, 《뉴욕 타임스》와 《로스앤젤레스 타임스》 등의 신문 1면을 장식하기도 했다. 에밀리는 불과 열한 살의 나이에 접촉요법의 창시자이며 인간의 에너지 장은 '따뜻한 젤리 혹은 따뜻한 거품'과 같은 느낌이라고 주장해 하버드대 과학 잡지에서 선정하는 이그노벨상(Ig Nobel Prize)을 수상한 돌로레스 크레이거(Dolores Krieger)가 불참한 자리를 대신해 하버드 대학에서 강연을 했고, 다음 날 MIT에서도 같은 내용을 강연했다. 에밀리 로사는 권위 있는 의학 저널이나 과학 저널에 논문을 게재한 최연소자로 기네스북에 올랐다.[9]

초자연적인 힘에 대한 메멧 오즈의 특별한 관심은 신앙요법이나 접촉요법에서 그치지 않았다. 이후 그는 청중들을 교육할 강사로 존 에드워드(John Edward)를 선정함으로써 오컬트의 세계에 들어섰다.

에드워드는 죽은 이들과 의사소통을 하는 심령술사다(그러니까 영화 〈사랑과 영혼〉에서 우피 골드버그 같은 존재라고나 할까. 우피 골드버그와 달리 수정 구슬을 사용하거나 가운을 입지는 않지만). 오즈는 '심령술사는 새로운 치료사인가?'라는 타이틀이 붙은 쇼에 에드워드를 출연시켰다. "이번 쇼에 참석하고 싶다는 〔우리 시청자들의〕 요청이 지금까지 그 어떤 쇼보다 많이 쇄도했습니다." 오즈는 입에 침이 마르도록 자랑을 늘어놓았다. "체중 감량 때보다도, 암 치료 때보다도, 심장병을 다룰 때보다도 훨씬 더요. 도대체 주제가 뭐기에 그러냐고요? 자, 여러분, 죽은 자와 이야기를 할 수 있다는 사실이 믿어지십니까?" 오즈는 에드워드의 도움으로 사후세계로 떠난 사랑하는 이들과 대화를 한 사람이 지금까지 수천 명에 달한다고 설명했다. 에드워드는 "영매와 함께 하는 시간이 치료에 큰 도움이 될 수 있습니다"라고 말했다. 오컬트에 대한 오즈의 믿음은 수술실에서 겪은 그의 경험에서 비롯되었다. "심장 전문 외과 의로서 저는 삶과 죽음에 대해 말로는 설명할 수 없는 일들, 과학으로도 다룰 수 없는 일들을 보아왔습니다." 메멧 오즈에게 존 에드워드는 과학적 지식을 넘어선 재능을 지닌 인물이었다. "당신 어머니께서 잘 지내고 계신다는 걸 알려드리고 싶군요. 개를 한 마리 기르고 계시는데요." 에드워드는 한 청중에게 이렇게 말했다.[10]

메멧 오즈가 에드워드의 능력을 믿은 것과 달리 마술사 제임스 랜디(James Randi)는 그렇지 않았다. 랜디는 〈자니 카슨 투나잇 쇼〉, 〈펜과 텔러의 헛소리 쇼〉 등에 출연했다. 1986년, 맥아더 재단 '지니어스' 상을 수상한 후 랜디는 이 상금을 심령 연구를 폭로하는 데 사용하기로 결심했다. 현재 그는 과학적으로 설명할 수 없거나, 초자연적이거나, 불가사의한 힘을 명백하게 입증할 수 있는 사람에게 1백만 달러의 상금을 주겠다고 제안하고 있다. 그리고 에드워드는 랜디의 제안을 한 번도 받아들인 적이 없다.

제임스 랜디에 따르면 존 에드워드 같은 심령술사들은 두 가지 기본적인 전략을 펼친다. 쇼를 시작하기 전에 청중으로부터 들은 정보를 이용하는 '핫 리딩(hot reading)'과 쇼가 진행되는 동안 정보를 끌어내는 '콜드 리딩(cold reading)'이 그것이다. 랜디는 이것을 "유족들 등쳐먹기"라고 부른다. 에드워드의 속임수를 꿰뚫어보는 건 어렵지 않다. 에드워드는 자신의 해석이 틀리면 다른 가족들로부터 뿜어져 나오는 '에너지' 때문에 헷갈렸다고 주장한다. 그리고 완전히 헛다리를 짚을 땐 '에너지'가 흐려지고 있다고 둘러댄다.[11] 사람을 너무 믿는 경향이 있는 건지, 지나치게 순진한 건지, 아니면 잘 속아 넘어가는 대중들을 이용해 광고 수입 좀 올려보려는 수작인 건지 모르겠지만, 하여튼 오즈는 에드워드의 특별한 재능을 눈곱만큼도 의심하지 않았다. 그는 "목소리가 들리기 시작할 때 어떤 일이 일어나는지" 열변을 토하며 말했다.[12]

메멧 오즈는 초자연적인 힘에 의해 질병이 생긴다는 구약성경의 견해에서 탄생된 치료법들을 요란하게 홍보한 후, 그가 "대체요법의 수퍼스타"라고 불렀던 두 인물, 앤드루 웨일(Andrew Weil)과 디팩 초프라(Deepak Chopra)를 전면에 내세워 고대 그리스, 중국, 인도에 근거를 둔 천 년 전의 자연치료법들로 거슬러 올라간다. 앤드루 웨일과 디팩 초프라는 본래 체액 균형과 에너지 회복을 목적으로 하는 다양한 치료법들(침술, 식물, 허브, 오일, 향신료 등)을 권장하는 사람들이다.

머리가 벗겨지기 시작한 앤드루 웨일은 약간 비만 체형에 무슨 도인처럼 흰 수염을 기르고 다닌다. 하버드 대학과 하버드 의대를 졸업한 웨일은 샌프란시스코에 위치한 마운트 시온(Mount Zion) ― 1960년대 히피들의 반문화적 문화의 진원지인 헤이트-애시베리(Haight-Ashbury) 옆에 위치한 병원 ― 에서 수련의 과정을 밟았다. 켄 케시(Ken Kesey, 톰 울프(Tom Wolfe)의 소설《전기 쿨-에이드 산 테스트》의 주인공으로 등장하며, 소설《뻐꾸기 둥지 위로 날아간 새》로 60년대 미국과 히피 문화에 큰 영향을 준 미국의 소설가이자 언론인)에게 깊은 영향을 받은 웨일은 환각제를 연구하기로 결심했다. 1972년에 처녀작《자연의 마음》을 출간했는데, 이 책에서 환각제가 뇌의 "빗장을 풀어줄" 수 있으며 ―〈취한 세상으로 가는 여행〉이라는 장에서 ― '몽롱한' 생각이 인간에게 더 깊은 통찰력을 제공할 수 있다고 주장했다. 심지어 정신병을 찬미하기까지 했다. 웨일은 "모든 정신병자는 현자이거나 치유자다. 나는 정신병자들을 인류의 진화적 선구자라고 부르고 싶을 정도다"라고 말한다.

웨일은 미국 국립보건원(National Institutes of Health)에서 1~2년간의 프로그램을 마친 후 환각제가 인간에게 유용하다는 자신의 믿음을 계속해서 홍보했다. 1983년에 그는《초콜릿에서 모르핀까지: 향정

신성 약물에 대해 당신이 알아야 할 모든 것》을 출간했다. (웨일은 어떤 환각버섯에 자신의 이름을 본 따 웨일리 환각버섯(Psilocybe weilii)이라는 이름을 붙이기도 했다.) 1996년, 웨일은 《자연치유력》이라는 책으로 본격적인 전성기를 맞았다. 이 책에서 그는 건강과 질병은 "선악의 현현(顯顯)으로서, 이를 이해하기 위해 종교와 철학의 도움이 필요하고, 이를 다루기 위해 모든 마법적인 기술이 필요하다"라고 주장했다. 대중은 이 책의 내용에 단숨에 사로잡혔다. 웨일은 수많은 청중들에게 강연을 했고, 〈오프라 쇼〉와 〈래리 킹 라이브〉에 수시로 모습을 드러냈다. 그의 저서들은 세계적인 베스트셀러가 되었고 그의 얼굴은 《타임》지 표지를 두 번이나 장식했다. 《퍼블리셔스 위클리》지는 웨일을 "미국에서 가장 유명한 대체보완요법 의사"라고 평했고, 《샌프란시스코 크로니클》은 "대체의학의 스승"으로, 《타임》지는 "미스터 내추럴(Mr. Natural)"이라고 칭했으며, 그의 저서들에는 "미국에서 가장 신뢰받는 의학 전문가"로 묘사되었다. 앤드루 웨일은 명실공히 미국에서 가장 유명하고 가장 영향력 있는 대체요법 치료사들 가운데 한 명이 된 것이다.[13]

메멧 오즈의 "슈퍼스타" 가운데 다른 한 명은 디팩 초프라다. 초프라는 인도의 수도 뉴델리에서 나고 자랐으며, 전(全) 인도 의학연구소(All India Institute of Medical Sciences)에서 공부한 후 미국으로 이주, 내과학과 내분비학 전문의 수련 과정을 마쳤다. 초프라는 뉴잉글랜드 메디컬 센터의 센터장으로 일하는 동안 "일에 대한 성취감이 점점 부족해지는 걸 느꼈다." 그는 스스로에게 질문을 던졌다. "과연 나는 내 환자들에게 최선을 다하고 있는가?" 그리하여 한때 비틀스의 스승이었던 마하리시 마헤시 요기(Maharishi Mahish Yogi)를 방문했고, 마헤시 요기는 초프라에게 미국 아유르베다 의학협회(American

Association of Ayurvedic Medicine)를 설립해 마하리시 아유르베다 의료 센터(Maharishi Ayur-Veda Health Center)의 책임자가 되어달라고 설득했다. 2천 년 전 인도에서 시작된 아유르베다 의학은 고대 그리스의 체액 균형 개념을 기반으로 한다. 그러나 히포크라테스의 네 가지 체액과 달리, 아유르베다 의학은 세 가지 체액 혹은 세 가지 도샤(dosha)인 바람(vata), 담즙(pitta), 점액(kapha)의 균형을 유지하는 것이 목적이다. 치료사들은 환자의 맥박을 짚어보아 세 가지 도샤가 균형에서 벗어나 있는지 판단한다.

초프라는 1993년 7월 12일 월요일에 자신의 저서 《사람은 왜 늙는가》를 홍보하기 위해 〈오프라 윈프로 쇼〉에 출연한 후 일약 전 국민의 스승이 되었다. 그의 책은 출연 24시간 만에 13만 7천 부가 팔렸고, 주말에는 40만 부의 판매 기록을 올렸다.[14]

이후 오즈는 의학 역사의 연대표를 동종요법과 척추교정지압요법이라는 보다 현대적인 개념으로 이동시켰는데, 둘 다 의학적인 사고에서 일종의 반-진화(de-evolution)를 보여주고 있다.

동종요법은 1799년과 1843년에 독일과 프랑스에서 의사로 활동한 자무엘 하네만(Samuel Hahnemann)의 작품이다. 하네만은 거머리를 이용해 수혈을 한다든지, 독을 이용해 구토를 일으킨다든지, 산(酸)을 이용해 피부에 물집이 잡히게 하는 등, 19세기 의학의 무자비한 행태를 착잡한 심정으로 바라봤다. 그는 보다 안전하고 바람직한 방법으로 사람들을 치료하고 싶었다. 1790년에 마침내 그에게 계시가 내려졌다. 기나(cinchona) 나무껍질 분말을 섭취하는 동안 몸에서 열이 나는 걸 느낀 것이다. 당시 기나 나무껍질은 키니네(quinine)가 함유되어 있어 말라리아를 치료하는 것으로 알려져 있었다. 하네만은 자신에게 열이 난다, 열은 말라리아의 증상이다. 그러므로 약물은 질병과 같은 증상을 유도한다, 라고 믿었다. 예를 들어, 구토가 일어나는 질병은 구토를 일으키는 약으로 치료되어야 한다는 것이다(동종요법은 말 그대로 '비슷한 통증'에 의한 치료를 의미한다). 하네만은 또 동종요법 약물은 더 이상 흔적을 찾을 수 없을 정도로 희석되어야 한다고 믿었다. 하네만은 약물의 유효 성분이 모두 사라져도 최종 조제품은 이전에 존재했던 약물에 영향을 받는다고 믿었다.[15]

동종요법과 마찬가지로 척추교정지압요법은 대니얼 팔머(Daniel D. Palmer)라는 한 남자의 작품이다. 팔머는 자석을 이용해 환자들을 치료한 최면술사였다. 그러나 1895년 어느 날, 17년 동안 귀머거리로 살아온 한 남자가 그의 사무실을 찾아왔을 때 팔머는 다른 방식을 시도했다. 청각 장애는 척추의 정렬 상태가 틀어진 이른바 아탈구(subluxation)가 원인이라고 믿은 팔머는 척추가 바르게 정렬되길 바라며 남자의 뒷목을 눌렀다. 팔머의 시도는 성공적이었다. 남자의 청력이 즉시 회복된 것이다(이 사건은 종종 "전 세계에 울려 퍼진 우드득 소리"라고 불린다). 팔머의 치료에서 가장 놀라운 점은 귀에서 뇌까지 신경 자극을 전달하는 제8뇌신경, 즉 청신경이 목을 통과하지 않는다는 사실이다. 아무튼 이후 팔머는 **모든** 질병은 어긋난 척추가 원인이라고 주장하면서 또 한 번 비논리적인 단계를 밟았다.[16] 하지만 그의 주장은 사실이 아니므로, 척추교정지압요법이 두통, 생리통, 산통, 천식, 알레르기 같은 많은 질병들을 치료하지 못한다는 사실이 여러 연구를 통해 증명되었어도 놀라운 일이 아니다.[17]

오즈가 홍보한 치료법들은 질병을 일으키는 요인과 원인에 대해 과학이 밝혀내기 이전에 존재한 것들이었음에도 불구하고, 오즈는 여러 가지 이유들로 엄청난 인기를 불러일으켰다.

첫째, 오즈와 그의 수퍼스타들은 설명이 따로 필요 없는 어떤 것 — 생명 — 을 위한 설명서를 제공한다. 오즈, 웨일, 초프라의 책들은 무엇을 먹어야 하는지, 그것을 언제 먹어야 하는지, 어떻게 해야 친구가 될 수 있는지, 어떻게 해야 사랑하는 관계를 오래 유지할 수 있는지, 어떤 운동을 언제 어떻게 해야 하는지, 샴푸며 액체 세제며 세탁용 세제며 아기 음식은 어떤 걸 사용해야 하는지, 음식은 어떻게 준비해야 하는지("웨일 박사가 가장 좋아하는 저지방 샐러드드레싱"을 포함해), 여드름과 자폐증에서부터 궤양과 하지정맥류에 이르기까지 온갖 질병들을 어떻게 치료해야 하는지를 정확하게 일러준다. 낱낱의 모든 일에 올바른 방법과 잘못된 방법이 있다는 걸 알기만 해도 얼마나 안심이 되는지. 더구나 이 책들은 사람에게 걸릴 수 있는 모든 질병들에 대해 그것을 어떻게 다루어야 하는지 굉장히 단정적이고 대단히 명쾌하게 설명해 놓아, 거의 사이비 종교집단과 다를 바 없는 열렬한 신앙심을 불러일으킨다. 우리가 시키는 대로 해라, 그리하면 더 오래 살고, 더 깊이 사랑하며, 더 행복하고 더 건강한 자녀를 키우리니. 인생이란 본래 제멋대로에 어디로 튈지 모르며 도무지 예측 불가능한 것이라 이런 책들을 읽으면 상당한 위안을 얻기 마련이다.

대체의학의 또 하나의 유혹은 개인에게 초점을 맞춘다는 점이다. 현대 의학을 공부한 의사들은 냉담하고 무심해보일 수 있다. 그러다 보니 환자들은 자기가 한 사람의 개인이기보다는 숫자처럼 느껴지기 십상이다. 바로 이 틈새를 대체의학 치료사들이 파고들어 온 것이다. 그들은 자기들이 직접 치료하기 때문에 개별적인 치료를 제공한다. "의사들은 시스템 안에서 꼼짝을 못합니다. 탐욕스럽게 영리를 추구하는 시스템 안에서 말이지요." 앤드루 웨일은 이렇게 말한다. 하지만 웨일은 어디에도 갇혀 있지 않다. "저는 환자들의 말을 귀 기울여 듣습니다. 첫 진료에 60분이 걸리지요."[18] 메멧 오즈는 이렇게 말한다. "저는 모든 사람들에게 이렇게 조언합니다. 당신 스스로 치료 방법을 정할 수 있다고 말이에요."[19]

고대의 지혜가 단언한 약속도 상당히 매력적이다. 메멧 오즈는 〈닥터 오즈 쇼〉에서 침술에 대해 이야기하면서 꽤나 놀라운 발언을 했다. 오즈는 "침술은 고대 중국 의학의 기초입니다."[20]라고 주장했다. 그리고 우리가 고대의 의술을 믿어야 하는 이유는 그것이 고대의 것이기 **때문이라고** 주장했다. 오늘날의 문화는 이런 감상들로 가득 차 있다. 예를 들어, 존 큐책과 어맨다 피트가 주연한 영화 〈2012〉를 보면 세상이 종말을 맞게 되는데, 아마도 마야 달력에서 예언된 내용을 토대로 한 것 같다. 영화에서 한 과학자는 "우리가 아무리 과학적으로 진보하고 우리가 아무리 최고급 기계 장비를 갖추고 있다 한들, 마야인들은 이미 수천 년 전에 미래를 내다보고 있었다"[21]라고 한탄한다. 〈2012〉의 작가들은 관객을 잘 알고 있었다. 많은 사람들이 고대의 치료사들과 점쟁이들은 혼란스러운 현대 과학기술에서 벗어나 더 명확하고 지혜로운 견해를 지니고 있었을 거라고 믿는다. "정통의학에 반대하는 대체의학 종사자들이 주장하는 다른 논쟁 가운데 하나는, 정통 의학은 끊임없이 변화하는 반면 대체의학은 수백 년, 아니 수천 년 동안 변함없이 그대로라는 것이다." 레이먼드 탤리스(Raymond Tallis)는 《히포크라테스 선서: 의학과 그에 대한 불만들》에서 이렇게 밝혔다. "5천 년 전 대체의학 종사자들이 완벽하게 만족스러운 치료법을 이미 알고 있었다면야, 5천 년 동안 의학에 별 다른 발전이 없었다 해도 괜찮을 수 있다. 만일 그랬다면, 그들은 이 치료법들에 대해 굉장히 침묵을 지켜온 셈이다."[22] 현대 의학은 수천 년간의

학습에 의해 이루어진 것이다. 현대 의학은 새로운 정보를 계속해서 만들어내기 때문에 발전에 발전을 거듭한다. 현대 의학은 시간에 고정되지 않는다. 하지만 현대 의학의 유동성이 사람들을 불안하게 만들 수 있다. 반면 대체의학의 확실성은 확실히 안심이 될 수 있다.

희한한 사실은 대체요법이 선진국에서는 각광을 받는 반면, 정작 그것이 시작된 나라들에서는 흔히 거부당한다는 것이다. 예를 들어, 전통적인 치료법과 현대적인 치료법을 둘 다 받아들이는 중국 본토에서는 인구의 18퍼센트만이 대체의학을 신뢰하며, 홍콩은 14퍼센트, 일본은 그보다 적은 비율이 대체의학을 신뢰한다.[23] 중국에서 침술은 거의 시골의 빈곤층에서만 이용되고 있다.[24] 존 다이아몬드(John Diamond)는 그의 저서 《엉터리 만병통치약과 그 밖에 집착하는 것들》에서 이같이 말한다. "시간과 돈이 있어 영양이 충분한 대도시 사람들이 아유르베다 치료법이나 중국의 한방 치료, 고대 아프리카나 북미 원주민의 치료법으로 만성적인 증상을 치료한다고 말하는 건 얼마든지 그럴 수 있다. 하지만 이런 치료법 말고 달리 적용할 치료법이 없는 나라에 가보면, 서구 사회에서 애용하는 항생제며 진통제, 그 밖에 현대의 값비싼 모든 약물류를 달라고 아우성치는 사람들을 발견하게 될 것이다. 남아프리카 정부는 AIDS 양성반응을 보이고 있는 인구의 10퍼센트를 도울 수 있는 대책이 충분하지 않다고 호소하지만 '자연적인' 치료제를 달라고 요구하지는 않는다. 그들이 원하는 것은 지도부딘(AZT, AIDS 치료약 — 옮긴이)이다."[25]

대체요법 치료사들이 주장하는 것은 이뿐만이 아니다. 현대 의학이 열의는 없이 기술적인 발달에만 의지하는 반면, 대체의학은 정신적이고 의미가 있다고 주장한다. 노벨상 수상자이며 물리학자인 스티븐 와인버그(Steven Weinberg)는 "우주를 더욱 잘 이해하게 될수록 우주는 점점 더 무의미한 것처럼 보인다"라고 썼다.[26] 현대 과학 덕분에 인간의 수명이 늘어날 가능성은 높아졌지만, 그것이 보다 의미 있는 삶을 가능하게 해주지는 않는다. 반면 대체의학은 더 중요한 무언가를 제공한다. 더 건강해져야 할 더욱 뚜렷한 목적의식을 심어주는 것이다. 오즈와 웨일, 초프라는 신비주의에 가까운 영성과 함께 자신들의 치료 방법을 내놓는다. "시심(詩心)이 없는 과학, 정서적인 내용이 없는 기술적 진보보다 더 위험한 것은 없다." 독일의 철학자 휴스턴 체임벌린(Houston Chamberlain)의 말이다. 기술을 이해하지 못하는 문화, 종종 기술에 놀라고 실망하는 문화에서는 심령론이 잘 팔리기 마련이다.

마지막으로, 대체의학 종사자들은 우리 스스로 건강을 관리할 수 있다, 더 이상 의사에게 이래라 저래라 지시를 받을 필요가 없다고 대중의 인식에 호소한다. 오즈는 이렇게 말한다. "대체의학은 일반 서민층에 뿌리를 두고 있습니다. 그리고 바로 그렇기 때문에 아무도 이것을 소유하지 않지요. 대체의학은 우리 스스로에게 권한을 부여합니다. 그러니 이것이 우리에게 도움이 된다면, 누구도 이것을 앗아가지 못하게 합시다."[27] 환자들이 거의 혹은 전혀 통제력을 갖지 못하는 의료 체계에서 통제력을 주겠노라고 내미는 손은 차마 거부할 수 없을 만큼 유혹적이다. "대체요법의 유혹은 끝이 없을 겁니다." 전 공군 군의관이며 격월간지 《회의적 탐구자》의 정기 기고자인 해리엇 홀(Harriet Hall)은 이렇게 말한다. "당신이 인간성에서 '인간'을 빼내올 때까지 말입니다."

현대 의학을 불신하는 중심에는 우리가 위험을 무릅써가며 자연을 거부해왔다는 인식이 깔려 있다. 대형 제약회사들은 실험실에서 약품을 합성함으로써 우리를 더 오래 살게 해줄 천연제품으로부터 멀어지게 했다는 것이다. 그리고 비타민은 천연제품 가운데 단연 선두에 있다고 할 수 있다.

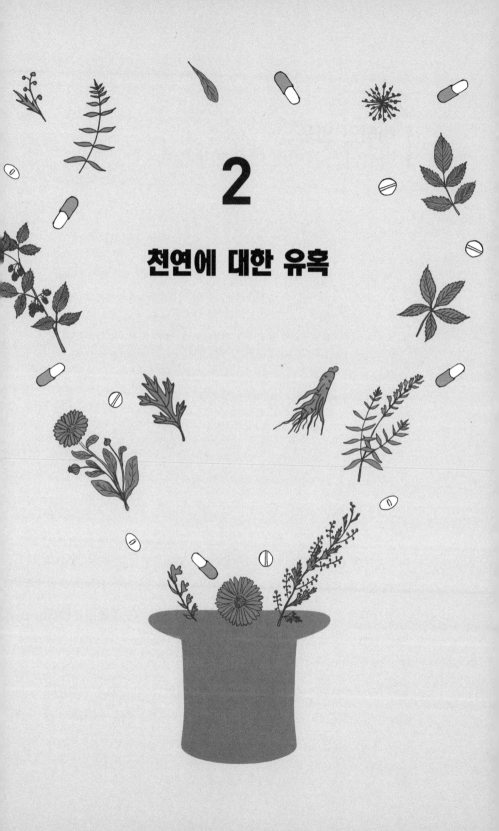

2

천연에 대한 유혹

2장
비타민 열풍
라이너스 폴링의 역설적인 유산

"이 말은 해야겠는데, 내가 제일 우선으로 여기는 건 바로 비타민을 먹는 것이에요. 그래요, 나도 알아요. 수 년 동안 의사들이 비타민은 엉터리네 뭐네 떠들어왔다는 거. 하지만 어쨌든 난 어릴 때부터 비타민을 먹기 시작했어요. 그리고 매일 먹고 있지요. 단 하루도 빠짐없이 진짜 매일! 그래서 나는 비타민이 최고라고 생각해요. 무슨 이유 때문인지는 모르겠지만 어쨌든 이 나이에 활력도 있고 아주 팔팔하니 말이죠."

- 레지스 필빈(Regis Philbin, 미국의 유명한 방송 진행자 - 옮긴이)

모든 사람이 비타민을 사랑한다. 생명이라는 의미의 라틴어 vita에서 유래된 비타민은 음식을 에너지로 전환하는 데 필요한 영양소다. 수백만 명의 미국인이 비타민을 매일 복용하면 건강도 더 좋아지고 더 오래 산다고 믿는다.

현재까지 밝혀진 비타민 종류는 열세 가지다. 그 가운데 비타민 B1(티아민), B2(리보플라빈), B3(니아신), B5(판토텐산), B6(피리독신), B7(비오틴), B9(엽산), B12(코발라빈), 그리고 C(아스코르브산) 등의 아홉 가지 비타민은 물에 쉽게 용해되며, 비타민 A(레티놀), D(칼시페롤), E(토코페롤), K(필로키논) 등 네 가지 비타민은 물에 용해되지 않는다. 비타민을 충분히 섭취하지 않으면 각기병, 펠라그라, 괴혈병, 구루병(각각 비타민 B1, B3, C, D 결핍이 원인이다) 같은 질병에 걸린다.

비타민의 문제는 이것들이 체내에서 만들어지지 않아 음식이나 비타민 보충제를 통해서만 얻을 수 있다는 것이다. 따라서 우리가 질문할 것은 "비타민이 필요한가?"가 아니다. 비타민은 필요하다. 우리가 정말로 질문해야 할 것은 "얼마나 필요한가? 음식으로 충분히 섭취할 수 있는가?"이다. 영양 전문가들과 비타민 제조사들은 이 질문에 대해 저마다 다른 답을 내놓고 있다. 영양 전문가들은 일일 권장량만 섭취하면 되고, 주로 규칙적인 식사를 통해 얻을 수 있다고 주장한다. 반면 업계의 대표자들은 음식에는 비타민이 충분히 포함되어 있지 않으며, 더 많은 양의 비타민이 필요하다고 주장한다. 다행히도 많은 훌륭한 연구들이 현재 이에 관한 논쟁을 해결했다.

2011년 10월 10일, 미네소타 대학의 연구원들은 종합비타민 보충제를 섭취한 여성의 사망률이 그렇지 않은 여성에 비해 더 높다는 사실을 발견했다. 이틀 후, 클리블랜드 병원의 연구자들은 비타민 E를 복용한 남성들이 전립선암에 걸릴 위험이 증가했다는 사실을 발견했다. "비타민이 수난을 겪은 한 주였습니다." ABC 뉴스의 캐리 갠(Carrie Gann)은 이렇게 말했다.[1]

이러한 결과들은 새삼스러운 것이 아니었다. 비타민이 암과 심장질환의 위험을 증가시키고 수명을 단축시킨다는 사실은 이미 일곱 건의 연구를 통해 1994년에 처음 발표되었다. 그럼에도 불구하고 2012년에 전체 미국인의 절반 이상이 여러 가지 형태의 비타민 보충제를 섭취했다. 그러나 이러한 비타민 열풍이 한 남자로부터 시작되었다는 사실을 알고 있는 사람은 거의 없을 것이다. 노벨상을 두 번이나 수상할 만큼 대단히 대단히 옳고, 세계 최고의 돌팔이 의사임에 틀림없을 만큼 굉장히 굉장히 그릇된 한 남자에게서 말이다.

라이너스 폴링(Linus Pauling)은 1901년 2월 28일, 오리건 주 포틀랜드에서 태어났다. 그는 코밸리스에 위치한 오리건 농과대학(현 오리건 주립대학)에 다닌 후 캘리포니아 공과대학(Caltech)에 입학했고 이후 40년 동안 이곳에서 학생들을 가르쳤다.[2]

1931년, 폴링은 미국 화학학회(American Chemical Society)에 〈화학결합의 특징〉이라는 논문을 발표했다. 논문이 발표되기 전까지 화학자들은 화학결합이 이온결합과 공유결합의 두 종류로 이루어진다고 알고 있었다. 이온결합은 하나의 원자가 다른 원자에게 전자를 양보하며, 공유결합은 원자들이 전자들을 공유한다. 폴링은 화학결합이 그렇게 단순하지 않으며, 이온결합과 공유결합 사이의 어딘가에서 전자 공유가 일어난다고 주장했다. 필링의 발상은 양자물리학과 화학을 결합시키는 등 학계에 일대 혁신을 일으켰다. 그의 개념이 워낙 획기적이었기 때문에 학회지의 편집자는 원고를 받고도 내용을 검토할 만한 적임자를 찾지 못했다. 폴링의 연구에 대해 어떻게 생각하느냐는 질문을 받은 알베르트 아인슈타인은 어깨를 으쓱해 보이며 이렇게 말했다. "제가 이해하기에는 너무 복잡하던데요." 이 논문 한 편으로 폴링은 미국의 가장 뛰어난 젊은 화학자로 랭뮤어 상(Langmuir Prize)을 수상했고, 미국 과학 아카데미(National Academy of Sciences)의 최연소 연구원으로 발탁되었으며, 캘리포니아 공과대학의 정교수가 되었고, 노벨 화학상을 수상했다.[3] 그의 나이 서른 살 때였다.

1949년, 폴링은 《사이언스》지에 〈겸상적혈구 빈혈증: 분자 질환〉이라는 논문을 발표했다. 당시 과학자들은 겸상적혈구 빈혈증을 앓

는 사람의 정맥에서 헤모글로빈(혈액 안에 있는 산소를 운반하는 단백질)
이 결정화(結晶化)되어 관절의 통증과 혈전을 일으키고 사망에 이르게
한다는 사실은 알고 있었지만, 그 원인은 알지 못했다. 폴링은 낫 모
양의 헤모글로빈이 약간 다른 전하를 띤다는 점을 최초로 밝혔다. 그
리고 그의 연구 결과는 헤모글로빈이 산소와 어떻게 반응하는지를
이해하는 데 막대한 영향을 미쳤고 분자생물학 분야를 탄생시켰다.[4]

1951년, 폴링은 《미국 과학 아카데미 협회지》에 〈단백질의 구조〉
라는 논문을 발표했다. 과학자들은 단백질이 일련의 아미노산으로
이루어진다는 사실을 알고 있었다. 폴링은 단백질이 2중 구조도 지니
고 있으며, 어떤 형태로 접히느냐에 따라 구조가 결정된다고 제시했
다. 그는 이 가운데 한 가지 배열을 α-나선구조라고 불렀으며, 이는
훗날 제임스 왓슨(James Watson)과 프랜시스 크릭(Francis Crick)이
DNA 구조를 설명하는 데 이용되었다.[5]

1961년에 폴링은 샌디에이고 동물원에서 고릴라, 침팬지, 원숭이
의 혈액을 수집했다. 그는 헤모글로빈 변형이 일종의 진화시계(進化時
計)로 이용될 수 있을지 알아보고자 했다. 폴링은 인류는 과학자들이
추측하는 시기보다 훨씬 빠른, 천백만 년 전에 고릴라로부터 분리되
었다고 밝혔다. 나중에 그의 동료는 이렇게 언급했다. "그는 고생물
학, 진화생물학, 분자생물학 분야를 단번에 통합시켰다."[6]

폴링의 업적은 과학에만 국한되지 않았다. 1950년대 초 — 그리고
이후 40년 동안 — 그는 세계에서 가장 크게 인정받는 평화 운동가였
다. 폴링은 제2차 세계대전 기간 동안 일본계 미국인의 억류에 반대
했고, 맨해튼계획에 참여하라는 로버트 오펜하이머(Robert Oppen-
heimer)의 제안을 거절했으며, 충성 선서를 거부함으로써 조지프 매
카시 상원의원(Joseph McCarthy, 1950년대 초반 극단적인 반공주의를 펼친

미국 공화당 상원의원 — 옮긴이)과 맞섰고, 핵 확산에 반대했으며, 에드워드 텔러(Edward Teller) 같은 강경한 핵무기 지지자들과 공개 토론을 펼쳤고, 핵폭발이 인간의 유전자에 해를 입힐 수 있음을 인정하라고 정부에 강요했으며, 베트남 전쟁에 반대하도록 다른 노벨상 수상자들을 설득했고, 베스트셀러 저서 《전쟁은 그만》을 출간했다. 폴링의 노력으로 핵실험 금지조약(Nuclear Test Ban Treaty)도 체결되었다.[7] 1962년에 그는 노벨평화상을 수상했으며, 이로써 다른 분야로 노벨상을 두 차례 수상한 최초의 인물이 되었다.

폴링은 미국 과학 아카데미의 연구원으로 선출되고, 두 차례의 노벨상과 미국 과학자상(National Medal of Science), 대통령 훈장을 받은 것 외에도, 케임브리지 대학과 런던 대학, 파리 대학에서 명예 학위를 받았다. 그리고 1961년에 살아 있는 가장 위대한 과학자 가운데 한 사람으로 주목 받으며 《타임》지 '올해의 인물' 표지를 장식했다.[8]

그런데 라이너스 폴링을 전설적인 인물로 만들었던 엄격함, 근면함, 날카로운 사고가 어느 순간 자취를 감추었다. 그의 동료의 말에 따르면, 그의 "몰락은 그 어떤 그리스 비극 못지않게 비극적이었다."[9]

전환점은 1966년 3월, 폴링이 예순다섯 살이던 때에 찾아왔다. 칼 뉴버그 메달(Carl Neuberg Medal)을 막 받았을 시점이었다. "뉴욕시에서 이야기를 나누던 중이었습니다." 폴링은 당시 상황을 회상하며 말했다. "다양한 측면에서 세계의 본질을 연구하는 과학자들의 발견에 대해 아주 재미있게 읽고 있다고 말하면서, 계속 이런 즐거움을 누릴 수 있도록 앞으로 한 25년을 더 살면 좋겠다고 말했지요. 이후 캘리포니아로 돌아와 당시 우리와 함께 이야기를 나눴던 생화학자 어윈 스톤(Irwin Stone)에게서 편지 한 통을 받았습니다. 그는 자신의 권고

대로 비타민 C 3000밀리그램을 복용하면 25년이 아니라 그보다 더 오래 살 수도 있을 거라고 썼더군요."[10] 스스로를 "스톤 박사"라고 부르는 어윈 스톤은 대학에서 2년 동안 화학을 공부했다. 이후 로스앤젤레스의 척추전문 칼리지에서 명예 학위를, 비인가 통신교육 학교인 돈스바흐 대학(Donsbach University)에서 "박사학위"를 받았다.[11]

폴링은 스톤의 조언을 따랐다. "더 활기 있고 건강해진 느낌이 들기 시작했습니다." 폴링은 이렇게 말했다. "특히 저는 평생을 일 년에 몇 차례씩 지독한 감기를 앓곤 했는데, 이후로는 더 이상 감기에 걸리지 않았어요. 몇 년 후에는 비타민 C 복용량을 일일 권장량의 열 배, 그다음에는 스무 배, 그다음에는 삼백 배까지 늘렸습니다. 지금은 하루에 1만 8천 밀리그램씩 섭취합니다."[12]

그날 이후 사람들은 라이너스 폴링을 이 한 가지, 비타민 C로 기억하게 되었다.

1970년, 폴링은 《비타민 C와 감기》를 출간하고, 매일 비타민 C 3000밀리그램(일일 권장량의 약 50배)을 복용하라고 일반인들을 설득했다. 폴링은 일반 감기는 조만간 역사 속에 묻힐 부산물이 될 거라고 믿었다. 폴링은 다음과 같이 썼다. "감기를 완전히 근절시키려면 몇 십 년이 걸리겠지만, 미국과 일부 다른 나라에서는 몇 년 안에 완벽하게 통제될 수 있으리라 믿는다. 더 나은 세상으로 향하는 이러한 움직임을 내 눈으로 직접 목격하길 고대한다."[13] 폴링의 책은 순식간에 베스트셀러가 되었다. 페이퍼백 판본이 1971년과 1973년에 발행되었고 3년 뒤에는 《비타민 C, 감기, 그리고 독감》이라는 제목으로 확장판을 출간해, 전 세계적인 유행병이 될 것으로 예측되는 신종 인플루엔자를 물리칠 수 있다고 장담했다. 비타민 C 판매량도 두 배, 세

배, 네 배로 증가했다. 약국마다 수요를 따라잡을 수가 없었다. 1970
년대 중반에는 5천만 명의 미국인이 폴링의 충고를 따랐다. 비타민
제조사들은 이런 현상을 "라이너스 폴링 효과"라고 불렀다.[14]

하지만 과학자들은 일반인들만큼 비타민 C에 열광하지 않았다.
폴링이 그의 첫 번째 저서를 발표하기 약 30년 전인 1942년 12월 14
일, 미네소타 대학의 도널드 코완(Donald Cowan), 헤롤드 딜(Harold
Diehl), 에이브 베이커(Abe Baker)가《미국 의학협회지》에 〈감기 예방
을 위한 비타민〉이라는 논문을 발표했다. 저자들은 다음과 같은 결
론을 내렸다. "980종의 감기가 치료된 이런 통제된 연구에서 (…) 비
타민 C만, 혹은 항히스타민제만, 혹은 비타민 C와 항히스타민의 결
합이 상기도 감염의 기간 및 심각성 정도에 어떠한 중요한 영향을 미
친다는 징후는 보이지 않는다."[15]

다른 연구들도 이어졌다. 폴링의 선언 이후 메릴랜드 대학의 연구
원들은 3주 동안 열한 명의 지원자들에게는 비타민 C 3000밀리그램
을, 열 명의 지원자들에게는 설탕으로 만든 알약(플라시보 알약)을 주
었다. 그런 다음 이들 모두에게 감기 바이러스를 감염시켰다. 모두가
유사한 기간 동안 감기 증상을 보였다.[16] 토론토 대학의 연구원들은
3천 5백 명의 지원자들에게 비타민 C 혹은 플라시보 알약을 투여했
다. 이번에도 비타민 C는 감기를 예방하지 못했으며, 심지어 하루에
무려 2000밀리그램의 비타민 C를 투여받은 사람들에게조차 아무런
도움이 되지 않았다.[17] 2002년, 네덜란드 연구원들은 6백 명 이상의
지원자들에게 종합비타민 혹은 플라시보 알약을 투여했다. 역시 아
무런 차이가 없었다.[18] 현재 최소 15건의 연구들을 통해 비타민 C가
감기를 치료하지 않는다는 사실이 밝혀졌다.[19] 그 결과 FDA도, 미국
소아학회도, 미국 의학협회도, 미국 영양학회도, 존스 홉킨스 병원의

인체 영양 연구센터도, 미국 보건복지부도 감기의 예방 및 치료를 위해 비타민 C 보충제를 권장하지 않는다.[20]

계속되는 연구들을 통해 그가 틀렸음이 입증되었음에도 불구하고, 폴링은 한사코 이 사실을 받아들이지 않은 채 강연과 인기 있는 지면의 기사와 책 등을 통해 계속해서 비타민 C를 홍보했다. 이따금 그는 누가 봐도 분명한 감기 증상으로 대중매체에 모습을 드러낼 때가 있었는데, 그럴 때면 알레르기에 시달리고 있다고 말했다.[21]

라이너스 폴링은 이제 한술 더 떴다. 비타민 C가 감기를 예방하는 데 그치는 것이 아니라 암도 치료한다고 주장했다.

1971년에 폴링은 글래스고 외곽의 작은 병원에서 근무하는 스코틀랜드 출신의 외과 의사 이완 캐머런(Ewan Cameron)으로부터 편지 한 통을 받았다. 캐머런은 매일 비타민 C 10그램으로 치료를 받은 암 환자들은 그렇지 않은 암 환자들보다 치료 효과가 좋았다고 말했다.[22] 폴링은 몹시 열광했다. 그는 《미국 과학 아카데미 협회지》에 캐머런의 연구 결과들을 발표하기로 결심했다. 폴링은 아카데미 회원으로서 자신이 원할 때면 언제라도 협회지에 논문을 게재할 수 있다는 걸 알고 있었고, 지난 50여 년 동안 아카데미 회원이 제출한 논문 가운데 거부된 논문은 단 세 편뿐이었다. 어쨌든 폴링의 논문은 거부되어 과학자들 사이에서 명성이 추락했다. 이 논문은 나중에 암 전문의들을 대상으로 하는 학술지 《온콜로지》에 게재되었다.[23] 그러나 연구자들이 데이터를 평가하자 명백한 오류가 드러났다. 비타민 C로 치료를 받은 암 환자들은 치료를 시작할 때 이미 다른 암 환자들에 비해 더 건강한 상태였기 때문에 그만큼 결과가 더 좋게 나왔던 것이다.[24] 이후 과학자들은 비타민에 관한 폴링의 주장을 더 이상 진지하게 받아들이지 않았다.

하지만 라이너스 폴링은 여전히 미디어에 영향력을 쥐고 있었다. 1971년에 그는 비타민 C가 암으로 인한 사망률을 10퍼센트 감소시킨다고 단언했다. 1977년에는 한발 더 나갔다. "현재 추정하기로는 비타민 C만으로도 사망률을 75퍼센트로 감소시킬 수 있으며, 기타 영양 보충제를 이용하면 더 많은 감소율을 보일 것이다."[25] 폴링은 과거의 암 치료 과정에 견주어 미국인들이 더 오래 더 건강하게 살 거라고 예견했다. 폴링은 이렇게 말했다. "기대 수명이 100세에서 110세가 될 것입니다. 그리고 시간이 더 지나면 최고 연령이 150세가 될지도 모르겠습니다."[26]

암 환자들이 희망을 갖는 건 당연했다. 암 환자들은 폴링의 기적에 동참하길 바라며 담당 의사에게 고용량 비타민 C를 처방해달라고 재촉했다. "약 7~8년 동안 우리는 환자의 가족들로부터 고용량 비타민 C를 처방해달라는 요구를 많이 받았습니다." 필라델피아 어린이 병원의 종양학과 과장이자 소아암 연구센터의 센터장을 맡고 있는 존 매리스(John Maris)는 이렇게 회상했다. "우리는 이 문제로 무척 힘들었습니다. 가족들이 이렇게 말하곤 했으니까요. '선생님, 노벨상 받으셨어요?'라고 말이에요."[27]

암 연구자들은 폴링의 이론을 불시에 실험하기로 결정했다. 메이요 클리닉의 찰스 메르텔 박사는 150명의 암 환자를 대상으로, 절반에게는 매일 10그램의 비타민 C를 주고 나머지 절반에게는 주지 않았다. 그러나 비타민 C를 처방받은 집단에게서 증상이나 사망 여부에 아무런 이점이 나타나지 않았다. 메르텔은 "우리는 고용량 비타민 C의 치료적 이점을 증명할 수 없었다"라고 결론을 내렸다.[28] 폴링은 격분했다. 그는 연구 결과를 게재한 《뉴잉글랜드 의학저널》에 분노에

찬 편지를 써 메르텔이 중요한 사실을 놓쳤다고 주장했다. 당연히 비타민 C가 효과가 없을 수밖에 없다. 메르텔은 **이미** 화학요법을 받은 환자들을 대상으로 치료하지 않았느냐. 암 환자들이 아직 화학요법을 받지 **않았다면**, 비타민 C만으로도 효과가 있다. 이것이 폴링의 주장이었다.

괴로움에 시달린 메르텔은 두 번째 연구를 착수했고[29] 결과는 역시 마찬가지였다. 메르텔은 다음과 같이 결론 내렸다. "심각한 질병을 앓는 환자 가운데 객관적으로 호전 상태를 보인 사람은 아무도 없었다. 따라서 환자가 사전에 화학요법을 받았는지 여부와 관계없이 중증악성질환에 대해 고용량 비타민 C 치료가 아무런 효과가 없다고 결론 내릴 수 있다."[30] 보통의 의사들이라면 이 정도로 끝을 냈을 거다. 하지만 라이너스 폴링은 달랐다. 그는 순순히 반박을 듣고 있을 사람이 아니었다. 캐머런은 이렇게 진술했다. "그가 그렇게 화를 내는 모습을 처음 봤습니다. 그는 이 모든 일을 자신의 위상에 대한 인신공격으로 받아들이고 있었습니다."[31] 폴링은 메르텔의 연구가 "사기 및 고의적인 허위진술" 사례에 해당한다고 생각했다.[32] 따라서 변호사들과 상담해 메르텔을 고소하려 했으나 변호사들의 설득으로 그만두었다.[33]

이후로 진행되는 연구들은 비타민 C가 암을 치료하지 않는다는 사실을 계속해서 증명하고 있다.[34]

폴링은 여기에서 그치지 않았다. 이후 그는 비타민 C를 고용량의 비타민 A(25000IU)와 비타민 E(400~1600IU) 외에 셀레늄(원자번호 34번의 기본 원소), 베타카로틴(비타민 A의 전구체)과 함께 섭취하면 감기 예방과 암 치료 이상의 더 큰 효과를 볼 수 있으며, 인간에게 알려진 거의 모든 질병을 치료할 수 있다고 주장했다.[35] 폴링은 각종 비타민과 건강기능식품들이 심장병, 정신 질환, 폐렴, 간염, 소아마비, 폐결핵, 홍역, 유행성이하선염, 수두, 뇌수막염, 대상포진, 단순포진, 입병, 구내염, 사마귀, 노화, 알레르기, 천식, 관절염, 당뇨, 망막박리, 뇌졸중, 궤양, 쇼크, 장티푸스, 파상풍, 이질, 백일해, 한센병, 꽃가루 알레르기, 화상, 골절, 상처, 땀띠, 고산병, 방사능 중독, 녹내장, 신부전, 유행성 감기, 방광 질환, 스트레스, 광견병, 뱀에 물린 상처를 낫게 할 수 있다고 주장했다.[36] 1970년대에 미국에 AIDS 바이러스가 들어왔을 땐 비타민이 AIDS도 치료할 수 있다고 주장했다.[37]

1992년 4월 6일, 현란한 색깔의 알약과 캡슐로 테두리를 두른 《타임》지 표지에는 다음과 같은 제목이 또렷하게 박혔다. "비타민의 진정한 힘: 새로운 연구를 통해 암, 심장병, 참담한 노화현상과의 전쟁에서 큰 활약을 할 것으로 밝혀지다." 아나스타시아 투펙시스(Anastasia Toufexis)가 쓴 이 기사는 근거도 빈약하고 확실하게 입증되지도 않은, 비타민 고용량 투여의 경이로움에 관한 폴링의 견해를 똑같이 반복했다. "비타민과 무기질에 대한 전통적인 의학적 관점들이 지나치게 제한되어 있는 게 아닌가 하는 의혹을 제기하는 과학자들이 점차 늘고 있다. 일반 권장량보다 훨씬 많은 양의 비타민은 선천적 결손증과 백내장에서부터 심장병과 암에 이르기까지 다수의 질병을 예방할 수 있다. 특히나 비타민이 노화로 인한 일반적인 고통을 늦출 수 있으리라는 작은 기대가 큰 관심을 모으고 있다." 투펙시스는 "거대 제약회사, 호프만-라로슈(Hoffmann-La Roche)는 베타카로틴에 깊이 매료된 나머지 내년에 텍사스 주 프리포트에 공장을 짓고 해마다 350톤의 보충제를 대량생산할 계획이다. 이는 거의 모든 미국 성인에게 매일 6밀리그램의 캡슐을 충분히 제공할 수 있는 양이

다"라며 열변을 토했다.[38]

비타민 제조사들의 로비 단체인 미국 건강기능식품 협회(National Nutritional Foods Association, NNFA)는 이 행운이 도무지 믿기지 않았던 지《타임》지 기사에 대해 "비타민 업계의 획기적인 사건"이라고 칭했다.[39] 그리고 FDA의 관여에서 벗어나려는 노력의 일환으로 의회 의원 전원에게 여러 부의《타임》지를 배포했다. 1992년 미국 건강기능식품 협회가 주관하는 박람회 연설에서 투펙시스는 다음과 같이 말했다. "지난 15년간 저는《타임》지에 많은 건강 관련 표지 문구를 써왔습니다. 하지만 비타민 관련 문구처럼 뜨거운 반응은 한 번도 본 적이 없습니다. 진열대에 놓인 잡지가 삽시간에 팔렸고, 잡지를 더 달라는 요청이 쇄도했습니다. 하지만 남은 부수가 더 이상 없습니다. '비타민'은 지금까지 올해 최고의 판매를 기록한 발행물입니다."[40]

여러 연구들의 지지를 받지는 못했지만 폴링은 비타민과 건강기능식품에는 그것을 만병통치약으로 만들어줄 한 가지 무기가 있다고 믿었다. 케첩에서 석류주스에 이르기까지 모든 식품들이 덥석 끌어안을 무기, 매출에 영향을 미치는 **천연**이니 **유기농**이니 하는 단어들과 맞먹을 무기가 있다고 믿었다. 바로 **항산화제**(antioxidatnt)였다.

항산화작용 vs 산화작용은 선 vs 악의 대결로 묘사되고 있다. 이 전쟁은 미토콘드리아라고 불리는 세포소기관에서 벌어진다. 이곳에서 우리 몸은 음식을 에너지로 전환시키는데 바로 이 과정에서 산소가 요구된다(산화작용). 산화작용의 한 가지 결과로 활성산소라고 불리는 전자 스캐빈저가 발생한다(악). 활성산소는 DNA, 세포막, 동맥 내벽을 손상시킬 수 있기 때문에, 노화, 암, 심장병과 연관되어 있다 해도 그리 놀랄 일은 아니다. 활성산소를 중화시키기 위해 우리 몸은 자체적으로 항산화제를 만든다(선). 항산화제는 과일과 채소에서도 발견되는데 특히 셀레늄, 베타카로틴, 비타민 A, C, E에서 찾을 수 있다. 여러 연구에서 과일과 채소를 많이 섭취하는 사람이 암과 심장병 발병률이 낮고 오래 산다는 사실이 증명되었다. 이제 논리가 분명해진다. 과일과 채소에 항산화제가 포함되어 있다면, 그리고 과일과 채소를 많이 먹는 사람이 더 건강하다면, 항산화 보충제를 먹는 사람들 역시 더 건강해지지 않겠는가.

하지만 사실 그들은 평균보다 건강하지 못하다.

1994년, 미국 국립암연구소(National Cancer Institute)는 핀란드 국립공중보건원(National Public Health Institute)과 협력하여, 50년 이상 장기간 흡연한 핀란드 남자 2만 5천 명을 대상으로 연구를 시작했다. 이 집단이 선정된 이유는 암과 심장병 발병률이 높기 때문이었다. 실험 대상자들은 비타민 E와 베타카로틴 둘 다 혹은 둘 중 하나를 복용했다. 결과는 분명했다. 비타민과 보충제를 복용한 사람들이 그렇지 않은 사람보다 폐암이나 심장병에 걸릴 가능성이 더 높았다. 연구자들의 예상과 정반대였던 것이다.[41]

1996년, 시애틀의 허친슨 암 연구센터(Hutchinson Cancer Research Center) 연구원들은 석면에 노출되어 폐암의 위험이 높은 1만 8천 명을 대상으로 연구를 시작했다. 이번에도 실험 대상자들은 비타민 A와 베타카로틴 두 가지 모두 혹은 둘 중 하나를 복용했다. 연구원들은 비타민과 보충제를 복용한 사람들이 그렇지 않은 사람들보다 암과 심장병으로 사망한 비율이 각각 28퍼센트, 17퍼센트 증가했다는 사실을 깨닫고 돌연 연구를 중단했다.[42]

2004년, 코펜하겐 대학의 연구원들은 항산화제가 위장암을 예방할 수 있는지 확인하기 위해, 비타민 A, C, E, 베타카로틴을 복용한

17만 명 이상에 대한 열네 차례의 무작위 실험을 재검토했다. 이번에도 항산화제는 광고에 부응하지 못했다. 연구원들은 다음과 같은 결론을 내렸다. "우리는 항산화 보충제가 위장암을 예방할 수 있다는 증거를 발견하지 못했다. 오히려 **전반적인 사망률이 증가하는 것 같다.**" 같은 연구원들이 가장 잘된 연구 17건을 평가했을 땐 비타민을 복용한 사람들의 사망률이 6퍼센트 증가했음을 발견했다.[43]

2005년, 존스 홉킨스 의대 연구원들은 13만 6천 명 이상을 대상으로 한 19건의 연구에서 사망 위험 증가가 비타민 E 보충제와 관련이 있음을 발견했다.[44] 존스 홉킨스 대학의 블룸버그 공중보건대학(Bloomberg School of Public Health)의 인체영양연구센터(Center for Human Nutrition) 센터장, 벤저민 카발레로(Benjamin Caballero) 박사는 다음과 같이 주장했다. "이 사실은 여타의 연구들이 보여준 결과들을 재확인시켜준다. 비타민, 특히 비타민 E 보충제에 유리한 증거는 전혀 보이지 않는다. [비타민]이 인간에게 해롭지 않으리라는, 사람들의 통념은 그렇게 간단하지 않을지도 모른다."[45] 같은 해, 암을 예방하기 위해 고용량의 비타민 E를 복용한 9천 명 이상을 평가한 연구 논문이《미국 의학협회지》에 발표되었다. 연구 결과 비타민 E를 복용한 사람들이 그렇지 않은 사람들보다 심부전에 걸릴 위험이 더 높은 것으로 나타났다.[46]

2007년, 국립암연구소의 연구원들은 종합비타민을 복용하거나 복용하지 않은 1만 1천 명의 남자들을 대상으로 조사했는데, 그 결과 종합비타민을 복용한 사람은 악성 전립선암으로 사망할 위험이 두배 더 높았다.[47]

2008년, 항산화 보충제를 복용하거나 복용하지 않은 23만 명 이상과 관련된 기존의 모든 연구들을 검토한 결과, 비타민이 암과 심장병

의 위험을 증가시킨다는 사실을 확인했다.[48]

2011년 10월 10일, 미네소타 대학 연구원들은 3만 9천 명의 중년 여성을 평가한 후 비타민, 마그네슘, 아연, 구리, 철분 보충제를 복용한 여성이 그렇지 않은 여성보다 사망률이 더 높다는 사실을 발견했다. 이들은 다음과 같은 결론을 내렸다. "기존의 증거들을 바탕으로, 우리는 일반적으로 널리 이용되는 각종 건강기능식품의 정당성을 거의 확인할 수 없다."[49]

이틀 후인 10월 12일, 클리블랜드 병원 연구원들은 비타민 E, 셀레늄을 모두 혹은 전혀 복용하지 않은 3만 6천 명의 남자들을 대상으로 한 연구 결과를 발표했다. 그들은 비타민 E를 복용한 사람들의 전립선암 발병률이 17퍼센트 증가한다는 사실을 확인했다. 클리블랜드 병원 심장학과 과장, 스티브 니센(Steve Nissen)은 이같이 말했다. "종합비타민이라는 개념은 이익을 내기 위해 혈안이 된 기능식품 업계 때문에 미국인들에게 큰 영향을 미쳤다. 하지만 종합비타민 이용을 권장하는 어떠한 과학적 데이터도 존재하지 않았다." 10월 25일,《월스트리트 저널》은 표제에 이런 질문을 던졌다. "이것이 비타민 거품의 끝인가?"[50]

그러나 연구 결과들은 판매에 아무런 영향을 미치지 않았다. 2010년 비타민 산업은 전년도 대비 4.4퍼센트가 성장한 280억 달러의 수익을 올렸다. 제너럴 뉴트리션 센터 그룹의 최고 경영자, 조지프 포투나토(Joseph Fortunato)는 이렇게 말했다. "[이러한 기록들]과 관련된 문제들은 이제 무사히 넘어갔습니다. 우리는 연구 결과가 우리 업계에 아무런 영향을 줄 수 없음을 확인했습니다."[51]

어떻게 이럴 수가 있을까? 활성산소가 세포에 뚜렷하게 해를 입힌다는 점을 고려할 때 — 활성산소를 중성화시키는 물질을 풍부하게 함유한 음식을 먹은 사람이 더 건강하다는 점을 고려할 때 — 항산화 보충제에 대한 연구들은 왜 이 보충제들이 해롭다고 밝힌 걸까? 가장 일리 있는 해석은 활성산소가 알려진 것만큼 유해하지 않다는 것이다. 물론 활성산소가 DNA를 손상시키고 세포막을 파열시킬 수 있다는 건 분명한 사실이지만, 그렇다고 해서 활성산소가 늘 나쁜 것만은 아니다. 박테리아를 죽이고 새로운 암세포를 제거하려면 활성산소가 필요하다. 그런데 고용량의 항산화제를 복용하면 활성산소 생성과 파괴 사이의 균형이 한 방향으로 지나치게 기울고, 따라서 면역 체계가 유해한 침략군을 제대로 죽이지 못하는 비정상적인 조건이 만들어진다. 연구자들은 이런 현상을 '항산화제의 역설'이라고 부른다.[52] 이유야 어떻든 데이터는 확실하다. 고용량의 비타민과 보충제는 심장병과 암의 위험을 증가시킨다. 그리고 바로 이러한 이유 때문에 일반인의 건강에 책임을 느끼는 국내외 기관 어디에서도 비타민과 보충제를 권장하지 않는다.

1980년 5월, 오리건 주립대학에서 인터뷰를 할 때 라이너스 폴링은 이런 질문을 받았다. "비타민 C를 이를테면 그램 단위로 장기간 복용할 경우 부작용이 있을까요?" 폴링의 답은 빠르고 단호했다. "아니요."[53] 7개월 후 그의 아내가 위암으로 사망했다. 1994년, 라이너스 폴링은 전립선암으로 사망했다.

수많은 과학적 증거에도 불구하고, 대부분의 미국인들은 고용량의 비타민 투여가 안전하지 않다는 사실을 모른다. 그렇다면 도대체 왜 많은 사람들이 이 사실을 알지 못하는 걸까? FDA는 왜 이런 상황

에 경종을 울리지 않았을까? 대답은 아주 뻔하다. 그것은 바로 돈과
정치 때문이다.

3

소규모 건강기능식품 제조회사
VS
대형 제약회사

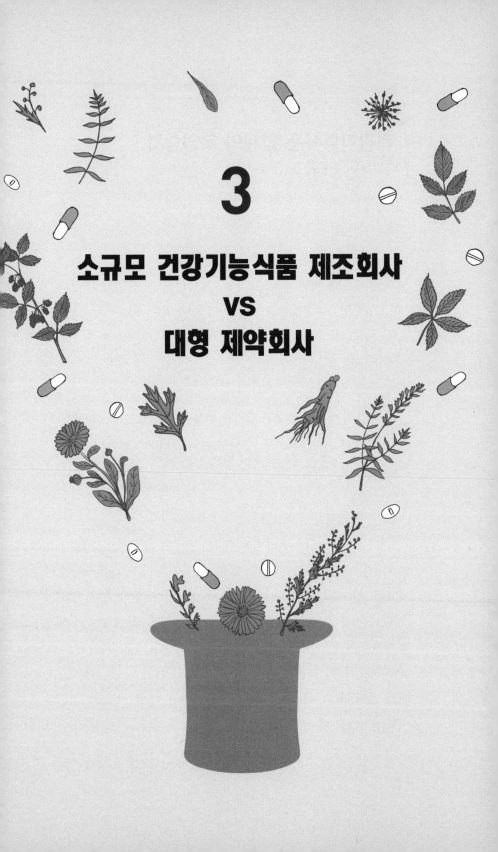

3장
┃ 건강기능식품 업계의 무임승차
┃ 무력한 FDA

"늑대들의 자유는 양들의 죽음이다."

-이사야 벌린(Isaiah Berlin)

제약업계에 대한 정부의 감독은 상상할 수도 없는 비극으로 가득
찬 길고도 복잡한 행로였다. 역사가 마이클 해리스(Michael Harris)는
"약물 규제의 역사는 묘비 위에 세워져 있다"라고 말했다.

그 일은 의약품 공급업자들로부터 시작되었다.

"신사 숙녀 여러분, 여러분의 건강은 얼마의 가치가 있을까요? 그
렇습니다, 건강은 값을 매길 수 없습니다. 자, 여러분, 단돈 50센트면
여러분 모두 건강해질 수 있습니다. 그렇습니다, 신사 숙녀 여러분.
'자연의 진정한 치료(Nature's True Remedy)'는 의사들이 고치지 못하
는 질병을 50센트에 성공적으로 치료해드립니다. 오직 '자연'만이 병
을 치료할 수 있습니다. 제가 들고 있는 바로 이 작은 병 안에 이 '자
연'이 들어 있습니다. 하느님의 실험실인 바로 이 흙, 이 흙을 저만의
비밀 방법으로 제조해 만든 이 약을 먹으면 류머티즘, 암, 당뇨, 대머

리, 구취, 척추만곡이 씻은 듯이 낫게 될 겁니다."[1]

1800년대 약장사들은 무엇이든 치료할 수 있다고 장담하며 온갖 질병을 갖다 붙일 수 있었다. '보스턴 약'은 만취 상태를 낫게 했다. '폰즈 추출물'은 뇌수막염을 치료했다. '하이드로존'은 황열병을 예방했다. '페루나'는 난소 감염을 진정시켰다. '리큐오존'은 천식, 기관지염, 암, 이질, 습진, 담석, 꽃가루 알레르기, 말라리아, 폐결핵을 낫게 했다. 그리고 '핼쑥한 사람들을 위한 윌리엄 박사의 분홍 알약'은 이 모든 질병 외에 기타 등등을 치료했다.[2] 판매는 단지 고객들이 무엇을 흔쾌히 믿느냐에 따라서만 제한되었다. 20세기에 접어들 무렵, 의약품은 연간 7천 5백만 달러의 사업이었다.[3] 하지만 이런 시절은 오래 지속되지 않았다. 1906년 6월 30일, 연방정부가 개입해 식품 및 의약품 안전법(Pure Food and Drug Act)을 통과시켰다. 세 명의 남자가 이 일을 주도했다. 한 사람은 식품에, 또 한 사람은 약품에, 그리고 다른 한 사람은 어느 것에도 관여하지 않았다.

하비 워싱턴 와일리(Harvey Washington Wiley)는 인디애나 주 남부의 한 농장에서 자랐다. 그는 근처 하노버 대학에서 그리스 로마 고전을 공부했고, 남북전쟁 때 상병으로 복무했다. 이후 인디애나 의과대학을 졸업했지만 의료업에 종사하지는 않았다. 오히려 하버드에서 화학을 전공해 학위를 취득하는 등, 과학에 대한 열정을 불태웠다. 1874년, 와일리는 새로 문을 연 퍼듀 대학에서 화학과 학과장이 되었다. 그리고 십 년 후, 미국 농무성의 화학청장이 되었다. 당시는 의약품 산업과 마찬가지로 식품 산업도 규제가 없던 시대였다. 와일리는 미국인들이 상한 고기, 톱밥을 섞은 밀가루, 방부제로 보존된 우유를 먹는 모습을 속수무책으로 지켜보았다. 와일리는 연방정부가

개입해야 할 때라고 주장했다.[4]

　　새뮤얼 홉킨스 애덤스(Samuel Hopkins Adams)는 해밀턴 대학을 졸업하고, 미국에서 가장 영향력 있는 신문 가운데 하나인 《뉴욕 선》 신문사에 입사했다. 1905년 10월 7일, 애덤스는 《콜리어스》라는 잡지의 첫 번째 연재 기사로 〈미국의 대사기극〉이라는 기사를 게재했다. 애덤스는 미국인들에게 그들이 과연 무엇을 구입하고 있는지 알려주고 싶었다. 그래서 의약품 샘플을 화학자들에게 보냈다. 그 결과 많은 약품들 속에 다량의 알코올이 포함되어 있다는 사실이 확인되었다. '페인스 셀러리 컴파운드'에는 21퍼센트, '페루나'에는 28퍼센트, '호스테터의 위 약'에는 44퍼센트의 알코올이 포함되어 있었다. (알코올 양이 어느 정도인지 확인하기 위해 비교하자면, 맥주에는 4에서 6퍼센트, 포도주에는 10에서 15퍼센트, 위스키에는 35에서 45퍼센트의 알코올이 포함되어 있다.) 의약품 제조업자들은 주류업도 했다. 마약업도 했다. 애덤스는 '폐결핵에 대한 킹 박사의 새로운 발견'과 같은 일부 약물에 클로로포름 마취제가 포함되어 있다는 사실을 발견했다. 다른 약물에는 아편, 모르핀, 대마, 코카인이 함유되어 있었다. 이런 약물들은 종종 유아들에게 투여되었다. 예를 들어 '윈슬로의 시럽형 진정제'에는 다량의 모르핀이 함유되어 있었다. 애덤스가 그의 가정부에게 어떻게 밤에 어린 자녀들만 두고 나왔느냐고 묻자, 가정부는 이렇게 대답했다. "애들끼리 아주 잘 있어요. 찻숟가락으로 윈슬로 한 숟가락씩만 먹여놓으면 아침까지 죽은 듯이 자는걸요." (아마도 지하 마약 산업의 가장 좋은 예는 코카콜라가 아닐까 싶다. "지적인 음료, 무알코올음료"라는 슬로건을 내세워 1886년에 처음 등장한 코카콜라는 알코올의 오명 없이 코카인의 장점을 제공했다.)[5]

1906년 2월, 〈미국의 대사기극〉 연재 마지막 회에서 새뮤얼 애덤스는 264개의 기업 및 개인을 폭로하고, 위험한 약물로 인해 사망한 많은 사람들을 열거하며, 시중에 판매되는 많은 약품들이 질병을 치료하기는커녕 오히려 질병을 유발했음을 밝혔다. "제조업으로 이익을 챙기든, 납품업이나 광고업으로 이익을 챙기든, 이 시장에서 거래하는 사람들은 전부 다 생명에 해를 끼치고 있다. 이 나라 의약 산업은 가장 노골적이고 가장 몰인정하다. 식을 줄 모르는 탐욕이 덫을 놓으면 죽음은 이 계획의 동반자가 된다." 50만 명 이상의 미국인이 〈미국의 대사기극〉을 읽었다.[6]

애덤스의 기사를 읽고 단단히 무장을 한 대중들을 보며, 하비 와일리는 드디어 때가 왔다고 생각했다. 그는 "모든 종류의 내복약과 외복약을 대상으로" 하는 연방법을 제안했다. 이 법에 따르면 제약업자들은 약의 성분을 빠짐없이 밝혀야 했고, 처방전 없이는 마약류를 판매할 수 없었다. 와일리의 제안은 이 업계의 로비스트인 미국 특허 판매약협회(Proprietary Association of America)를 화나게 만들었다.[7] 협회의 입법위원회는 "그러한 법은 실질적으로 미국의 특허 치료약 매출에 막대한 피해를 입힐 것이다"[8]라고 자문했다. 업계의 간부들은 법안을 부결시키기 위해 성공적으로 로비 활동을 펼쳤다.

이 일은 이런 식으로 무마될 것 같았다. 정부의 개입을 썩 달갑게 여기지 않았던 한 사람의 끈질긴 사회주의자가 없었더라면 말이다.

업턴 싱클레어(Upton Sinclair)는 미국 자본주의가 저지른 죄악들을 비판한 무명의 기자였다. 1900년대 초, 그는 도살장에 종사하는 이민자들의 역경에 대한 소설을 쓰기 위해 시카고로 향했다. 싱클레어는 〈정글〉이라는 소설을 발표해 독자들에게 영감을 주길 바랐지만, 영감은커녕 오히려 혐오감만 안겨주었다. 싱클레어의 소설 내용은 이랬다. "쓰레기와 톱밥이 쌓인 바닥 위로 고깃덩어리가 떨어지면, 일꾼들은 그것을 밟아 뭉개면서 셀 수도 없을 만큼 무수한 폐결핵 균을 뱉어냈다. 방방마다 엄청난 양의 고깃덩어리가 쌓여 있는데, 비가 새는 지붕에서는 고깃덩어리 위로 빗물이 뚝뚝 떨어졌고, 수천 마리의 쥐들이 그 위를 신 나게 뛰어다녔다. 창고가 너무 어두워 잘 보이지는 않았지만, 한 남자가 손으로 고기 더미를 쓸어내며 말라비틀어진 쥐똥을 한 움큼씩 털어냈다. 이 쥐들은 이만저만 성가신 게 아니어서 포장 담당 직원들은 쥐를 없애기 위해 독을 넣은 빵을 곳곳에 뿌렸는데, 이렇게 해서 쥐들이 죽으면 죽은 쥐와 독이 묻은 빵과 고기가 호퍼(곡물 등을 담아 아래로 내려 보내는 V자형 용기 — 옮긴이) 안에 한꺼번에 쓸려 들어갔다." 싱클레어는 노동자들이 간혹 펄펄 끓는 통에 떨어져 '더럼 퓨어 리프 라드(Durham's Pure Leaf Lard)' 제품이 되어 나오는 과정을 묘사했다(리프 라드는 돼지의 엽상 지방을 정제하여 만드는 식용 유지를 뜻한다 — 옮긴이). 미국인의 가슴을 울리길 바랐던 싱클레어는 그들의 위장을 강타했다. 육류 판매량이 절반으로 떨어진 것이다.[9] 〈정글〉이 출판된 후 시어도어 루즈벨트 대통령은 청결한 육류와 깨끗한 식품 관리를 보장하는 법안을 만들도록 의회에 명령했다.

1906년 루즈벨트 대통령이 법으로 제정하기 위해 서명한 법안, 식품 및 의약품 안전법(Pure Food and Drug Act)은 하비 와일리가 원했던 것보다 약화된 형태였다. 판매되는 의약품에 알코올이나 코카인, 아편, 클로로폼, 기타 잠재적으로 해로운 약물이 포함되는 경우, 제약업자들은 상표에 내용을 표시해야 했다. 그들은 여전히 마약류 및 위험한 약물을 판매할 수 있었지만, 자기들이 그런다는 걸 소비자들에게 알려야 했다. 가장 중요한 점은, '사실과 다르거나 사실로 오해할 소지가 있는' 표현이 금지되었다는 것이다. 제약업자들에게 약의 안전성이나 효과를 입증하도록 법적으로 요구하지는 않았지만, 이것이 시작이었다. 드디어 연방정부가 의약품 산업 규제에 관여하게 된 것이다.

식품 및 의약품 안전법의 시행은 미국 농무성의 화학국이 담당하게 됐다. 그리고 1927년, 식품 의약품 및 살충제 안전국(Food, Drug, and Insecticide Administration)이 새로 만들어졌고, 3년 후 식품의약국으로 이름이 바뀌었다.

다음으로 실행된 연방법은 미국 역사상 제약업계 최악의 참사로부터 탄생되었다. 이 법률은 최초의 항생제 가운데 하나인 술파닐아미드(sulfanilamide)와 관련되었다. 1930년대 초, 여섯 개의 제약회사 — 스큅(Squibb), 머크(Merck), 윈스럽(Winthrop), 일라이 릴리(Eli Lilly), 파크-데이비스(Parke-Davis), 테네시 주 브리스톨의 메싱길 컴퍼니(Massengill Company) — 에서 술파제(sulfa drug, 세균성 질환의 특효약 — 옮긴이)를 만들었다. 일을 망친 쪽은 메싱길이었다. 메싱길의 수석 화학자 헤럴드 왓킨스(Harold Watkins)가 술파제를 아이들이 먹기 좋게 만들기 위해, 디에틸렌글리콜(diethylene glycol, 신부전과 간독성 유발 물질로, 일부 국가에서 약의 쓴맛을 없애기 위해 진정제나 기침 시럽에 부적절하게 사용된 바 있다 — 옮긴이)을 혼합한 것이다. '엘릭시르 술파닐아미드(Elixir Sulfanilamide)'라는 이름의 최종 조제약품에는 디에틸렌글리콜, 술파닐아미드, 물, 그리고 소량의 산딸기 추출물과 사카린, 캐러멜, 그리고 약을 진한 자줏빛으로 만들어주는 아마란스가 함유되었다.

다른 회사의 술파제와 달리 메싱길의 술파제는 맛이 아주 좋아 어린 이용으로 완벽했다. 하지만 이 약은 결코 완벽하지 않았으며, 메싱길은 그 사실을 잘 알고 있었다. 이 혼합 약물이 시중에 판매되기 10개월 전, 메싱길의 화학자들은 3퍼센트의 디에틸렌글리콜 용액이 쥐들에게 치명적인 신부전을 일으켰음을 확인했다. 엘리시르 술파닐아미드는 72퍼센트의 디에틸렌글리콜을 함유하고 있었다.

1937년 9월, 메싱길은 약 900리터의 엘릭시르를 미국 전역에 유통시켰다. 그리고 350명이 이 약을 마시고 즉시 가슴 쓰림, 메스꺼움, 위경련, 현기증, 구토, 설사, 호흡곤란을 겪었다. 이 정도는 아무것도 아니었다. 백 명 이상이 신부전으로 사망했으며 그 가운데 서른 네 명이 어린 아이들이었다. 참사 후 메싱길의 대표는 이렇게 말했다. "본사의 화학자들과 본인은 이 치명적인 결과에 심심한 유감을 표하는 바이나, 제품 제조 과정에는 어떠한 오류도 없었음을 밝힌다. 우리는 요구사항에 적법하고도 전문적으로 응해왔으며, 이러한 의외의 결과에 대해 전혀 예상하지 못했다. 따라서 우리 측에는 어떠한 책임도 없다고 생각한다." 회사의 행위가 법에 저촉되지 않는다는 걸 알고 있었던 메싱길 대표는 딱히 양심의 가책을 느끼지 않았다. 그러나 이 약품을 제조했던 화학자 토머스 왓킨스는 달랐다. 그는 사건이 일어나고 얼마 후 자살했다.[10]

엘릭시르 술파닐아미드의 재앙으로 주요 법안 하나가 더 제정되었다. 바로 1938년 식품의약품 및 화장품 법(Food, Drug, and Cosmetic Act)이 그것이다. 이제 FDA는 약품을 판매하기 전에 안전 검사를 실시하도록 요구했다. 더욱 새롭고 더욱 강해진 이 법률은 약품, 화장품, 치료 기구의 안전성이 증명되어야 하고, 제조공장은 2년마다 FDA의 등록 및 검사를 받아야 하며, 주와 주를 넘나들며 판매되는 식품은 첨가물이 혼합되지 않고 건강에 유익해야 하며, 안전하게 먹을 수 있어야 하고, 위생적인 환경에서 제조되어야 한다고 명시했다. 법을 어기는 경우 1년 이하의 징역에 처해질 수 있고, 재범이나 사기죄를 저지르는 경우 더 무거운 형량이 내려질 수 있었다.[11]

1938년 식품의약품 및 화장품 법으로 제약회사에 대한 관리가 더욱 엄격해졌음에도 불구하고, 여전히 제약회사들은 약품을 판매하기 전에 굳이 효과를 증명할 필요가 없었다. 그러한 절차가 시행되기 위해서는 또 한 번의 비극적인 사건을 겪어야 했다.

1957년 10월 1일, 당시 서독의 제약회사 케미 그루넨탈(Chemie Grunenthal)은 탈리도마이드라는 진정제를 유통시켰다. 광고에서는 임산부에게도 안전하다고 주장했다. 3년 후, 수백 명에 달하는 유럽 여성들이 손과 발이 몸에 딱 붙은 — 해표지증(phocomelia)이라고 불리는 장애 — 아기를 출산했다(언론에는 잔인하게도 "지느러미가 달린 아기"라고 언급되었다). 무려 2만 4천 명의 태아가 탈리도마이드의 피해를 입었고, 그 가운데 절반이 엄마의 뱃속에서 사망했다. 케미 그루넨탈 사는 미국에 이 약의 판매 승인을 요청한 일이 있었는데, FDA 소속 의사인 프랜시스 켈시(Francis Kelsey) 박사는 탈리도마이드 복용 후 해표지증이 나타난다는 보고를 초기에 여러 차례 받았던 터라 이것이 우연의 일치가 아니라고 판단하고 판매 승인을 거절했었다.[12]

켈시 덕분에 미국에서는 탈리도마이드가 판매되지 않았다. 그럼에도 불구하고 이 참사 이후로 연방정부는 약물에 관한 중요한 법률을 하나 더 제정했으니, 바로 식품의약품 및 화장품 법에 관한 1961년 케파우버–해리스 수정안(1961 Kefauver-Harris Amendment)이었다. 이 수정안에는 다음과 같은 몇 가지 새로운 규제가 포함되었다. 제조업체들은 이제 판매 허가를 받기 전에 약의 안전성뿐 아니라 효과도 함께 입증해야 했다(물론 탈리도마이드 참사는 약의 효과와는 아무런 관계가 없지만). 기존에 허가받은 약물이라 할지라도 위험 요소가 발견되면 허가가 취소될 수 있다. 제조업체는 시약을 테스트하기 전에 환자의 동의를 구해야 한다. 의사의 처방전이 필요한 약을 광고할 땐 부작용도 간략하게 밝혀야 한다. 제품 라벨에는 모든 성분의 함량이 정확하게 표시되어야 한다. 제조업체는 약품의 실험, 가공, 포장, 보관 등에 따른 우수제조관리기준 규정(Code of Good Manufacturing Practices)을 준수해야 한다.[13] 이렇게, 바야흐로 대서부 활극을 방불케 했던 약품회사의 횡포가 미국 역사상 처음으로 막을 내리는가 싶었다.

하지만 약품 규제는 오히려 크게 뒷걸음치고 있었다.

1970년, 라이너스 폴링은 일일 권장량의 약 50배에 해당하는 3000밀리그램의 비타민 C를 매일 복용해야 한다고 권장하는 내용으로 책을 한 권 출간했다. FDA는 사람들이 비타민을 복용하든 말든 상관하지 않았지만, 폴링의 충고는 사람들을 두렵게 만들었다. 고용량의 비타민 C가 안전한지 아닌지 사실상 아무도 알지 못했던 것이다. 1972년 12월 FDA는 권장량의 150퍼센트 이상이 함유된 비타민을 규제하는 계획을 발표했다. 이 계획에 따르면 고용량이 함유된 비타민은 안전성이 입증된 후에야 판매가 가능했다.[14] 비타민 제조업체들은 이 계획이 연간 7억 달러에 해당하는 자기들 사업을 위협하는 것으로 보았다. 국민건강연합으로 대표되는 비타민 업계는 법안을 파기하는 데 앞장섰다. 그리고 계획보다 훨씬 큰 결과를 얻었다.

국민건강연합은 예나 지금이나 엄청난 영향력을 발휘한다. 1955

년에 설립되어 캘리포니아 주 몬로비아에 본부를 둔 이 기관은 비타
민 업계의 경영진과 로비스트들로 구성되어 있다. 국민건강연합의
설립자, 간부, 이사 명단을 보고 있으면 마치 미국 돌팔이 의사 인명
록을 보는 것 같다.

- 해리 혹시(Harry Hoxsey): 민건강연합의 설립을 도왔다. 암을 치
  료하겠다고 비소, 요오드화칼륨, 완하제(緩下劑) 등을 팔아 한몫
  챙긴 다음, 사기죄 판결을 피해 멕시코 북서부 도시 티후아나로
  달아났다.

- 프레드 하트(Fred Hart): 전자의료재단(Electronic Medical
  Foundation) 대표이며 국민건강연합 공동 창립자다. 미국 연방
  지방 법원이 중지 명령을 내리기 전까지, 수백 건의 질병을 치료
  할 수 있다고 주장하며 전자 의료기기를 유통했다.

- 로열 리(Royal Lee): 개업하지 않은 치과 의사다. 이사회의 일원
  으로 일했다. 비타민 프로덕트 컴퍼니(Vitamin Products Company)
  를 소유하고 운영했다. 조너스 소크(Jonas Salk)가 소아마비 예방
  백신을 개발하자, 리는《식품으로 소아마비를 예방할 수 있다》
  를 출간했다. FDA의 한 직원은 로열 리에 대해 "말도 안 되는
  엉터리 영양 정보를 퍼뜨리는 아마도 세계 최대의 출판인"이라
  고 말했다.

- 커크패트릭 딜링: 국민건강연합의 변호사다. 한때 가짜 암 치
  료제 홍보 집단인 암 통제협회(Cancer Control Society)의 변호를
  담당하기도 했다(그가 레이어트릴로 아들을 치료하려 했던 존과 메리
  호프바우어 부부를 변호하는 데 관심을 둔 이유가 어느 정도 이해가 될
  것이다).

- 브루스 할스테드(Bruce Halstead): 국민건강연합의 또 한명의 리더다. ADS라는 이름의 허브티로 암을 치료했다고 주장하는 등, 스물네 건의 사기죄로 유죄 판결을 받았다. ADS는 일반적으로 사람의 대변에서 발견되는 박테리아와 물이 함유된 옅은 갈색의 침전물로, 1쿼트(약 1리터 — 옮긴이)에 $125에서 $150에 판매되었다. 로스앤젤레스 카운티 지방 검사는 할스테드를 "늪지대 물을 팔아먹는 사기꾼"이라고 불렀다. 할스테드는 의사 개업 면허가 취소된 후 1만 달러의 벌금형과 4년의 징역형을 선고받았다.
- 빅터 얼 아이언스(Victor Earl Irons): 국민건강연합 이사회 부이사장이다. 방문 판매용 비타민 혼합물 비트-라-톡스(Vit-Ra-Tox)를 만들었다. 아이언스의 회사는 단식, 건강기능식품, 허브 완하제, 그리고 매일 진한 블랙커피를 이용한 관장으로 '비트-라-톡스 7일간의 정화 프로그램'을 시작했다. 아이언스는 이렇게 말했다. "이 나라 모든 사람들이 가정에서 일주일에 두세 차례 장 세척을 한다면, 의사의 95퍼센트는 할 일이 없어져 병원 문을 닫아야 할 것이다." 아이언스는 허위 주장으로 1년의 징역형을 선고받았다.

국민건강연합은 아무런 제약 없이 메가비타민을 판매하기 위해 영향력을 행사했을 뿐만 아니라 저온살균, 예방접종, 수돗물 불소 첨가에 반대하는 캠페인을 벌이기도 했다.

라이너스 폴링이 메가비타민을 규제하려는 FDA의 시도를 저지한 핵심인물이긴 했지만, 업계의 경영진들은 이 싸움에서 이기려면 아무래도 정치에 밝은 인물이 필요하다는 걸 알고 있었다. 메가비타

민의 안전성 연구를 요구하는 법안을 무산시킬 뿐만 아니라 FDA의
규제에서 완전히 해방시켜줄 인물 말이다. 국민건강협회는 곧 그런
인물을 찾아냈으니, 바로 위스콘신 주 민주당 상원의원, 윌리엄 프록
스마이어(William Proxmire)였다. 프록스마이어는 연방정부의 자금지
원을 받는 과학 프로그램 가운데 자신이 보기에 낭비라고 여기는 프
로그램에 황금양털상(Golden Fleece Awards)을 수여하는 것으로 가장
유명했다. 수상 프로그램 가운데 아스펜 무비 맵(Aspen Movie Map)이
라는 프로젝트가 있었는데, 군인들이 낯선 지역을 재빨리 익힐 수 있
게 하는 기술이었다. 프록스마이어는 나중에 여러 수상자들에게 사
과를 했지만, 그의 이름은 '프록스마이어하다(to Proxmire)'라는 동사
가 되어 정치적인 이익을 위해 과학 연구를 방해한다는 의미로 사용
되었다. 1975년에 윌리엄 프록스마이어는 FDA의 메가비타민 규제를
금지하는 법안을 도입했다. 밥 돌(Bob Dole), 윌리엄 풀브라이트
(William Fullbright), 베리 골드워터(Barry Goldwater), 허버트 험프리
(Hubert Humphrey), 조지 맥거번(Geroge McGovern), 샘 넌(Sam Nun)
이 공동 스폰서가 되었다.

1974년 8월 14일 오전, 미 상원 건강분과위원회 의장, 에드워드 케
네디 상원의원이 개회를 선언했다. 그는 다음과 같이 말했다. "FDA
는 잠재적으로 해로운 음식과 약물로부터 미국 소비자를 보호해야
할 명백하고도 중요한 책임이 있다고 생각한다. 사실상 건강기능식
품이 아무런 도움이 되지 않을 뿐만 아니라 돈을 낭비하게 할 수도
있는 상황에서, 국민들이 그런 것이 치료에 도움이 되고 어떤 면으로
든 건강에 이롭다는 식으로 믿게끔 유도해서는 안 된다는 점을 확실
히 해두어야 하겠다." 프록스마이어는 제일 먼저 자신의 법안을 변호
하면서, 비타민 일일 권장 섭취량이 지나치게 낮다고 주장했다.

"FDA가 의도하는 바는 안정성에 관한 정통 영양학자들의 견해를 바탕으로 비타민제를 공격하려는 것이다. 그들은 수백만 미국인의 권리를 규제하기 위해 시나이 산을 하나 만들어놓고 그곳에서 비타민제를 추락시키려 한다. 진짜 문제는 FDA가 신의 역할을 자처하려는 것은 아닌가 하는 것이다."

다른 사람들도 프록스마이어의 법안을 지지하고 나섰다. 나중에 비아그라 텔레비전 광고에 출연한 밥 돌은 이렇게 말했다. "저는 비타민과 무기질 영양제의 소매 판매를 규제하는 FDA의 모든 조치에 결사적으로 반대할 것을 공식적으로 밝힙니다. 우선 이런 규제사항들이 널리 공표되다니, 저로서는 상상도 할 수 없는 일입니다." 자신의 업계에 대해 앞뒤가 안 맞는 모호한 말을 능수능란하게 잘도 해대는 변호사 밀턴 배스(Milton Bass)는 "프록스마이어 법안은 한 가지 목적을 위해 만들어졌습니다. 이 법안은 소비자가 정직하게 표시된 안전한 식품을 구입할 수 있도록 고안된 것입니다"라고 말했다. 그러나 배스는 안전성 입증을 요구하는 법률안을 무산시킬 경우 과연 제품을 더 안전하게 만들 수 있겠는가 하는 문제에 대해 제대로 설명하지 못했다.

FDA를 대표하는 사람은 FDA 국장 알렉산더 슈미트(Alexander Schmidt) 박사였다. 케네디는 슈미트에게 비타민은 아무리 많이 복용해도 해롭지 않다는 프록스마이어의 주장에 대응할 것을 요구했다. "글쎄요, 해롭다는 말은 상대적입니다." 슈미트가 말했다. "상당히 많은 사람들이 간과하는 점이 있는데, 아주 많은 양의 수용성 비타민을 섭취하는 것이 해롭다는 증거도 별로 없지만, 많은 양의 수용성 비타민을 섭취하는 것이 안전하다는 정보 또한 별로 없다는 것이지요." 슈미트는 증거의 부재가 부재의 증거는 아니라고 주장했다.

고용량의 비타민 섭취를 반대하는 사람이 슈미트만은 아니었다. 랠프 네이더(Ralph Nader)가 설립한 소비자 옹호단체 '퍼블릭 시티즌 (Public Citizen)'의 대표, 시드니 울프(Sidney Wolfe)는 이같이 말했다. "이것은 의약품 산업입니다. 고용량의 비타민과 처방전 없이 구입할 수 있는 [약물] 사이에 다른 점은 아무것도 없습니다. 매일 비타민만 먹어대면 만병이 치료된다고 [홍보함으로써] 사람들이 건강에 대해 갖는 진지한 염려를 이용하는 것은 (…) 사기보다 나을 게 없습니다." 소비자연맹(Consumers Union)의 변호사, 마샤 코언(Marsha Cohen)은 상식에 호소했다. 그녀는 여덟 개의 멜론을 앞에 내려놓으며 말했다. "우리는 특정한 비타민이나 무기질이 풍부하게 함유된 음식을 과잉 섭취하지 않도록 보호하는, 인간 위장의 제한된 용량을 안심하고 신뢰해야 합니다. 예를 들어, 멜론 여덟 개를 먹어야 비타민 C 1000밀리그램이 간신히 섭취되지요. 반면에 작은 알약 두 알만 꿀꺽 삼키면 똑같은 양의 비타민을 간단히 섭취할 수 있습니다. 한 가지 더 기억해야 할 점은, 폴링 박사가 권장하는 일일 섭취량 250 내지 1만 밀리그램을 기준으로 할 때 1000밀리그램은 적은 양에 속한다는 겁니다. 그러므로 이 법안의 지지자들이 성공한다면, 알약 한 알에 여덟 개의 멜론에 해당하는 ─ 아니, 그 두 배, 세 배, 스무 배의 ─ 비타민 C가 함유될 거예요. 그리고 과잉섭취로부터 우리를 보호해주는, 음식에 물린다는 느낌은 더 이상 갖지 못하게 될 겁니다." 코언은 비타민 업계의 아킬레스건을 건드렸다. 다시 말해 그녀는 고용량의 비타민을 섭취하는 것은 비타민 제조업체들이 지금까지 홍보해온 주장과 반대로, 자연스럽지 못한 행위라는 것이다.

케네디, 슈미트, 울프, 코언은 미국 퇴직자협회(American Association of Retired Persons), 미국 소아학회(American Academy of Pediatrics), 미

국 임상영양학회(American Society of Clinical Nutrition)의 지지를 받았다. 하지만 이 정도로는 아무런 힘을 쓰지 못했다. 1974년 9월 24일, 프록스마이어 법안은 81 대 10의 득표로 통과되었고, 1976년 4월 23일, 법률로 제정되었다.[15] "FDA 역사상 가장 굴욕적인 패배였다." FDA 변호인단 대표 피터 바튼 허트(Peter Barton Hutt)는 이렇게 기록했다. 《자연적인 원인들: 죽음, 거짓말, 그리고 미국의 비타민과 허브 보충제 업계의 정치》의 저자 댄 헐리(Dan Hurley)는 이렇게 썼다. "의회는 20세기 최초로 식품 및 의약품 판매에 대한 정부의 권위를 끌어내리기로 결정했다. 따라서 미국 국민을 실험 대상으로 놓고 비타민과 기타 보충제를 배 터지게 섭취하는 것이 건강에 도움이 되느냐 해가 되느냐를 시험하는 전무후무한 실험이 시작되었다."[16]

1990년대 초, 프록스마이어의 수정법안이 그 위험한 문을 활짝 열었으니, 메가비타민의 무제한 판매를 훨씬 넘어선 법안이 발효된 것이다. 캘리포니아 주 의회 민주당원 헨리 왁스먼(Henry Waxman)과 FDA 신임 국장 데이비드 케슬러(David Kessler)는 이 법안을 폐지하길 원했다. 왁스먼과 케슬러는 건강기능식품 매장의 판매직원이 고객들에게 비타민과 보충제, 무기질, 허브 등으로 고혈압, 감염, 암을 치료할 수 있다고 조언하는 것에 대해 염려했다. "근거 없는 주장들이 점점 부풀려지고 있습니다." 케슬러는 이같이 말했다. "우리는 엉터리 약장수가 만병통치약이라며 허풍을 치면서 약을 팔러 다니던 그 옛날 20세기 초반으로 돌아와 있습니다. 건강기능식품 매장에 가더라도, 이런 제품의 안전성이 입증되지 않았으며 그들의 주장이 전혀 근거가 없다는 걸 알고 있어야 하겠습니다."[17]

1991년 6월 7일, 왁스먼은 식품, 의약품, 화장품 및 의료장비 시행

개정 법률을 도입했다. 이 개정 법률에 따르면 "모든 지방법원은 사기와 관련되거나 인간이나 동물의 건강에 중대한 위험을 초래하는 등, [법]에 저촉되는 식품, 의약품, 의료설비, 화장품의 회수를 명령할 수 있는 권한을 지닌다." 이 법에서 왁스먼과 케슬러가 가장 중요하게 여긴 단어는 — 그리고 건강기능식품 산업이 가장 두려워한 단어는 — 바로 사기였다. FDA는 건강기능식품 제조업자들이 주장하는 안전과 효과가 아무런 근거가 없거나 틀린 내용임을 알았으며, 따라서 관련 산업이 그 내용을 입증함으로써 소비자를 보호하길 바랐다. 그렇지 않으면 미국의 일반 국민들은 계속해서 속임수에 넘어갈 테니 말이다.[18] 그러나 왁스먼과 케슬러는 레프트훅 한방에 이미 몸을 비틀거리고 있었다. 그들은 힘 있고 부유하고 정치적으로 연줄도 있는 업계와 대결을 펼침으로써 원하는 것을 얻기는커녕 오히려 정반대의 결과를 낳을 뿐이었다. "케슬러는 건강기능식품 산업의 심장부에 말뚝을 박으려 했습니다." 피터 바튼 허트가 회상했다. "하지만 오히려 FDA의 심장부에 말뚝을 박은 셈이 돼버렸지요."[19]

왁스먼의 법안에 맞서기 위해 앞장선 사람은 미국에서 가장 성공한 건강기능식품 회사 가운데 하나인 네이처스 플러스(Nature's Plus)의 설립자, 게리 케슬러(Gerry Kessler, 데이비드 케슬러와 아무 관계없다)였다. 1991년 2월 22일, 게리 케슬러는 70개의 업계 지도자들에게 산타바바라 근처의 자기 집에서 열리는 모임에 참석해달라고 요청했다. 각 회사의 경영진들은 부유한 저택 분위기에 깊은 인상을 받지 않을 수 없었다. 서클 K 랜치(Circle K Ranch)라는 이름의 케슬러의 저택에는 1천 6백 제곱미터의 본관과, 일본산 비단잉어가 살고 있는 연못과, 테니스 코트, 수영장, 손님용 별채, 피트니스 센터가 갖추어져 있었고, 타조와 휘파람고니들이 떼를 지어 돌아다니고 있었다. 이 사유지의 전 소유주는 맥도날드 사장 레이 크록이었다.

업계의 회원사들은 가장 돈 많고 가장 영향력 있는 대표자들을 케슬러의 모임에 보냈다. 나중에 5억 달러에 매각된 솔가 비타민과 허브(Solgar Vitamins and Herbs)에서는 앨런 스콜닉을 보냈고, 건강기능식품 산업의 로비단체인 미국 건강기능식품 협회에서는 밀턴 배스, 스콧 배스, 마르티 휘테킨을 보냈으며, 미국 서부 최대의 자연식품 판매회사 미세즈 구치스(Mrs. Gooch's)에서는 설립자 샌디 구치가 참석했고, 네이처스 바운티(Nature's Bounty), 렉설 선다운(Rexall Sundown), 퓨리턴스 프라이드(Puritan's Pride), 비타민 월드(Vitamin World)를 소유한 거대 복합기업 — 연간 10억 이상의 매출을 올리는 그룹이다 — 에서는 스콧 랜돌프를 참석시켰다.

게리 케슬러는 적극적이고 똑똑하며 말솜씨가 좋은 남자였다. 그의 목표는 논쟁을 자기들 편에 유리하게 돌릴 수 있도록 각 기업을 설득해 수십 만 달러를 내놓게 하는 것이었다. 케슬러는 자신의 제품들이 주장하는 바를 증명하려 해서는 FDA를 이길 수 없다는 걸 알고 있었다. 따라서 그가 생각한 최고의 가능성은, FDA가 진정으로 원하는 것은 국민의 자유를 제한하는 것이라고 미국 국민을 설득하는 것이었다. 정부가 일반인을 사사건건 규제하지 않기를 바라는 대중의 바람에 호소해, 사람들이 원하는 것을 원할 때 살 수 있도록 하자는 것이 그의 주장이었다. "우리는 지금 당장 이 일을 해결해야 합니다." 케슬러는 경고했다. "우리는 체계를 잡아야 합니다. 우리 쪽에 가담해 우리와 함께 싸우도록 서민들, 소비자들을 설득해야 합니다." 이것은 아주 훌륭한 마케팅 전략이었다. 조만간 게리 케슬러는 수백만의 미국인들에게 무얼 구입하는지 모르는 것이 그들에게 가장 이롭다고 설득할 참이었다.

케슬러는 과학은 자기들 편이 아니지만, 정치는 여전히 과학을 이길 수 있다는 걸 알았다. 그리고 정치인이라면 그렇게 해낼 수 있다는 것도 알고 있었다. 사실 그는 업계 내부자들과 모임을 갖는 동안 테이블 맨 끝 자리에 앉은 사람들까지 챙길 필요도 없었다. CEO들, 로비스트들, 변호사들 사이에 유타 주 공화당 상원위원 오린 해치(Orrin Hatch)의 오른팔과 왼팔인 패트리샤 나이트(Patricia Knight)와 잭 마틴(Jack Martin)이 앉아 있었으니 말이다. 나이트는 곧 해치의 비서실장이, 마틴은 업계의 로비스트가 될 인물이었다.[20]

오린 해치는 건강기능식품 산업을 사랑했다. 젊은 시절엔 비타민과 건강기능식품을 판매했고, 나이가 들어서는 전립선비대증 치료에 도움이 되는 톱야자를 비롯해 비타민과 건강기능식품을 매일 복용했다. 그는 이렇게 말했다. "나는 비타민과 건강기능식품의 효과를 굳게 믿습니다. 나는 이것들을 매일 복용하지요. 이런 건강기능식품이 수백만 명의 미국인을 더욱 활기차게 만들어주는 것처럼 저를 더욱 생기 있게 만들어줍니다. 그리고 우리가 관련된 일을 하고 있는 만큼, 저에게 그 혜택이 조금 더 주어지길 바랍니다."

건강기능식품 산업도 오린 해치를 사랑했다. 업계 상위 30위 제조업체 가운데 네 곳인 웨이더(Weider), 뉴트라수티컬(Nutraceutical Corporation), 네이처스 웨이(Nature's Way), 뉴스킨 인터내셔널(Nu Skin International)이 유타 주에 있었다. (유타 주는 주 관할 건강기능식품업 협회인 유타 주 천연제품공급협회(Utah Natural Products Alliance)가 있는 유일한 주였다.) 게리 케슬러가 활약하던 당시, 유타 주는 건강기능식품 판매로 수십 억 달러의 이익을 얻었다. 해치도 득을 봤다. 댄 헐리의 《자연적인 원인들》에 설명된 바에 따르면, 1989년과 1994년 사이, 허벌라이프 인터내셔널(Herbalife International)은 4만 9,250달러, 메타볼라이프(Metabolife)는 3만 1,500달러, 렉설 선다운, 뉴스킨 인터내셔널, 스타라이트 인터내셔널(Starlight International)은 8만 8,550 달러를 해치에게 바쳤다. 더구나 2003년 해치의 재산 공개에 따르면, 해치는 유타 주에 본사를 둔 영양보충제 회사 파믹스(Phaarmics)의 주식 3만 5,621주를 보유했다. 1990년대 초, 해치의 아들 스콧(Scott)은 비타민과 건강기능식품 생산자를 대변하는 로비 단체들을 위해 일하기 시작했다. 해치의 전 비서실장 케빈 맥기니스(Kevin McGuiness) 역시 업계의 로비스트였다.[21]

수백만 달러를 손에 쥔 게리 케슬러는 1990년대에 캠페인을 벌였는데, 이 캠페인은 — 1950년대 담배 회사 캠페인처럼 — 건강기능식품 산업이 어떻게 국민의 건강을 담보로 돈을 긁어모을 수 있는지를 보여주는 훌륭한 예가 되었다. 첫째, 케슬러는 건강기능식품 제조업체들을 설득해, 건강기능식품 선택의 자유를 촉구하는 예고 서신을 의회에 보내게 했다. 둘째, 케슬러는 1만 개의 건강기능식품 매장을 정치적으로 이용했다. 이 서신을 의회에 보내는 고객들에게 할인을 해주도록 직원을 교육시켰다. 셋째, 유명 인사들을 영입했다. 여배우 시시 스파이섹(Sissy Spacek)은 "FDA가 우리의 비타민을 빼앗지 못하도록 의회와 백악관을 향해 외칩시다"라고 말했다. 마리엘 헤밍웨이(Mariel Hemingway), 빅토리아 프린시펄(Victoria Principal), 제임스 코번(James Coburn) 등 여러 배우들이 업계의 무역박람회에 출연했다. 넷째, 케슬러는 공개석상에서 헨리 왁스먼이 아예 입을 열지 못하도록 업계의 지지자들을 버스로 실어 나르는 등, 개인적인 감정을 개입시켰다. 왁스먼은 다음과 같이 회상했다. "공개석상마다 그들이 주도를 하더군요. 한 사람이 말을 마치면 다음 사람이 말을 받아 저에게 일장연설을 늘어놓는 겁니다." 케슬러의 지지자들은 왁스먼의 사무실 창문을 향해 토마토를 던지기도 했다.

이후 왁스먼은 자신의 수정안에 반대하는 게리 캐슬러의 캠페인에 대해 다음과 같이 요약했다. "지금까지 별의별 로비 캠페인을 보아왔지만 이런 로비 캠페인은 처음 봤다. 사람들은 캠페인에서 주장하는 바를 그대로 믿었다. 국민의 건강을 지키려는 대체의학을 의사와 제약회사들이 저지하려 한다는 자신들의 견해와 맞아떨어졌기 때문이다. 하지만 사람들이 미처 알지 못한 것이 있었다. 이런 견해가 큰돈을 벌게 될 사람들과 이미 수십억 달러의 큰돈을 벌어놓은 사람들에 의해 조작된 것이라는 사실을 말이다."

둘 사이의 논쟁이 한창이던 어느 날, 게리 캐슬러는 그의 사무실에서 데이비드 캐슬러를 만났다. 게리가 말했다. "국장님, 당신이 우리 편인지 적인지는 모르겠소만, 당신이 그만두어도 난 여전히 여기 있을 테고 이 업계도 그럴 겁니다. 그러니 우리 편을 드는 것이 나을 텐데요." "협박이오?" 데이비드가 말했다. "아닙니다. 저는 단지 국장님이 우리 편이길 바랄 뿐입니다." 게리가 말했다. 게리 캐슬러가 옳았다. 이것은 협박이 아니었다. 사실이었다. 그리고 1970년대 중반에 메가비타민을 규제하려는 정부의 시도를 역전시켜 비타민 제조업자들의 기가 차는 주장을 받아들여 수정안을 만들어버린 윌리엄 프록스마이어의 사례를 다시 한 번 재현할 참이었다. 이제 돈과 권력, 연간 수십억 달러 규모의 산업을 향한 탐욕으로 무장한 게리 캐슬러는 건강기능식품, 무기질, 허브에서도 마찬가지로 제조업체들이 FDA의 감독을 피하고 비난받을 만한 정보를 잘 숨기게 할 터였다. 바로 건강기능식품 건강교육법(Dietary Supplement and Health Education Act) 이다. 이 이름은 종종 이름과 내용이 따로 노는 뒤죽박죽인 대체의학 업계와 잘 어울렸다. 이건 말이 교육법이지 사실상 교육과는 아무런 관계가 없었다. 아니, 오히려 정반대였다. 이제 소비자들은 자신들이 구입하는 것이 안전한지 효과적인지 전혀 알 길이 없게 되었다. 지금 돌이켜보면, 소비자들이 자기가 뭘 사는지 알지 않기로 결정한 것도 모자라 업계를 위해 로비 활동까지 했다는 사실은 기막힌 노릇이다.

효과는 있었는지 몰라도, 게리 캐슬러의 캠페인은 편지를 쓰거나 상대편을 들볶는 등 다분히 비전문적인 방식에 의지하고 있었다. 그는 영향력 있는 로비스트, 특히 민주당 소속의 로비스트가 필요했다 (해치는 공화당원이다). 그때 뉴멕시코 주의 민주당원 빌 리처드슨(Bill Richardson)으로부터 형세를 역전시키라는 권유를 받았다. 뉴멕시코 주는 오랫동안 대체의학에 관심을 가져온 주다. 리처드슨은 게리 캐슬러에게 워싱턴에서 가장 영향력 있는 민주당 로비스트 가운데 한 명이고, 존 포데스터(John Podesta)의 동생이며, 나중에 빌 클린턴 대통령의 비서실장이 되는 토니 포데스터(Tony Podesta)에게 손을 뻗으라고 제안했다. 에드워드 케네디는 건강기능식품 관련 법률에 반대했지만, 토니 포데스터에게 정치적 안건에 관해 큰 도움을 받은 적이 있어 그에게 빚이 있는 상황이었다. 포데스터는 케네디를 설득해 게리 캐슬러의 법안을 위한 공청회를 열게 했다.

1993년 7월 29일, 건강기능식품 건강교육법 공청회가 시작되었다. FDA 국장 데이비드 케슬러가 제일 먼저 진술을 시작했다. 그는 건강기능식품으로 인한 심각한 부작용이 열거된 도표 옆에 서서 이렇게 말했다. "생각해보십시오. 처방약의 절반은 식물이 원료입니다. 그렇게 만들어진 약물이 우리에게 해로운 영향을 줄 거라고는 누구도 단 한 순간도 의심하지 않습니다. 그건 바로 우리가 엄격한 테스트를 고집함으로써 허용할 수 없는 독성물질이 포함된 약물을 가려내기 때문이지요. 식물이 치료 목적의 건강기능식품으로 판매되는 상황에서 모든 위험이 사라진다고 생각해서는 안 되겠습니다." L-트립토판(L-tryptophan, 필수아미노산 중 하나로 탄수화물과 만나 뇌 화학물질인 세로토닌 생성을 촉진한다 — 옮긴이) 재앙의 희생자인 도로시 윌슨(Dorothy Wilson)도 이 법안에 반대하는 진술을 했다. 1989년, 건강기능식품 매장에서 판매되었던 L-트립토판이 신경질환을 일으켜 5천 명 이상이 피해를 입고 28명이 사망한 일이 있었다. "국장님." 휠체어에 탄 윌슨이 말했다. "법규를 약화시키고 FDA가 본연의 임무를 수행하기 힘들게 되기 전에, 제 인생이 어떻게 하다 이처럼 평생 참혹하게 바뀌게 되었는지 먼저 생각하십시오. 건강기능식품 건강교육법은 통과돼서는 안 됩니다. 이 법안은 폐지되어야 합니다. 그것이 옳은 일, 용감한 일, 정직한 일이기 때문입니다." 소비자 연맹, 미국 퇴직자협회, 미국 암협회(American Cancer Society), 미국 심장협회(American Heart Association), 미국 간호사협회(American Nurses Association), 미국 내과의사협회(American College of Physicians)도 법안에 반대했다.

8월에 해치의 법안이 검토되는 동안 FDA 규제를 반대하는 캠페인이 동력을 잃자, 이제는 멜 깁슨(Mel Gibson)을 동원해 전국 텔레비전 광고를 내보내기 시작했다. 광고는 검은색 바탕에 흰색 글자로 시작되었다. "로스앤젤레스, 9:57 p.m." 검은색 제복에 야간 투시 고글을 쓰고 라이플총을 찬 경찰들이 문을 부수고 화장실을 향해 돌진한다. 멜 깁슨의 화장실이다. "앗, 여러분, 여러분!" 깁슨이 외친다. "이건 비타민일 뿐이에요." 이때 경고 문구가 뜬다. "연방정부는 사실상 대부분의 비타민과 기타 건강기능식품을 약으로 분류할 것을 고려하고 있습니다. FDA는 이미 병원과 건강기능식품 매장을 급습했습니다. 다음엔 개인을 급습하지 말란 법도 없지 않을까요?" 경찰이 깁슨의 손에 수갑을 채우자 깁슨이 이렇게 외친다. "이건 비타민 C란 말이에요. 오렌지에 들어 있는 비타민 C랑 같은 거라고요." 자, 이제 핵심 메시지가 등장한다. "비타민과 기타 건강기능식품을 사용할 권리를 지키세요. 지금 곧 의회에 전화하세요." 깁슨의 광고가 끝날 무렵 다른 유명 인사들이 합류한다. 텔레비전 시트콤 〈그린 에이커스〉의 주인공 에디 앨버트가 이렇게 말한다. "실제로 이런 일이 일어날 수 있어요. 당신의 건강기능식품을 기키세요." 우피 골드버그는 "원하는 건강기능식품을 자유롭게 구입하는 것은 미국 시민의 권리"라고 외친다. 토크 쇼 사회자 제니 존스도 한마디 덧붙인다. "의회는 소비자 스스로 건강에 관해 현명한 선택을 할 수 있도록 권리를 보장해야 합니다."

이 공청회의 가장 극적인 순간은 뭐니 뭐니 해도 데이비드 캐슬러와 오린 해치가 정면으로 승부를 겨루는 순간, 다시 말해 건강기능식품 산업의 실질적인 대표자와 대중을 보호하려 애쓰는 한 의사 간의 불꽃 튀는 대결이 펼쳐지는 순간이었을 것이다. 둘 사이의 언쟁은 최근 건강기능식품 회사의 허위 발표 때문에 달맞이꽃 오일을 전량 회수한 FDA의 조치에 초점이 맞추어졌다.

> 해치: 기관의 자원과 인력을 그토록 집중적으로 사용하는 것이 용납될 정도로 FDA가 자신 있게 제기하는 안전상의 위험이 무엇이지요?

케슬러: 의원님, 당신에게 달맞이꽃 오일에 대해 뭐라고 홍보하는
지 읽어드리겠습니다. 먼저 암 이야기부터 하고 있습니다.

해치: 이보세요, 저는 지금 안전 문제를 이야기하고 있는 겁니다.

케슬러: 제가 정말로 걱정하는 건 당신들이 달맞이꽃 오일로 치료
할 수 있다고 홍보한 질병의 종류입니다.

해치: 제가 묻고 싶은 건 다른 문제라니까요. 이 물질이 안전하지
않다는 증거라도 있습니까?

케슬러: 이것이 고혈압에서 아토피성 피부염까지 수많은 다양한
질병을 치료할 수 있다고 홍보하셨더군요.

해치: 안전에 대해 말하자니까요, 박사님, 안전 말입니다! 지금 문
제는 이거 아닙니까! FDA가 승인한 약물 부작용으로 미국
시민이 사망할 가능성이 높습니까, 아니면 건강기능식품 때
문에 사망할 가능성이 높습니까?

케슬러: 이보세요, 의원님. 정말 놀랍군요. 지금 의원님은 약 속에
뭐가 들었다고 생각하시는 겁니까? 조제약의 절반이 식물로
만들어집니다. 약에는 화학물질이 포함되어 있지만, 그 화
학물질은 자연에서도 검출되는 것입니다.

케슬러는 수세기 동안 지속해온 논쟁을 펼치고 있었다. 화학물질
의 원천이 중요한 게 아니다. 중요한 건 화학물질 자체다. 그리고 화
학물질이 제약회사에 의해 합성이 되든 자연 속에서 발견이 되든, 어
차피 화학물질은 화학물질이다. 그러므로 화학물질은 똑같이 규제되
어야 한다. 그렇지 않으면 소비자는 안전성을 보장받지 못하고 있는
데도 보장받고 있다고 여기게 될 것이다.

결국 업계의 돈이 상식을 이겼다. 1994년 5월 11일, 건강기능식품 건강교육법이 통과되었다. 이 법에 따르면 건강기능식품은 "식품을 보충하기 위한 목적으로 다음의 성분을 하나 이상 제공하거나 함유하는 제품: 비타민, 무기질, 허브나 기타 식물, 아미노산"으로 정의되었다. 댄 헐리는 다음과 같은 글을 썼다. "놀랄 만큼 광범위하게 적용되는 [이 법은] '음식'과 '약물' 간의 단순한 법적 양분(兩分)을 영원히 종식시키고, 음식도 약물도 아니면서 두 가지 성질을 모두 지닌 제3의 범주, 즉 건강기능식품이라는 범주를 탄생시킬 것이다. 또한 이 법은 주요 재료들 — 비타민, 무기질, 허브, 아미노산 — 외에 다른 재료를 첨가해 아무리 인공적으로 만든 제품이라 할지라도, 제조업체들이 '건강기능식품'라고 부르면 그냥 건강기능식품으로 규정하도록 허용할 것이다. 예컨대, 약이나 음식에 새끼 양의 뇌를 넣으면 안전성과 효과를 입증하기 위해 수백만 달러를 들여 수년에 걸쳐 연구할 각오를 해야 하지만, 건강기능식품에 이것을 넣으면 아무것도 증명할 필요 없이 순조롭게 허가를 받게 될 것이다."[22]《뉴욕 타임스》는 이 법을 "가짜약 보호법(Snake Oil Protection Act)"이라고 불렀다.[23]

1975년 프록스마이어 수정안과 1994년 건강기능식품 건강교육법의 효과를 판단하는 한 가지 방법은 비타민과 바이옥스(Vioxx) 두 제품을 비교하는 것이다.

1999년 3월 20일, FDA는 제약회사 머크(Merck)가 통증 및 관절염 치료제 바이옥스를 생산하도록 승인했다. 이 약은 판매 즉시 성공을 거두어 연간 25억 달러의 매출을 올렸다.

2000년 11월 23일,《뉴잉글랜드 의학저널》은 통증 치료제로 바이옥스와 소염제 나프로신을 비교한 연구 결과를 발표했다. 이 연구에 자금을 댄 머크 사는 자신들이 생산한 약이 나프로신보다 내출혈을 덜 일으킨다는 점이 증명되길 바랐다. 실제로 그랬다. 그런데 예기치 못한 부작용이 있었다. 바이옥스를 복용한 환자들이 심장마비를 일으킬 가능성이 네 배나 높았던 것이다. 이 연구의 저자들은 나프로신은 혈소판 응집(심장에 혈액을 공급하는 동맥 폐쇄의 한 요인)을 저해해 피가 잘 굳지 않게 하는 부작용이 있지만 바이옥스는 그렇지 않으므로 심장마비를 일으키지 않는다고 주장했다. 그렇지만 바이옥스는 심장마비를 전혀 예방하지 못했다. FDA는 바이옥스의 효과를 믿지 않았고, 머크 사의 CEO 레이 길마틴(Ray Gilmartin)에게 경고문을 보냈다. FDA는 바이옥스가 심장마비를 일으킬 위험이 있음을 소비자에게 충분히 경고하지 않은 데 대해 머크 사에 화가 났다. 머크 사는 FDA의 지시를 준수해 2002년 4월, 모든 바이옥스 약병에 경고문을 부착했다.[24]

머크 사는 바이옥스가 항혈소판 효과가 없는 다른 약물과 비교하면 심장마비의 위험이 크지 않을 거라 기대했었다. 2005년 3월 17일, 이번에도 머크 사의 후원을 받은 또 다른 연구가 《뉴잉글랜드 의학저널》에 발표되었다. 이번 연구에서는 바이옥스와 플라시보 알약을 연구했다. 두 번째 연구에서 연구자들은 바이옥스의 심장마비 위험이 더 낮아졌고(네 배에서 두 배로), 바이옥스를 최소 8개월 동안 지속적으로 복용한 이후에만 문제가 발생한다는 사실을 발견했다. 하지만 그렇다고 위험이 사라진 건 아니었다. 따라서 두 번째 연구 결과가 발표되기 몇 달 전인 2004년 9월 23일, 머크 사는 매장에 깔린 바이옥스를 자진 회수했다.[25] "우리는 이것이 환자들에게 가장 이익이 되는 방법이라고 믿기에 이러한 조치를 취하기로 결정했습니다." 길마틴이 말했다. "[다른] 치료제들의 유용성 및 데이터를 기반으로 제기된 문제를 감안한다면 새로운 데이터가 포함된 문구를 부착해 계속 판매하는 것도 가능하지만, 우리는 자진 회수가 책임 있는 조치라는 결론을 내렸습니다."[26]

FDA가 똑똑히 지켜보고 있었기 때문에, 소비자들은 바이옥스가 일으킨 문제들을 충분히 인지하게 된 것이다.

자, 그렇다면 바이옥스와 비타민, 둘 중 무엇이 더 위험할까? 사실 둘 다 위험 요인을 가지고 있다. 그러므로 제대로 질문하려면 이렇게 물어야 할 것이다. 바이옥스가 심장질환을 일으킬 수 있다는 사실은 모두가 알고 있는데 메가비타민이 암을 유발할 수 있다는 사실은 왜 아무도 알지 못하는 걸까? 그 답은, 우리가 모르기로 선택했기 때문이다.

사람들은 홍보 캠페인에 끊임없이 조종되고 있다. 이런 캠페인들은 때로는 우리 삶을 더 윤택하게 만들어주는 메시지(담배 끊으세요)를 옹호하지만, 때로는 우리 삶을 더 악화시킨다(이제 담배 피우세요). 그런데 우리는 우리에게 해를 입힐 게 뻔한 것을 달라고 요구하는 걸 넘어서서 아예 절규하게 만드는 캠페인들에 넘어갈 수밖에 없다. 프록스마이어 수정안을 위한 국민건강연합의 캠페인, 건강기능식품 건강교육법을 위한 국민 건강기능식품 협회의 캠페인이 바로 그런 캠페인들이다. 두 경우 모두, 관련 업계들은 연간 수십억 달러의 산업에 불을 지피기 위해 언론, 정치인, 유명 인사, 그리고 일반 대중을 조종해왔다. 그리고 두 경우 모두, 관련 업계들은 사실과 다른 안전성과 효능을 주장하기 위해 FDA를 제쳐버렸다. 바이옥스가 심장마비를 일으킨다는 사실이 확인되었을 때, FDA는 보도자료를 발표해 즉시 언론에 알리게 했다. 그러나 FDA는 비타민과 건강기능식품은 규제하지 않기 때문에 문제가 생겨도 시민들에게 경고를 할 수가 없다. 건강기능식품 산업은 관련 법안이 건강을 위해 자유로운 선택권을 갖기 위한 것이라고 믿도록 사람들을 교묘하게 조종했지만, 사실상 그들이 말하는 자유란 무지한 상태에서 누리는 자유일 뿐이다. 아는 게 힘이라면, 건강기능식품 건강교육법은 아무런 힘도 주지 않는 것이다.

비타민과 건강기능식품은 잘못된 이분법을 만드는 데 성공했다. 한편에는 비타민, 무기질, 건강기능식품, 식물, 허브 등의 천연제품이 있다. 이러한 것들은 천연재료를 원료로 한 것이므로 안전하다. 다른 한편에는 약물이 있다. 약물은 인공적으로 만든 것이므로 더 위험하다고 여겨진다. 그러나 많은 약물들이 항생물질을 비롯한 천연재료를 원료로 만들어진다. 뿐만 아니라 천연제품은 위험하지 않다는 인식은 얼토당토않다. 누에콩(*Vicia faba*)은 심한 빈혈을 일으킬 수 있고, 아주까리에는 인간에게 가장 치명적인 신경독이라고 알려진 라이신(ricin)이 함유되어 있으며, 흰독말풀에는 환각성 알칼로이드가 함유되어 있고, 갈매나무(*Karwinskia humboldtiana*) 열매는 마비를 일으키며, 아키(*Blighia sapida*) 열매는 혈당을 심각한 수준으로 낮춘다('자메이카 구토병'). 아무리 대자연이지만 우리를 죽일 수 있는 것이다.[27] "그저 천연이라고 해서 무조건 좋다는 의미는 아니다." 사이먼 싱(Simon Singh)과 에드차르트 에른스트(Edzard Ernst)는 《속임수 혹은 치료》라는 책에서 이같이 주장한다. "또한 단순히 천연이 아니라고 해서 무조건 나쁘다는 의미도 아니다. 비소, 코브라의 독, 핵 방사선, 지진, 에볼라 바이러스는 모두 자연에서 발견되는 반면, 백신, 안경, 인공 고관절은 모두 인공적으로 만들어진 것이다."[28]

건강기능식품 매장에서 판매되는 천연제품에 피해를 입을 가능성이 이론적으로만 제기되는 것은 아니다. 블루 코호시(blue cohosh)는 심부전을 일으킬 수 있고, 육두구는 환각을 일으킬 수 있으며, 컴프리(comfrey), 카바(kava), 떡갈나무 덤불(chaparral), 활나물속(屬)(Crotalalaria), 세네시오속(屬)(Senecio), 중국산 한약제 진부환, 소나무 겨우살이(Usnea lichen), 쥐오줌풀(valerian)은 간염을 일으킬 수 있다. 투구꽃무리(monkshood)와 질경이(plantain)는 부정맥을 일으킬 수 있고, 약쑥은 발작을 일으킬 수 있으며, 스테비아(stevia) 잎은 생식력을 감소시킬 수 있고, 녹차 농축액은 간 손상을, 밀크위드 씨 오일(milkweed seed oil)과 비터 오렌지(Citrus aurantium)는 심장 이상을, 튜존(thujone)은 신경 손상을, 마늘 농축액은 출혈을 일으킬 수 있다. 실제로 건강기능식품에 의한 역사상 최악의 재앙 가운데 하나가 1992년에 일어났다. 당시 수백 명의 사람들이 '체중감량' 혼합물을 복용하고 신부전에 걸렸는데, 이 혼합물에는 아리스톨로키아(aristolochia)라는 식물이 함유된 것으로 밝혀졌다. 이 가운데 최소 70명의 환자가 신장 이식이나 투석을 받아야 했고, 시간이 더 지나자 많은 사람들이 방광암에 걸렸다.[29] 2008년에는 200명 이상이 — 네 살 아이도 포함해 — '토탈 바디 포뮬러(Total Body Formula)'와 '토탈 바디 메가(Total Body Mega)'에 함유된 엄청난 양의 셀레늄에 중독되었다. 원래 건강기능식품에 함유되는 셀레늄 양은 1회분에 200밀리그램으로 제한되어야 하지만, 이 제품에는 4만 800밀리그램이 함유되었다.[30] 허브 치료도 해를 끼칠 수 있다. 두 명의 유아가 페니로열(pennyroyal, 박하의 일종 — 옮긴이)이 함유된 차를 마시고 사망했고, 다른 두 명의 유아는 캡사이신(capsaicin)이 함유된 충혈 완화제에 의해 사망했다.[31] 건강기능식품 산업은 아무런 규제를 받지 않기 때문에, 1994년 건강기능식품 및 건강교육법이 시행된 이후 시중에 판매된

새 제품 5만 1천 개 가운데 안전성 시험에 대해 문서로 증명된 제품은 170개로 0.3퍼센트에 불과하다.[32]

건강기능식품 자체뿐 아니라 그것을 오염시키는 요인 또한 해로울 수 있다. 2004년에 하버드 의대 연구자들은 보스턴 시청 근처 상점에서 구입한, 디팩 초프라가 홍보한 종류의 인디언 치료제들을 시험했다. 그들은 그중 20퍼센트에 잠재적으로 유해한 수준의 납, 수은, 비소가 함유되어 있음을 발견했다.[33] 1978년과 2004년 사이, 허브 보충제로 인해 심각하거나 치명적인 중금속 중독을 일으킨 사례가 55건에 달했다.[34] 2009년 후반, 자폐 아동의 부모들에게 인기 있는 건강기능식품 제조회사 커크만 랩(Kirkman Labs)은 아연 1만 5천 병을 회수했는데, 신고되지 않은 중금속 안티몬(antimony)이 함유되어 있었기 때문이다.[35]

이런 문제들이 심심치 않게 일어난다. 1983년에서 2004년 사이, 미국의 독극물 통제 센터에는 비타민, 무기질, 건강기능식품 부작용에 대해 130만 건의 신고가 제보되었는데, 그 가운데 17만 5,268건은 병원 치료를 요했으며 139건은 결국 사망에 이르렀다.[36]

그러나 무엇보다 최악은 대부분의 미국인들이 지금 무슨 일이 일어나고 있는지 전혀 인식하지 못하고 있다는 사실이다. 미국의 여론 조사 기관인 해리스 여론 조사에 따르면, 미국 국민의 68퍼센트가 허브 보충제 제조업체는 제품의 부작용에 대해 의무적으로 정부에 보고하는 것으로 알고 있으며, 58퍼센트는 허브 제품을 판매하기 전에 FDA의 승인을 받는다고 믿고 있다. 또한 55퍼센트는 비타민, 무기질, 건강기능식품 제조업체는 당연히 과학적인 검증을 거친 후에 안전이나 효능을 주장하는 거라고 믿는다.[37] 하지만 이 모든 믿음이 사실과는 거리가 멀었다. 업계는 건강기능식품에 의해 야기되는 심각한 문제들이 알려질까 봐 쉬쉬하고 있다. 그리고 건강기능식품 법안 덕분에 이 문제들은 계속해서 비밀로 남겨질 것이다.

2007년, 건강기능식품 업계의 문제들이 날로 커지자, FDA는 결국 규제 담당자들에게 건강기능식품이 제조되는 과정을 감시하도록 허가했다. 물론 여전히 제조업체에 제품의 안전이나 효능을 증명하도록 강요할 수는 없었지만, 최소한 상표에 표시된 성분 내용이 실제로 제품에 함유되어 있는지는 확인할 수 있었다. 그런데 FDA가 발견한 사실은 몹시 끔찍했다. 검사를 받은 450개의 건강기능식품 제조회사 가운데 최소한 절반이 심각한 문제를 안고 있었다. 일례로, ATF 피트니스(ATF Fitness)는 성분을 교체해놓고도 제품의 성분 표시를 바꾸지 않았다. 다른 제조회사들은 제품의 제조법조차 갖고 있지 않았다. 건물 안에 쌓인 일부 제조품들은 설치류의 똥과 오줌에 오염되어 있었고, 설비시설 안에서는 커다란 부삽 옆에 반으로 동강난 설치류의 사체가 발견되었다. "정말 무서운 일입니다. 이 업계의 최소한 절반이 낙제입니다." FDA의 건강기능식품 프로그램부 부장, 대니얼 패브리칸트(Daniel Fabricant)는 이렇게 말했다. 일종의 무역협회인 전국 제품협회(National Products Association) 부회장 카라 웰치(Cara Welch)는 이러한 결과에 대해 "유감"이라고 말했다.[38]

건강기능식품 법안이 통과되던 1994년, 건강기능식품의 연간 매출은 40억 달러였고, 2007년에는 280억 달러, 2012년에는 340억 달러였다.[39] 미국 대서부 활극을 방불케 한 업계의 활약이 바야흐로 고개를 들기 시작한 것이다.

4장
5만 1천 개의 건강기능식품
과연 효능은?

"두 종류의 약은 있을 수 없다. 충분히 검사를 거친 약과 그렇지 않은 약만 있을 뿐이지."

-마샤 앙겔(Marcia Angell), 《뉴잉글랜드 의학저널》의 전 편집장

제너럴 뉴트리션 센터는 희망으로 가득 찬 동화의 나라다. 지방을 태우고 싶거나, 간을 해독하고 싶거나, 비대한 전립선을 줄이고 싶거나, 감기를 낫게 하고 싶거나, 뇌를 자극하고 싶거나, 활력을 불어넣고 싶거나, 스트레스를 줄이고 싶거나, 면역력을 강화하고 싶거나, 암을 예방하고 싶거나, 수명을 늘리고 싶거나, 활발한 성생활을 즐기고 싶거나, 통증을 줄이고 싶으면 그냥 매장 안으로 걸어 들어가기만 하면 된다. 하지만 여기에도 문제는 있다. 도대체 어떤 제품이 효과가 있는 걸까? 그리고 효과가 있는지 우리가 어떻게 알까?

다행히, 제임스 린드 덕분에 우리는 이 문제를 해결할 수 있다. 린드가 괴혈병 치료법을 알아내기 위해 영국 군함 솔즈베리 호에 올랐을 때, 그는 의료 체계를 믿음 기반의 체계에서 증거 기반의 체계로 바꾸었다. 우리는 이제 더 이상 치료를 믿어서는 안 된다. 우리는 이

제 약물이 효과가 있는지 알아보기 위해 시험을 해볼 수 있다. 예를 들어, 대체요법 치료사들은 기억력 향상에는 은행이나 장미 오일, 오렌지 오일을, 면역력에는 그라비올라(graviola), 황기, 고양이발톱(cat's claw, 페루에서 나는 약용 허브 — 옮긴이)을, 활력에는 과라나(guarana)나 동충하초를, 변비에는 치커리 뿌리를, 스트레스에는 레몬밤 오일, 아슈와간다(ashwaganda), 엘류테로(eleuthero), 가시오갈피, 홀리 바질(holy basil)을, 생리통에는 세이지(sage)와 블랙 코호시(black cohosh)를, 알츠하이머병에는 코코넛 오일과 카레 가루를, 전립선 질환에는 톱야자를, 노화방지에는 백단향 껍질을, 고콜레스테롤에는 마늘을, 알레르기에는 페퍼민트 오일을, 소화에는 아티초크 추출물과 그린 파파야를, 감기에는 에키네시아(echinacea)를, 관절통에는 황산콘드로이친과 글루코사민을, 간염에는 밀크 시슬(milk thistle)을, 우울증에는 세인트존스워트(St. John's wort)를, 정력에는 통캇알리(tongkat ali)를 권한다.[1] 제임스 린드 시대 이후로 임상 연구의 규모와 비용이 어마어마하게 증가했음에도 불구하고, 대체의학 치료법은 여전히 활개를 치고 있고 그것도 눈에 띄게 활개를 치고 있다.

제약회사들은 약품 및 생물학적 제제를 만들 때 명백한 규칙을 따른다. 회사의 과학자들은 먼저 동물에게 제품을 시험한다. 그렇게 해서 가능성이 높은 결과가 나오면, 다음 단계로 이동해 점차 많은 사람을 대상으로 제품을 시험한다. 이때에도 바람직한 결과를 얻게 되면, 제품이 안전하고 효과가 있음을 증명하는 최종 연구(이른바 3단계 연구)를 실시한다. 예를 들어, 미국에서는 로터바이러스(rotavirus, 주로 유아의 장염을 유발하는 바이러스 — 옮긴이)를 예방하는 두 개의 백신이 유통되고 있다.[2] (나는 그 가운데 한 가지 백신의 공동개발자다.) 이 백신들은 유아의 설사와 탈수증 같은 일반적인 원인을 예방한다. 로터바이러스 백신이 만들어지기 전에는 미국의 약 7만 명의 어린이가 매년 로터바이러스에 의한 탈수증으로 병원에 입원했으며, 개발도상국에서는 로터바이러스로 인해 매일 2천 명의 어린이가 사망했다.

로터바이러스 백신이 만들어진 과정은 쉽지 않았다. 가령, 로터바이러스 백신 가운데 하나인 로터텍(Rota Teq)은 3단계 연구를 위해 4년 동안 약 3억 5천만 달러의 연구비가 소요됐으며, 11개 나라 7만 명 이상의 어린이가 실험 대상이 되었다. 환자들의 실험 기록을 차곡차곡 쌓아 올린다면, 시카고의 시어스 타워(Sears Tower, 높이 443미터, 110층의 고층 건물 —옮긴이) 꼭대기를 넘기고도 남는다. FDA는 로터텍 제조 회사가 엄격한 과학적 연구들을 통한 검증 과정을 마친 후에야 로터텍의 안전성과 효능을 주장할 수 있게 했다. 다시 말해, 안전성과 효능이 입증되지 못했다면 제품 생산 허가를 받지 못했을 것이다.

그러나 식물, 허브, 건강기능식품의 상황은 이와 다르다. 건강기능식품 법안 때문에 FDA는 이들을 규제하지 않으며, 따라서 이런 종류의 제품들은 판매 전에 테스트를 거칠 필요가 없다. 간혹 국립보건원 산하 국립보완대체요법센터(National Center for Complementary and Alternative Medicine, NCCAM)의 테스트를 받는 건강기능식품도 있다. FDA와 NCCAM의 차이는, FDA는 모든 제품에 대해 판매 전 검증 과정을 요구하는 반면, NCCAM은 판매 후 일부 제품에 대해 테스트를 할 수도 있다는 점이다. NCCAM으로부터 자금을 지원받은 연구자들은 건강기능식품에 효능이 없다는 사실을 발견할 경우 과학 저널에 결과를 발표한다. 하지만 제품은 회수되지 않고, 라벨도 바뀌지 않으며, FDA는 아무런 경고를 하지 않는다. 그러니 사람들이 과학 저널을 읽지 않은 다음에야, 상표에 쓰인 주장들이 거짓이며 사람들을 현혹한다는 사실을 알 턱이 없다.

NCCAM의 설립을 추진한 인물은 벌이 채취한 꽃가루 덕분에 자신의 알레르기 증상이 치료됐다고 믿는 아이오와 주의 인기 상원의원 톰 하킨(Tom Harkin)이었다. 하킨은 대체의학이 주류에 속하지 못하는 이유는 단 하나, 제대로 검증을 받지 않았기 때문이라고 판단했다. 일단 검증만 받으면, 그리고 정말로 효과가 있다는 걸 모두가 알게 되면, 대체의학이 현대 과학의 인정도 받고 보험회사들의 보험금도 지불 받게 되리라고 믿었다. NCCAM 임원들은 1999년 설립 이후부터 지금까지 약 16억 달러를 대체의학 연구에 썼다. 그들은 레몬과 라벤더 향을 들이마시는 것이 상처의 치료 촉진에 도움이 되지 않는다는 것을 확인하는 데에 미국 국민들의 세금 37만 4천 달러를 지출했고, 고대 인디언 치료제가 제2형 당뇨병을 통제하지 못한다는 것을 확인하는 데에 39만 달러를 지출했으며, 자석 매트리스가 관절염을 치료하지 않는다는 것을 확인하는 데에 44만 6천 달러를, 자석이 편두통을 치료하지 않는다는 것을 확인하는 데에 28만 3천 달러를, 커피 관장으로 췌장암을 낫게 할 수 없다는 걸 확인하는 데에 40만 6천 달러를, 기도가 AIDS나 뇌종양을 치료한다든지 유방재건성형술 후 회복을 빠르게 할 수 없다는 것을 확인하는 데에 180만 달러를 지출했다. 다행히 최근 NCCAM은 이러한 종류의 연구를 중단하고, 대신 건강기능식품과 통증 완화에 대한 연구 쪽으로 초점을 맞추고 있다.[3]

모든 사람은 환자에게 최선의 치료를 하길 원한다고 가정해보자. 톰 하킨과 대체의학 치료사들은 현대 의학과 전통 의학의 결합이 그만한 가치가 있다고 믿기 때문에 NCCAM의 연구를 장려한다. 마찬가지로 주류 의사들과 제약회사들 역시 현대 과학이 제공해야 하는 최선의 것을 준비하길 바란다. 노벨상 수상자이며 면역학자인 피터 메더워 (Peter Medawar)는 다양한 치료법을 장려하는 사람들이 각자 인정을 받기 위해 벌이는 싸움을 일컬어 '친절한 음모'라고 부른다. 그는 이렇게 말한다. "사람들을 속일 작정으로 [치료법]의 효능을 과장되게 주장하는 경우는 거의 드뭅니다. 대체로 그런 주장들은 모두가 최선의 의도를 지닌 가운데 친절한 음모를 펼친 결과지요. 환자는 병이 호전되기를 바라고, 의사는 환자의 상태를 더 낫게 만들길 바라며, 제약회사는 그러한 의사의 능력에 자신들의 약이 더해져 환자의 병이 치유되길 기대합니다. **통제하에 이루어지는 임상실험은 이 선의의 음모에 속지 않도록 하려는 시도라고 볼 수 있습니다.**"[4]

메더워의 논리대로라면, 주류 의학이니 대체의학이니 하는 용어는 오해의 여지가 있다. 임상실험에서 치료 효과가 증명된다면 그건 대체의학이 아니다. 효과가 없다면 그것 또한 대체의학이 아니다. 어떤 면에서 대체의학이라는 건 없다. 예를 들어, 히포크라테스는 두통과 근육통을 치료하기 위해 버드나무 잎을 이용했다. 1800년대 초에 과학자들은 유효성분인 아스피린을 분리했다. 1600년대에 스페인의 한 의사는 기나 나무껍질이 말라리아를 치료한다는 사실을 발견했다. 이후 기나 나무껍질에 키니네가 함유되어 있음이 밝혀졌고, 이 키니네는 말라리아를 일으키는 기생충을 죽이는 것으로 입증되어 현재 약물로 이용되고 있다. 1700년대 후반에 영국 의사 윌리엄 위더링 (William Withering)은 심부전으로 고생하는 사람들을 치료하기 위해 폭스글로브(foxglove)라는 식물을 이용했다. 나중에 폭스글로브에 심장수축 강도를 증가시키는 약물인 디기탈리스(digitalis)가 함유되어 있다는 사실이 발견되었다. 보다 최근에는 중국의 치료사들이 천년이 넘게 이용한 약초인 쑥속(屬)에 아르테미시닌(artemisinin) — 또하나의 말라리아 예방약 — 이 함유되어 있다는 사실이 발견되었다. "허브 치료제들은 사실상 대체약물이 아니다." 예일대 신경학자 스티븐 노벨라(Steven Novella)는 이렇게 주장한다. "허브 치료제들은 수세기 동안은 아니더라도 수십 년 동안 과학적인 약물의 일부가 되고 있다. 허브는 약물이며 약물로 연구될 수 있다. 내가 제기하려는 문제는 특정한 허브 제품들에 대한 규제와 판매에 대한 것으로서, 이런허브들은 종종 아무런 증거가 뒷받침되지 않은 채 효능을 주장하기때문이다."[5] 유감스럽게도, 대체의학 치료사들이 장려하는 천연제품을 실험해보면, 종종 그 효능이 그들의 주장에 한참 미치지 못한다.

주류 의사들이 치매를 치료하거나 기억력을 향상시킬 방법을 아직 찾지 못하고 있는 반면, 대체의학 치료사들은 이미 찾았다고 주장한다. 은행나무(*Ginkgo biloba*)가 바로 그 주인공이다. 덕분에 은행은 가장 일반적으로 이용되는 천연제품 열 가지 가운데 하나가 되었으며, 천연제품 제조회사들은 연간 수백만 달러의 순이익을 올리고 있다. 그런데 유감스럽게도 그들이 주장하는 내용에 비해 매출이 훨씬많다. 2000년부터 2008년까지 미국 국립보건원은 은행에 효능이 있는지 밝혀내기 위해 워싱턴 대학교, 피츠버그 대학교, 웨이크 포레스트 대학교, 존스 홉킨스 대학교, 캘리포니아 데이비스 대학교의 공동연구에 자금을 지원했다. 3천여 명의 노인들이 무작위로 은행 혹은플라시보 알약(설탕으로 만든 알약)을 복용했다. 기억력 감퇴와 치매의시작은 두 그룹 모두 똑같이 나타났다.[6] 2012년 2800명 이상의 성인을 대상으로 한 연구는 은행이 알츠하이머병을 막지 못한다는 것을 확인했다.

또 한 가지 예는 세인트존스워트다. 미국에서는 매년 천만 명이 심각한 우울증을 앓고 매년 3만 5천 명이 자살을 한다. 그리고 자살로 죽음에 이르기까지 열한 차례 이상 자살을 시도한다. 이처럼 우울증은 심각한 질병이어서, 과학자들은 우울증 치료를 위해 세로토닌 같은 뇌의 화학물질을 변화시키는 약물을 개발했다. 선택적 세로토닌 재흡수 억제제(selective serotonin reuptake inhibitors, SSRIs)라고 하는 이 약물은 FDA의 허가를 받았다. 이 약물은 중증 우울증에 도움이 되는 것으로 증명되어, 의사들은 환자들에게 SSRIs를 권한다. 그러나 대체의학 치료사들에게는 더 좋은 방안, 즉 우울증을 치료할 수 있는 더욱 안전하고 보다 천연에 가까운 방법이 있으니, 바로 세인트존스워트가 그것이다. 대단히 많은 사람들이 세인트존스워트를 이용하기 때문에, 그리고 우울증은 제대로 치료를 받지 않으면 자살로 이어질 수 있기 때문에 NCCAM은 세인트존스워트를 연구했다. 1998년 11월에서 2000년 1월까지, 11개 대학 의료기관에서 200명의 외래환자들에게 세인트존스워트 혹은 플라시보 알약을 무작위로 주었으며, 그 결과 우울증에 조금도 변화가 없는 것으로 확인되었다.[7]

인기 있는 또 하나의 민간요법은 콜레스테롤을 낮추는 마늘이다. 콜레스테롤 증가는 심장질환과 관련이 있고 심장질환은 사망의 주된 원인이다. 지질저하제는 콜레스테롤을 낮추지만 많은 사람들이 지질저하제 대신 마늘을 선택하고 있으므로, 연구자들은 마늘을 연구하기 시작했다. 2007년, 크리스토퍼 가드너(Christopher Gardner)와 스탠퍼드 대학교 의대 연구자들은 저밀도 지질단백질 콜레스테롤(나쁜 콜레스테롤) 수치가 높은 192명의 성인을 대상으로 마늘의 효능을 평가했다. 환자들은 일주일에 6일, 6개월 동안 생마늘이나 마늘 분말, 흑마늘 즙, 플라시보 알약을 복용했다. 연구자들은 매달 콜레스테롤 수치를 확인한 후 다음과 같은 결론을 내렸다. "이 연구에서 사용한 어떠한 형태의 마늘도 중간 정도의 고콜레스테롤혈증을 앓는 성인들의 저밀도 지질 단백질 콜레스테롤이나 혈장 지질 농도에 대해 통계적이거나 임상적으로 유의미한 효과를 (…) 보이지 않았다."[8] 다시 말해, 나쁜 콜레스테롤을 치료하기 위해 마늘을 선택하는 환자들은 위험할 뿐만 아니라 치명적이기까지 한 심장질환으로 악화될 수 있는 문제에 대해 사실상 아무런 치료 행위도 하지 않는 셈이다.

톱야자도 인기다. 남자들은 나이가 들면 전립선이 비대해져 소변의 흐름이 원활하지 않다. 전립선비대증은 치료를 받지 않으면 요로감염, 방광 결석, 신부전에 걸릴 수 있다. 다행히 수 년 전부터 전립선 내부의 근육을 이완하거나 전립선의 크기를 축소하는 약물을 이용할 수 있게 되었다. 하지만 대체의학 치료사들은 톱야자를 더 선호하며, 200만 명 이상의 남성이 톱야자를 이용하고 있다.

2006년, NCCAM은 캘리포니아 샌프란시스코 대학, 샌프란시스코 재향군인 의료원(San Francisco Veterans Affairs Medical Center), 캘리포니아 북부 카이저 퍼머넌트(Northern California Kaiser Permanente — 비영리 보건진흥 및 통합관리 의료기관 — 옮긴이)의 연구를 지원했다. 연구자들은 경미한 수준에서 심각한 수준까지 전립선비대증을 앓는 225명의 남성을 대상으로, 1년 동안 매일 하루에 두 차례씩 톱야자 혹은 플라시보 약을 복용하게 했으며, 그 결과 두 집단의 소변 속도, 전립선의 크기, 삶의 질에 아무런 차이가 없음을 확인했다.[9] 그로부터 5

년 후 연구를 다시 진행했는데, 이번에는 양을 더 늘렸다. 워싱턴 대학교 세인트루이스 의과대학 연구팀은 369명의 남성을 대상으로 지난 실험보다 더 많은 양의 톱야자나 플라시보 약을 복용하게 했다. 이번에도 비뇨기 증상에 아무런 변화가 없었다. 이 연구의 연구진이며 이 대학 비뇨기외과 과장인 제럴드 앤드리올(Gerald Andriole)은 다음과 같은 결론을 내렸다. "이제 우리는 아무리 많은 양의 톱야자를 복용한다 해도 아무런 차이가 나타나지 않는다는 사실을 알게 됐습니다. 이 허브 건강기능식품의 효과는 설탕으로 만든 알약보다 나을 게 없으므로, 남성들은 전립선비대증을 치료하기 위해 이 건강기능식품에 돈을 지출해서는 안 됩니다."[10]

과장된 톱야자 광고를 믿는 것은 전립선비대증의 심각한 합병증이 생길 수도 있는 위험을 감수한다는 것과 다를 바 없다. 다시 말하지만, 천연제품이 효과가 더 좋은 것은 아니었다. 아니, 오히려 더 나빴다.

또 하나 인기 있는 치료제는 밀크시슬이다. 앤드루 웨일은 그의 저서에 이렇게 썼다. "유럽의 전통 민간요법 가운데 강장 작용을 하는 가장 흥미로운 허브가 바로 밀크시슬(*Silybum marianum*)이다. 이 식물의 씨앗에서 간세포의 신진대사를 강화하고 독소로부터 간세포를 보호하는 실리마린(silymarin)이 추출된다. 만성 간염과 간 기능 이상 증상이 있는 모든 환자들에게 이 허브를 권한다." 웨일의 책에는 그의 추천을 뒷받침하는 연구 자료의 참고문헌이 전혀 표시되어 있지 않다. 2011년, 노스캐롤라이나 대학교 채플힐 캠퍼스의 마이클 프리드 박사(Michael Freed)는 연구진을 이끌고 밀크시슬이 만성 C형 간염을 앓는 환자에게 도움이 되는지 알아보기 시작했다. C형 간염 바이러스에 감염된 150명 이상의 환자들이 밀크시슬 혹은 플라시보 약을 복용했다. 연구진은 혈중 C형 간염 바이러스의 양뿐만 아니라 간 손상 정도에 두 집단 사이에 아무런 차이가 없음을 발견했다.[11]

대체의학 치료사들은 관절 통증에 황산콘드로이친(chondroitin sulfate)과 글루코사민을 추천한다. 2006년에 유타 대학교의 대니얼 클레그 박사(Daniel Clegg)는 그 효능을 알아보기 위해 연구진을 이끌었다. 그들은 1500여 명을 대상으로 황산콘드로이친만 복용하는 집단, 글루코사민만 복용하는 집단, 둘 다 복용하는 집단, 플라시보 알약을 복용하는 집단, 셀레브렉스(Celebrex, FDA 승인을 받은 소염진통제)를 복용하는 집단으로 나누었다. 연구 결과. 셀레브렉스만 효과가 있었다.[12]

아마도 미국에서 가장 인기 있는 허브 치료제는 에키네시아일 것이다. 감기 치료에 이용되는 에키네시아는 연간 1억 3천만 달러의 매출을 올리는 산업이다. 2003년에 시애틀 워싱턴 대학교의 제임스 테일러(James Taylor)와 동료들은 감기에 걸린 400명 이상의 어린이를 대상으로 열흘 동안 에키네시아 혹은 플라시보 알약을 복용하게 했다. 유일한 차이가 있다면, 에키네시아를 복용한 어린이들에게 발진이 돋을 가능성이 더 높았다는 것이다.[13]

암울한 소식만 있는 건 아니다. 일부 건강기능식품은 실제로 가치가 있을 수도 있다. 시중에 판매되는 5만 1천 개의 건강기능식품 가운데[14] 다음 네 개는 다른 면에서는 건강한 사람들에게 도움이 될지 모른다. 오메가-3 지방산은 심장질환 예방에, 칼슘과 비타민 D는 폐경기 이후 여성의 골다공증 예방에, 엽산은 임신 중 태아의 선천적 결손증 예방에 도움이 될 수 있다.[15]

비타민과 마찬가지로 오메가-3 지방산은 체내에서 만들어지지 않으므로 다른 공급원을 통해 얻어야 한다. 여러 연구 결과에 따르면 오메가-3 지방산은 고혈압과 심장질환을 예방한다. 오메가-3 지방산을 섭취하는 가장 좋은 방법은 식품, 특히 연어처럼 지방이 많은 생선과 콩, 유채 씨(카놀라), 아마 씨 같은 식물성 기름, 호두 등을 먹는 것이다. 미국 심장협회(American Heart Association)는 사람들에게 오메가-3 지방산을 충분히 섭취하려면 최소한 일주일에 두 번 적어도 한 끼는 지방이 많은 생선을 먹을 것을 권장한다. 대부분의 미국인들은 매일 약 1.6그램의 오메가-3 지방산을 섭취하는데, 심장의 건강을 유지하기 위해 필요한 양보다 훨씬 많은 양이다.

그러나 유감스럽게도 모든 사람이 필요량을 섭취하는 것은 아니다. 따라서 오메가-3 지방산이 풍부한 음식을 잘 안 먹는 사람들은 하루 500밀리그램이 함유된 건강기능식품을 이용하는 것이 바람직하다. 그러나 그 이상은 안 된다. 오메가-3 지방산의 과다 섭취(에스키모 식단에서 볼 수 있는 것과 같은)는 사실상 출혈 및 뇌졸중 위험을 증가시킬 수 있다.[16]

칼슘은 체내에 가장 풍부한 무기질로, 혈관긴장도, 근 기능, 신경 전달, 호르몬 분비를 위해 필요하다. 재미있는 사실은, 이런 기능들이 원활하게 수행되기 위해 필요한 칼슘 양은 체내 총 칼슘 양의 1퍼센트도 안 된다는 것이다. 나머지 99퍼센트는 뼛속에 저장되어 뼈의 형성과 기능을 돕는다. 칼슘으로 인한 문제는 노화가 진행되면서 나타난다.

어린이와 십대 청소년들은 뼈가 쇠약해지는 비율보다 형성되는 비율이 더 높다. 성인기 초기와 중기에는 이 두 과정이 같은 비율로 일어난다. 그러나 50세가 지나면, 특히 폐경기 여성의 경우, 뼈가 파괴되는 비율이 생성되는 비율을 넘어선다. 이런 현상은 사소한 문제로 넘기기 어려운데, 골밀도가 감소할수록(골다공증) 그만큼 뼈가 부러지기가 쉽기 때문이다. 폐경기 여성 약 세 명 중 한 명은 척추 골절이, 다섯 명 중 한 명은 고관절 골절이 예상된다. 실제로 골밀도 감소로 인해 미국에서 매년 150만 건 이상의 골절 환자가 발생한다. 이런 문제를 예방하기 위한 가장 좋은 방법은 우유, 요구르트, 치즈 같은 칼슘이 함유된 유제품을 섭취하는 것이다. 칼슘은 칼슘이 강화된 과일주스, 음료, 두부, 시리얼에도 있다.

골밀도 감소 위험을 줄이기 위해 폐경기 여성들은 칼슘이 풍부한 음식을 먹도록 권장된다. 그러나 대부분의 여성들은 음식을 통해 칼슘을 충분히 섭취하므로, 또한 다른 면에서 건강한 폐경기 이후 여성이 칼슘 보충제를 섭취한다고 해서 골절 위험이 감소된다는 증거가 제시되지 않았으므로, 미국 예방의학 전문위원회(United States Preventive Services Task Force)에서는 칼슘 보충제를 권장하지 않는다.[17]

비타민 D와 칼슘은 서로 관련이 있다. 칼슘을 충분히 섭취해도 비타민 D를 충분히 섭취하지 않으면 여전히 골 강도에 문제가 생길 수 있다. 비타민 D가 장에서 칼슘의 흡수를 돕기 때문이다. 다행스런 사실은, 햇볕에 노출되면 피부에서 쉽게 비타민 D가 만들어진다는 것이다. 충분한 양의 비타민 D를 얻기 위해서는 적어도 일주일에 두 번, 하루 10분에서 15분 동안 얼굴이나 팔, 손, 등을 햇볕에(자외선 차단제를 바르지 않고) 노출시키기만 하면 된다. 이렇게 하면 미국 의학 연구소(Institute of Medicine)의 비타민 D 권장량 600IU를 흡수하게 될 것이다.

그러나 야외에서 햇볕을 많이 쬐기 어렵거나 햇볕이 충분하지 않은 기후에 사는 사람들도 있다. 이런 이유 때문에 우유, 빵, 페이스트리, 오일 스프레드, 아침식사용 시리얼, 일부 상표의 오렌지 주스, 요구르트, 마가린, 콩 음료 등, 많은 음식으로 비타민 D를 보충한다. 대부분의 사람들이 음식을 통해 충분한 양의 비타민 D를 섭취하므로, 그리고 비타민 D 보충제를 섭취한다고 해서 다른 면에서 건강한 폐경기 이후 여성들의 골절 위험이 감소된다는 사실이 입증되지도 않았으므로, 미국 예방의학 전문위원회는 다른 면에서 건강한 사람들에게 비타민 D 보충제를 권장하지 않는다. 그러나 한 가지 예외가 있는데, 모유수유만 하는 아기들의 경우 모유에는 비타민 D가 포함되지 않으며 야외에서 햇볕을 많이 쬐기 어려우므로 비타민 D 보충제를 매일 400IU씩 섭취해야 한다.[18]

끝으로 엽산은 적혈구 생성에 필요한 비타민 B 복합제다. 엽산이 결핍되면 빈혈에 걸린다. 그러나 가장 큰 문제는 이게 아니다. 연구자들은 엽산이 결핍되면 그보다 훨씬 큰 문제 — 심각한 선천적 결손증 — 가 발생할 수 있다는 사실을 확인했다. 엽산이 부족한 임신부들은 척추, 두개골, 뇌가 기형인 아기를 출산했다. 엽산 결핍을 예방하려면 하루에 약 400마이크로그램씩 엽산을 섭취해야 한다.

엽산이 풍부한 음식으로는 시금치, 브로콜리, 양배추, 순무 잎, 오크라, 아스파라거스 등의 채소와, 바나나, 멜론, 레몬 등의 과일, 그리고 콩, 이스트, 버섯, 소의 간과 콩팥, 오렌지 주스, 토마토 주스 등이 있다. 과거에는 많은 임신부들이 음식을 통해 충분한 양의 엽산을 섭취하지 못했다. 따라서 1998년 1월 1일, FDA는 빵, 아침식사용 시리얼, 밀가루, 옥수수 가루, 파스타, 백미, 제과 재료, 쿠키, 크래커, 일부 곡물에 엽산을 첨가할 것을 제조업체에 요구했다. 덕분에 지금은 엽산이 결핍되기란 거의 불가능하다. 그럼에도 불구하고 여성들은 음식이나 보충제 혹은 두 가지 모두를 통해 매일 400마이크로그램의 엽산을 섭취하도록 권장된다. 임신의 절반가량이 계획되지 않은 상태에서 이루어지고, 선천적 결손증은 아주 이른 임신 초기에 발생하기 때문에, 모든 가임기 여성은 반드시 충분한 양의 엽산을 섭취해야 한다.[19]

결론적으로 말해서, 약물이 효과가 있으면(선천적 결손증을 예방하는 엽산처럼) 유용하고, 효과가 없으면(전립선 크기를 감소시킨다는 톱야자처럼) 유용하지 않다. 캐나다 맥길 대학교 화학과 교수이며 과학과 사회 연구소(Office of Science and Society) 소장인 조 슈워츠(Joe Schwarcz)는 이같이 말한다. "효과 있는 대체의약품에는 이름이 있습니다. 그것은 약이라고 불립니다."

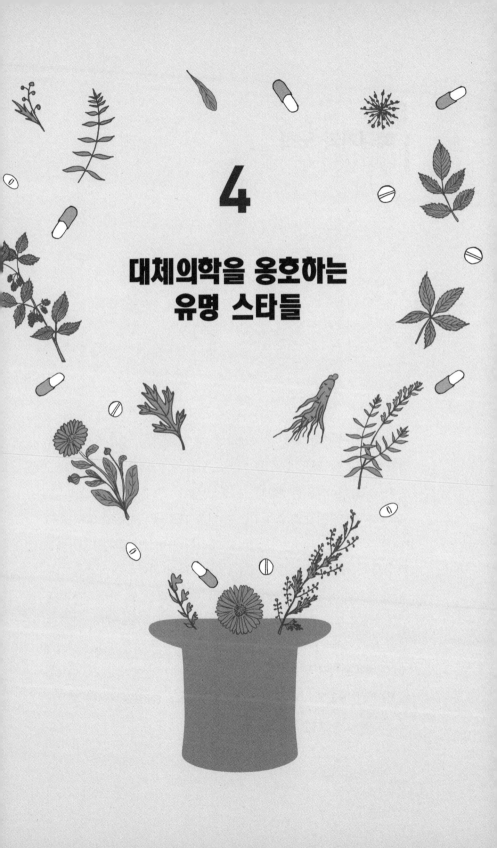

4

대체의학을 옹호하는
유명 스타들

5장
폐경기와 노화
수전 소머즈의 체중 측정

"저 안녕의 밤으로 순순히 들지 마시오,
꺼져가는 저 빛에 분노하고 분노하시오."
-딜런 토머스(Dylan Thomas)

유명 인사들이 제품을 판매한다. 퀸 라티파는 커버걸(CoverGirl) 화장품을, 스눕 독은 펩시 맥스(Pepsi Max, 펩시콜라의 무설탕, 무칼로리 브랜드 — 옮긴이)를 판매한다. 샤킬 오닐은 인터넷 통신, 컴캐스트(Comcast)를 판매하고 스누키는 원더풀 피스타치오 넛츠(Wonderful Pistachio Nuts)를 판매한다. 그리고 우리는 유명 인사들을 믿기 때문에 그들이 판매하는 제품을 구입한다. 그들이 판매하는 제품은 그들의 전문적인 지식과 아무런 관계가 없다. 우리는 퀸 라티파가 미용 전문가라고 생각해서, 스눕 독이 음료 전문가라고 생각해서, 샤킬 오닐이 통신 전문가라고 생각해서, 스누키가 영양 전문가라고 생각해서 그 제품을 구입하는 건 아니다. 그들이 자신의 연기, 노래, 덩크슛을 즐기기 때문에, 그리고 스누키가 뭘 하든 즐거워 보이기 때문에 그 제품을 구입하는 것이다.

유명 인사들은 의료 자문도 한다. 래리 킹은 은행이 기억력 향상에 좋다고, 톰 크루스는 정신의학이 사이비 과학이라고, 로저 무어는 오리 간이 알츠하이머병을 일으킨다고, 영국의 모델 헤더 밀스는 육류가 40년 동안 결장(結腸) 안에 남아 있다고, 기네스 팰트로는 부황(사혈에 뿌리를 둔 고대 치료법)이 감기와 독감을 치료한다고 우리에게 알려준다. 그 밖에도 패멀라 앤더슨, 신디 크로포드, 주드 로, 데이비드 베컴, 폴 메카트니, 찰스 황태자, 셰어 등 다양한 분야의 유명 인사들이 수십 년 동안 동종요법 치료제의 이점에 대해 열변을 토해왔다.[1]

그러나 대체의료제품 판매에 관한 한, 수전 소머즈(Suzanne Somers)만큼 경제적으로 성공한 유명 인사도 없을 거다.

소머즈는 〈청춘 낙서〉라는 영화에서 선더버드를 탄 금발 미녀로, 클린트 이스트우드가 출현한 영화 〈더티 해리 2-이것이 법이다〉에서 가난한 소녀로 처음 모습을 드러냈다. 1978년에 소머즈는 ABC 방송의 인기 드라마 〈스리즈 컴퍼니〉에서 크리시 스노 역으로, 조이스 드윗, 존 리터와 함께 주연을 맡아 처음으로 대스타로 발돋움할 기회를 얻었다. 그러나 소머즈는 5번째 시즌 초기에 공동 주연 자리를 스스로 박차고 나왔다. 앨런 알다, 캐럴 오코너 같은 남자 배우들이 자기보다 더 많은 출연료를 받고 있다는 사실에 화가 나 회당 출연료를 3만 달러에서 15만 달러로 인상해달라고 요구했지만 제작자들이 이를 거절하자 갈비뼈가 부러진 척 꾀병을 부리며 출연을 거부한 것이다. 시즌이 끝나면서 소머즈는 해고됐고 대신 제닐리 해리슨이 출연하게 됐다. 소머즈는 ABC를 상대로 200만 달러의 청구 소송을 제기했으나 실패했고, 곧 다른 프로그램을 찾았다. 1980년대 중반부터 1990

년대까지는 시트콤 〈그녀는 보안관〉과 〈스텝 바이 스텝〉에 출연했다. 라스베이거스에서 공연도 했다. 그러나 소머즈의 인지도를 가장 확실하게 높인 역할은 "하루에 단 몇 번만 조이면 허벅지 안쪽이 탄탄해지고 단단해지고 아름다워지는 최고의 방법", 사이마스터(ThighMaster, 허벅지 근육을 단련시키는 운동기구 — 옮긴이)의 광고 출연이었다.

소머즈는 2001년에 전통적인 치료 방법(유방종괴절제술과 방사선 치료)으로 유방암을 치료한 후, 회복 치료를 위해 대체의학을 선택했다. "비주류 의학으로 암을 치료하기로 결정했습니다." 소머즈는 래리 킹에게 이렇게 말했다. "당시 의사들이 그러는 거예요. '자, 이제부터는 (…) 타목시펜(tamoxifen)으로 치료를 할 겁니다. 회복기에 먹는 유방암 치료제인데, 음, 그런데, 체중이 좀 늘 거예요. 아, 한 5년 동안 경미한 우울증 증상도 있을 수 있고요'라고 말이에요. 어쩐지 썩 훌륭한 방법은 아닌 것 같다는 생각이 들더라고요. 면역체계를 강화시키는 약도 처방받았어요. 그리고 생각했지요, 정말 강화되는 걸까, 오히려 해로운 건 아닐까? 그래서 이런저런 다른 방법들을 알아보기로 결심했죠."[2] 소머즈는 타목시펜 대신 겨우살이로 만든 대체요법 치료제, 이스카도르(Iscador)를 선택했다.

유방암은 수전 소머즈를 대체의학의 세계로 안내했다. 그러나 그녀를 열혈 운동가로 만든 건 갱년기였다.

"그 일이 닥쳤을 때 전 마치 대형 트럭에 부딪힌 기분이었답니다." 유방암 투병 8년 후 소머즈는 오프라에게 말했다. "그날은 제 쉰번째 생일이었어요. 이후 처음 3년은 잠도 못 자고, 우울하고, 체중도 늘고, 머리카락도 변하고, 피부도 달라지는 방황의 시기였지요."[3] 같은 쇼에서 오프라는 부인과 의사인 크리스티안 노스럽(Christiane Northrup)에게 소머즈에게 어떤 일이 일어난 건지 설명을 부탁했다. "안면 홍조, 감정 기복, 신경과민, 생리불순을 호소하면 사실상 갱년기에 접어들었다고 보고 있습니다. 갱년기는 대개 5년에서 8년 정도 지속되고, 보통 45세 무렵에 생리불순으로 시작됩니다."[4] 간단히 말해 난소가 에스트로겐과 프로게스테론이라는 두 가지 호르몬 분비를 중단한다는 것이다. 소머즈의 설명은 더 재미있었다. "어느 날 갑자기 우리 집 문 앞에 폐경기 나라의 일곱 난쟁이가 찾아온 거예요. 가려움, 버럭증, 땀, 졸음, 비만, 건망증, 건조증들이 말이에요."[5]

소머즈는 아무런 도움을 주지 못하는 의료기관이 불만스러웠다. 그녀는 이렇게 적었다. "이 의사 저 의사 찾아다니는 동안 스스로 해결해야겠다는 걸 깨달았다. [갱년기로 향하는] 과정을 이해하는 의사가 아무도 없는 것 같았다. 나는 내 증상을 자연스럽고도 효과적으로 해결하고 싶었다. 바로 그때 해결책을 발견했다. 첨단 내분비학자이며 노화 전문 의사가 치료 방법을 처방해준 것이다." 효과는 즉시 나타났다. 소머즈는 계속해서 이렇게 적었다. "와우! 삶이 완전히 달라졌다. 나는 다시 잠을 자고 있었다. 나는 다시 행복해졌다. 가려움증도 버럭증도 눈물도 그쳤고 무엇보다 체중이 불지 않았다."[6] 이때부터 소머즈는 대체의학으로 완전히 돌아섰다. 소머즈는 "지붕 꼭대기에서 외치고" 싶은 심정이었다. 여러 책들에서 이 일을 언급했고, CNN에서 래리 킹과 이 일에 관해 이야기했다. 로지 오도넬(Rosie O'Donnell)도 〈조이 베하 쇼〉에서 소머즈와의 일화를 언급했다.

베하: 지금도 갱년기 증상이 계속되고 있나요? 우리가 〈더 뷰〉 쇼를 같이 진행할 때만 해도 매일 안면홍조에 시달렸잖아요.

오도넬: 이제 끝났어요. 41살에 시작해서 44살에 끝났답니다. 〈더
뷰〉 진행을 그만둔 후 어느 날 수전 소머즈가 전화를 걸어
이렇게 말하더라고요. 있잖아, 나 버럭버럭 화내는 증상이
좀 (나아진 것) 같아, 라고 말이에요.

베하: 어머나.

오도넬: 그래서 제가 그랬어요, 농담하니? 그랬더니 소머즈가, 아
니, 진짜야, 너도 한번 해봐, 라고 말하는 거 있지요. 그래서
소머즈의 주치의한테 찾아갔고 4년 동안 크림을 발랐더니
컨디션이 천 퍼센트는 좋아진 것 같아요.

베하: 버럭증도 사라졌고요?

오도넬: 어느 정도는요.[7]

이후 소머즈는 오프라에게 이 일에 대해 이렇게 말했다. "어느 날
부턴가 (…) 안개가 걷히는 기분이 들었어요." 오프라는 잡지에 이렇
게 썼다. "사흘 후, 하늘은 더 푸르렀고 머리는 더 이상 부엉지 않았
다. 기억력이 또렷해진 것이다. 나는 정말로 노래를 부르면서 가벼운
걸음으로 폴짝폴짝 뛰어다녔다."[8] 수전 소머즈, 로지 오도넬, 오프라
윈프리의 갱년기 증상이 모두 치료되었다. 도대체 이 신비의 명약은
무엇이었을까?

폐경기 치료는 여러 차례 변화를 겪었다. 처음에는 접근법이 분
명해 보였다. 에스트로겐과 프로게스테론을 대체하는 것이었다. 크
리스티안 노스럽은 오프라에게 이렇게 말했다. "1960년대에 로버트
윌슨(Robert Wilson, 미국의 산부인과 의사 — 옮긴이)이 쓴 《영원한 여성
성》이라는 책이 선풍적인 인기를 모았습니다. 이 책은 에스트로겐의

장점을 만병통치약처럼 늘어놓았지요. 그 바람에 에스트로겐은 모든 사람이 반드시 복용해야 하는 특효약이 되었습니다."

알다시피 에스트로겐을 복용한다는 건 그리 만만한 일이 아니었다. 호르몬 대체요법이 효과가 있긴 했지만 가격이 만만치 않았다. 2002년에 국립보건원 산하의 여성건강계획(Women's Health Initiative) 연구자들은 1만 7천 명의 여성을 대상으로 에스트로겐과 프로게스테론의 효과를 연구했다. 처음에 연구자들은 8년 동안 여성들을 추적하기로 계획했지만, 유방암이 급격하게 증가한다는 사실을 발견하고 연구를 중단했다. 유방암만이 아니었다. 호르몬 대체요법은 심장질환, 뇌졸중, 혈전 등의 위험도 증가시켰다.[9] 그 결과 의사들은 호르몬 대체요법을 두려워하기 시작했고 더 이상 받아들이지 않게 되었다.

여성들은 어쩔 줄 몰랐다. 그러나 수전 소머즈는 답을 가지고 있었고, 그 답은 10억 달러의 산업을 낳았다. 소머즈는 이렇게 썼다. "끔찍한 일곱 난장이들을 쫓아낸 주인공이 무엇일까? 바로 천연 인체친화형 호르몬제(natural bioidentical hormones)다."[10] 소머즈는 호르몬 대체요법이 심장질환, 혈전, 암을 유발하는 이유는 대형 제약회사에서 만들어지기 때문이라고, 즉 천연이 아니기 때문이라고 믿었다. 여성들이 식물에서 발견되는, 그리고 작은 조제약국에서 만드는 호르몬제를 이용한다면, 아무런 위험 없이 폐경기 나라의 일곱 난쟁이를 몰아낼 수 있을 터였다.

오프라 윈프리가 지지하지, 수전 소머즈가 홍보하지, 크리스티안 노스럽 같은 부인과 의사들이 입증하지, 그러다 보니 인체친화형 호르몬제는 전국적으로 유행이 되어버렸다. 그러나 이 논리에는 몇 가지 허점이 있다.

첫째, 에스트로겐은 에스트로겐이다. 콩에서 정제되든, 마에서 정제되든, 말 오줌에서 정제되든 분자 구조는 똑같다. 원료가 뭐가 됐든 관계없다. 중요한 건 단 하나, 최종 생성물의 분자구조다. 시카고의 노스웨스턴 대학교 의과대학 산부인과학 조교수, 로런 슈트라이허(Lauren Streicher)는 이렇게 말했다. "[인체친화형 호르몬제가] 뭔가 더 나은 것, 뭔가 색다른 것이라는 의미가 암암리에 내포되어 있습니다만, 화학적으로는 FDA의 승인을 받은 약품들과 구조가 똑같습니다."[11] 맥길 대학교 화학과 교수 조 슈워츠는 이렇게 썼다. "자, 지금부터 나를 따라 말해보시길. '물질의 속성은 그 기원이 아니라 분자 구조에 달려 있다. 유효성과 안전성을 평가하는 문제라면, 물질이 합성으로 이루어지든 천연으로 이루어지든 전혀 관계없다.'"[12]

둘째, 대형 제약회사와 작은 조제약국의 구분은 대중에게 매력적으로 보일 수도 있지만 한편으로는 대중을 현혹하고 있다. 슈트라이허는 이렇게 말한다. "이 제품들[인체친화형 호르몬제와 전통적인 호르몬제]은 모두 주로 독일에 있는 같은 공장에서 제조됩니다. 미국에는 두 개의 큰 공장이 있는데 거기에서 식물에서 제품을 합성한 다음 각각 [작은] 제조 약국과 대형 제약회사에 보내집니다."[13]

인체친화형 호르몬제와 전통적인 호르몬제가 같은 공장에서 제조된 같은 제품이라면, 초래될 위험 또한 둘 다 같을 것이다. 케이스 웨스턴 대학교 산부인과학 교수, 울프 유티안(Wulf Utian)은 이렇게 말한다. "인체친화형 제품 산업의 중요한 마케팅 접근법은 꿩도 먹고 알도 먹을 수 있다는 것입니다. 자기네 제품은 제약회사에서 찍어 나온 제품과 다르다고 홍보하는 것이지요. 장점은 다 가지고 있으면서 위험은 하나도 없다고 말입니다. 이런 말을 믿을 정도면, 여러분은 이의 요정(Tooth Fairy)도 믿겠군요."[14]

인체친화형 호르몬제와 전통적 호르몬제의 차이는 하나는 천연이고 하나는 그렇지 않다는 것이 아니다. 즉 하나는 안전하고 하나는 안전하지 않다는 것이 아니다. 둘의 차이는 하나는 관리를 받지 않는 업계의 제품이고 다른 하나는 그렇지 않다는 것이다. 슈트라이허는 이렇게 말한다. "추적, 관찰당할 필요가 없다는 점에서 위험하지 않다는 의견도 있더군요. 하지만 나는 이용하는 제품의 특성을 알려면 제품이 규제되어야 한다고 생각합니다."[15] 슈트라이허가 걱정할 만도 했다. 2001년, FDA가 12개 제조약국으로부터 29개 제품을 분석한 결과, 34퍼센트가 표준 품질이나 역가 시험에 부적합했다.[16] 바로 이런 이유 때문에, 국민 건강에 책임이 있는 기관들은 인체친화적인 호르몬 혁명을 인정하지 않았던 것이다. 미국 산부인과학회(American Congress of Obstetricians and Gynecologists), 미국 임상내분비학회 (American Association of Clinical Endocrinologists), 미국 의학협회, 미국 암협회, 메이요 클리닉, 그리고 FDA는 모두 인체친화형 호르몬제는 전통적인 호르몬제만큼이나 위험할 수 있다는 성명을 발표했다.

인체친화형 호르몬제가 갱년기를 치료할 수 있다는 수전 소머즈의 발견은 시작에 불과했다. 소머즈는 곧 이 호르몬제가 더 많은 것, 훨씬 많은 것들을 치료할 수 있다고 생각했다. 그녀는 이렇게 적었다. "우리는 호르몬 감소로 인해 노화된다. 노화로 인해 호르몬이 감소되는 게 아니다."[17] 소머즈는 인체친화형 호르몬제가 시간을 되돌릴 수 있다고 주장했다. "아프고 싶은 사람은 아무도 없어요, 안 그래요? 살찌거나, 주름이 생기거나, 기운이 없거나 성욕이 떨어지거나, 뇌가 잘 움직이지 않거나, 노화 현상에 빠지지 않고 수반되는 이런저런 질병에 걸리고 싶은 사람은 아무도 없어요, 그렇지요? 내 몸뚱이 하나 지탱하지 못할 정도로 뼈마디가 약해지길 원하지는 않을 겁니다. 등에 산소 탱크를 턱하니 붙이고 돌아다니고 싶지는 않을 거예요. 알츠하이머 후기에 접어들어 늙은 말 쫓겨나듯 가족들한테 쫓겨나고 싶진 않잖아요? 그런데 그거 아세요? 인생의 후반기가 전반기보다 더 윤택할 수 있답니다. 이 신약을 복용하면 더 나은 삶, 더 건강한 삶, 젊은 사람처럼 활력 있는 삶을 되찾을 수 있어요. 인체친화형 호르몬 대체요법에 맡겨주세요."[18] 하지만 소머즈가 이 방법만 이용했다고 생각한다면, 천만의 말씀이다.

소머즈의 노화방지를 위한 식이요법은 그렇게 간단하지 않다. 소머즈가 오프라에게 설명한 바에 따르면 이렇다. "매일 에스트로겐으로 하루를 시작해요. 한 달에 2주는 프로게스테론을 바르고요. 이 팔엔 에스트로겐, 이 팔엔 프로게스테론을 발라요." 그런 다음 그녀는 에스트리올(estriol, 에스트로겐의 일종)로 화제를 옮긴다. "저는 다른 것도 주입하는데요, 바로 에스트리올이에요. 질 속으로 매일 2밀리그램씩 주입해요. 방법은 안 보여드릴게요." 그리고 나서 칼슘, 마그네슘, 엽산, 코엔자임 Q, 글루코사민, 비타민 C, 에스키모들이 먹는 생선 오일, 오메가-3 지방산, 플로라 소스(Flora Source), 아드레날 180("제 부신 기능이 바닥이라서"), 샘-이(SAMe), 세인트존스워트, L-트립토판, 달맞이꽃 오일, L-글루타민, 카르니틴, L-타이로신, L-타우린, 레시틴, 글리신, 포스파티딜세린(phosphatidylserine), 스모크 실드(Smoke Shield), 로디올라(rhodiola), 백차(白茶) 캡슐, 호스트 디펜스(Host Defense), 지플라멘드(Zyflamend), 홀리 바질(Holy Basil), 투메릭 포스(Turmeric Force), 셀레늄, 아연, 리코폼(LycoPom), 영지버섯, 계피, 루라린(LuraLean), 명굴강낭콩(*Phaseolus vulgaris*), 그린 티 파이토좀(green tea phytosome), 커큐민(curcumin), 감마-리놀레산(gammalinoleic acid), 레스베라트롤(resveratrol), 비타민 E, 비타민 D, 비타민 K2 등이 함유된 알약들을 삼킨다. 이것도 모자라 인체생장호르몬과 비타민 B 복합체도 주입한다. 그런 다음 "간을 자극하기 위해 간이 위치한 피부 부위에 약간의 글루타티온(glutathione) 크림을" 바른다.[19] 그리고 마지막으로, 혹시나 부족한 성분이 있을까 봐 종합비타민 한 알을 먹는다. 오프라는 그녀의 행동을 수긍하며 이렇게 말했다. "많은 사람들이 수전 소머즈가 너무 유난 떤다고들 말하는데요. 그녀는 우리보다 앞선 사람인지도 모릅니다."[20]

결국 가장 중요한 건, 수전 소머즈가 자신을 더 젊고, 더 건강한 다른 여자처럼 느낀다는 거다. 65세의 수전은 자신의 책《영원히 섹시하게》에서 이렇게 썼다. "이렇게 해온 지 이제 4년이 됐는데, 지금 나는 마치 서른 살이 된 것만 같다. 이제 나는 이것이 우리가 그토록 찾아다니던 비밀의 영약이라는 걸 깨닫는다. 사람들은 항상 나에게 '정말 근사해 보인다'고 말하는데, 그러면서 내 얼굴을 찬찬히 뜯어보는 걸 나는 알고 있다. 나는 무엇보다 성욕이 다시 강해졌다. 나는 이제 사랑을 하고 싶다. 결혼한 지 35년이 지난 이 나이에 남편 얼굴만 봐도 마음이 이렇게 '꿈틀거린다'니 정말 대단한 일이 아닐 수 없다. 그리고 그이도 굉장히 만족해하고!"[21]

사이먼 코웰(Simon Cowell)을 포함해 다른 유명인들도 소머즈의 식이요법을 받아들였다. 2001년에 코웰은 비타민 B12, C, 마그네슘이 혼합된 칵테일 정맥주사가 자신의 외모와 기분을 더 젊게 만들어 준다고 주장했다. "굉장히 따뜻한 느낌이에요. 모든 비타민이 몸속으로 들어가는 걸 느낄 거예요. 마음을 아주 차분하게 진정시켜 준답니다."[22]

노화 전문가들은 소머즈의 노화방지 혁명을 지지하지 않았다. 2002년에 제이 올샨스키(Jay Olshansky), 레너드 헤이플릭(Leonard Hayflick), 브루스 칸스(Bruce Carnes)가 주축이 되어 노화 전문가 51명이 연구에 참여했다. 올샨스키는 일리노이 대학교 공중보건 대학원 교수이며,《인간은 얼마나 오래 살 수 있는가》의 저자다. 헤이플릭은 캘리포니아 대학교 샌프란시스코 의과대학 해부학 교수이며,《우리는 왜 그리고 어떻게 늙는가》의 저자다. 칸스는 오클라호마 대학교 건강과학 센터의 노인의학과 교수다. 그들은 이렇게 기록했다. "현재 시중에 판매되는 개입 방식 가운데 어떤 것도 — 전혀 아무것도 — 아직 인간의 노화를 늦추거나 중단하거나 역행하는 것으로 입증되지 않았다. 오늘날 노화방지 제품을 제공하겠노라 주장하는 사람이 있다면, 잘못 알고 있거나 거짓말을 하는 것이다. 노화에 대한 체계적인 연구 및 수정이 진행되고 있으므로, 언젠가는 불가피한 악화를 늦추고 건강과 수명을 늘리는 방법들을 제공할 수 있을 것이다. 하지만 아직은 그날이 오지 않았다."[23]

소머즈는 이런 비판들을 소홀히 넘기지 않는다. 그녀는 탐욕스런 제약회사와 세뇌교육만 받아 무지한 의사들의 음모라고 여기며 다음과 같은 글을 썼다. "의대에서 학생들은 내분비학에 대한 교육을 거의 받지 않으며, 호르몬제 처방법에 대해 배우는 시간도 고작 네 시간에 불과하다. 의사가 궁금해하지 않으니 그들이 알아야 할 정보는 주로 제약회사에서 나오기 마련인데, 제약회사들이 다달이 내놓는 잡지에서 의사들이 얻는 정보가 얼마나 편파적일지는 보나마나 뻔하다. 결국 사업인 것이다."[24]

어떤 면에서는 수전 소머즈 말이 맞다. 확실히 우리는 옛날 사람들보다 오래 산다. 그리고 소머즈는 자신이 펴낸 많은 책들에서 그 이유를 설명하기 위해 조언 비슷한 걸 내세운다. 과일과 채소를 많이 먹는다, 운동을 한다, 잠을 충분히 잔다, 담배를 피우지 않는다, 설탕을 피한다, 스트레스를 줄인다 등등. 사람들이 장수하지 않는 이유는 **나이를 먹는** 방식을 바꾸지 않았기 때문이고, 장수하는 이유는 생활방식을 바꾸었기 때문이다. 그러나 소머즈는 노화 과정을 늦추거나 거꾸로 되돌릴 수 있다고 주장하면서 환상의 세계로 들어가려 한다. 하긴 그런 사람이 소머즈가 처음은 아니다. 알렉산더대왕과 폰세 데 레온(Ponce dee Leon, 1474-1521, 스페인 탐험가이자 정복자 — 옮긴이)은 둘 다 전설의 '젊음의 샘(Fountain of Youth)'을 찾아다녔고, 이후 전문가입네 자처하고 다니는 유명 인사들과 치료사들도 마법의 영약을 홍보해왔다. 판로는 활짝 열려 있다. 모든 사람은 더 오래 살길 원하니까. 우디 앨런도 이렇게 말하지 않았던가. "나는 내 작품을 통해 영원히 살고 싶진 않아. 죽지 않고 계속 영원히 살고 싶지."

노화방지를 들먹거리는 오늘날의 장사치들은 100년 전 서커스장에서 흔히 볼 수 있는 장사꾼들과 다를 게 없다. 소머즈와 마찬가지로, 그들은 자기네 치료법이 주류에 편입되지 않는 이유는 딱 하나, 대형 제약회사가 그걸 원하지 않기 때문이라고 주장한다. 크리스티안 노스럽은 이렇게 말한다. "제약회사가 계속 합성 호르몬제를 사용하는 이유는 자연적으로 발생하는 화합물은 특허를 받지 못하기 때문입니다. 따라서 이런 천연 화합물을 사용해봤자 제약회사의 재정적 이익에 아무런 도움이 안 되는 거지요."[25] 소머즈와 노스럽은 같은 역할을 맡았다. 골리앗에게 대항하는 다윗이라는. 제약회사들이 이익에만 혈안이 된 사악한 거인인 데 반해, 그들은 사람들이 젊음을 유지하도록 도와주려 애쓰는 작고 힘없는 약자인 것이다. 웹사이트, DVD, 책, 팸플릿 등을 통해 노화방지 의학을 홍보하는 사람들은 제품을 선전할 때 '제약회사가 당신에게 알리고 싶지 않은 비밀' 같은, 그들이 효과적이라고 생각하는 문구를 어김없이 집어넣는다.

그런데 피할 수 없는 역설적인 상황이 있다. 노화방지 사업이 벌어들이는 이익은 많은 제약회사들이 벌어들이는 이익과 거의 맞먹으며 홍보하는 이들을 부자로 만들어준다는 것이다.[26] 수전 소머즈는 그 자체로 하나의 산업이다. 그녀는 자신의 웹사이트에 '리스토어라이프(restoreLife)'라는 한 가지 상표의 비타민, 보충제, 무기질만 홍보한다. 그녀의 웹사이트에는 리스토어라이프 무기질 세트, 보충제 스타터 키트, 레스베라트롤, 오메가-3, 비타민 D$_3$뿐만 아니라, 리스토어라이프 다이제스트 리뉴(RestoreLife Digest Renew), 본 리뉴(Bone Renew), 캄 리뉴(Calm Renew), 내추럴 슬립 리뉴(Natural Sleep Renew), 섹시 레그 리뉴(Sexy Leg Renew)도 있다. 소머즈는 피부관리 제품, 체중감량 제품, 해독 제품뿐만 아니라 자신이 만든 상표의 식품과 조리 기구, 감미료(SomerSweet®)도 판매한다. 입맛을 조절하기 위한 나노테크놀로지 패치도 판매한다. 이 모든 것이 수전 소머즈를 백만장자로 만들어주었다. 한마디로 그녀는 노화방지 사업을 하고 있는 것이다. 그리고 그녀가 자신의 책과 웹사이트에서 홍보한 의사들과 조제약국들도 다 한통속이다.

자칭 노화방지 분야의 도사들은 주류 의학이 자기네 편을 들지 않는다며 격분하지만, 사실상 그들의 가장 큰 문제는 과학이 그들 편을 들지 않는다는 것이다.

올샨스키, 헤이플릭, 칸스에 따르면 우리가 늙는 가장 큰 원인은 산화작용에 의해 DNA를 손상시키는 활성산소가 발생하기 때문이라고 한다. 변형된 DNA가 축적되면 세포 기능이 손상되고, 따라서 감염과 질병에 점차 취약해진다는 것이다. 이때 문제를 일으키는 장본인이 미토콘드리아다. 미토콘드리아는 영양소를 에너지로 전환할 때 활성산소를 발생시키는, 모든 세포 안에 있는 세포 소기관이다. 영양소를 에너지로 전환하는 것은 생명 활동에 필요한 과정이므로 — 그리고 이 과정에서 결국 우리를 죽음으로 몰고 가는 활성산소가 발생하므로 — 우리는 죽게 되어 있다. 그들은 이렇게 기록했다. "일단 생명 엔진에 스위치가 켜지면, 우리 몸은 필연적으로 자멸의 씨앗을 뿌리기 시작한다. 이것은 피할 수 없는 생물학적 현실이다."[27]

올샨스키, 헤이플릭, 칸스는 2002년에 미국의 과학 잡지 《사이언티픽 아메리칸》에 노화방지 의학에 대한 비판의 글을 게재했다. 당시 그들은 셀레늄, 베타카로틴, 비타민 A, C, E 같은 항산화 보충제가 활성산소의 해로운 영향을 늦추기 위해 제시되고 있다고 추정했다. 항산화제 연구는 이제 시작 단계에 불과했기 때문에 그들은 아직 결과에 대해 알지 못한 상태였다. 그러나 그들의 글은 불길한 미래에 대한 불길한 예언이 되었다. "항산화제는 노화방지에 효과가 있다고 요란하게 떠벌려지고 있는 인기 보충제 대열에 끼어 있다. 항산화제 옹호자들은 충분한 양의 항산화제 보충제를 섭취하면, 항산화제가 활성산소를 싹 빨아들여 노화를 일으키는 과정을 늦추거나 중단시킨다고 주장하지만, 활성산소는 생화학 반응에서 꼭 필요한 매개 단계를 수행하기 때문에 활성산소를 모두 없앤다는 건 자살 행위나 다름없다."[28] 그리고 그들의 예언은 정확하게 들어맞았다. 항산화작용을 하는 비타민과 건강기능식품을 대량 복용한 사람들이 암과 심장질환에 걸릴 확률, 더 일찍 사망할 확률이 더 높다는 연구 결과들이 계속해서 나오고 있다. 그들은 이렇게 말한다. "사람들은 어차피 잃을 게 별로 없다는 생각에, 노화를 방지할 거라고 추정되는 여러 가지 방법들을 시도할지 모른다. 그러나 우리는 이 문제에 대해 다시 생각해야 한다."[29]

우리가 늙는 것이 활성산소 때문만은 아니다. 1960년대 초, 당시 필라델피아 위스타 연구소(Wistar Institute)에서 활동하던 과학자 레너드 헤이플릭은 스웨덴에서 행해진 선택적 낙태를 통해 태아 세포를 받았다. 헤이플릭은 이 세포를 자신의 실험실에 가지고 와서 영양분이 가득 들어 있는 액체 속에 담갔다. 이 세포가 얼마나 자주 재생되는지 보고 싶었던 것이다. 그런데 헤이플릭은 자신이 발견한 사실에 깜짝 놀랐다. 상당히 세심하게 주의를 기울였음에도 불구하고, 즉 영양분이 가득 단긴 액체 속에 엄청난 양의 생장촉진물질을 들이부었음에도 불구하고 세포가 약 50번의 재생 과정을 거친 후 죽고 만 것이다. 이로써 레너드 헤이플릭은 독일의 생물학자 아우구스트 바이스만(August Weissman)이 80년 전에 "죽음은 세포분열이 영원하지 않고 유한하기 때문에 일어난다"라고 주장한 것을 증명했다.

불가피한 죽음과 관련해 산화작용과 유한한 세포분열이 어느 정도 기여하는지 확실하게 알 수 없지만, 한 가지는 분명하다. 그것은 바로 수전 소머즈가 홍보하는 허브니, 커피 관장이니, 간 부위에 바르는 글루타티온 크림이니 하는 것은 우리가 어떻게 왜 늙는지에 대한 근본적인 이유를 설명하지 못한다는 사실이다.

소머즈는 많은 책을 썼고 책 표지마다 자신의 사진을 내걸었다. 소머즈는 아름답다. 사실 지금 그녀는 〈스리즈 컴퍼니〉에서 크리스 스노 역을 맡았을 때보다도 나이 들어 보이지 않는다. 당시 그녀의 나이가 30대고 지금은 60대인 걸 감안하면 정말 놀라운 일이 아닐 수 없다. 하지만 사진이란 얼마든지 속임수가 가능하다. 그리고 소머즈의 노화방지 제품들이 노화 과정을 되돌리거나 늦춘다는 희망이 없기 때문에, 그럼에도 그녀는 자신의 제품들에 희망을 걸어도 좋다고 홍보하는 업계에 종사하고 있기 때문에 소머즈는 두 번째 방안에 기대지 않을 수 없다. 2006년 10월 14일에 소머즈는 〈래리 킹 라이브〉에 출연해 인체친화형 호르몬제를 홍보했다.

> 킹: 내적으로 기분이 좋아진 것 외에 외적으로도 더 좋아졌나요?
>
> 소머즈: 제가 물어볼게요. 제 외모가 좀 나아졌나요?
>
> 킹: 하지만 얼굴에 손을 댔을 수도 있잖아요. 전 그런 건 잘 못 알아봐요.
>
> 소머즈: 아니에요. 진짜 제 얼굴이에요. 호르몬 덕분이지요.
>
> 킹: 그럼 성형수술을 안 했다는 말씀인가요?
>
> 소머즈: 필러는 좀 했어요.
>
> 킹: 그게 뭔가요? 보톡스인가요?
>
> 소머즈: 네. 맞아요. 다들 하는걸요.[30]

소머즈는 이런 글을 썼다. "요즘 우리는 젊음을 위해 콜라겐이나 보톡스 같은 재료를 주입하는 신기술을 이용할 수 있다. 옛날 주름제거 수술들은 어딘가 어색해 보이고 구식이지만, 오늘날 신기술의 이점들을 적절하게 이용하면 '어색해' 보이지 않으면서도 젊은 외모를 유지하는 데 도움을 받을 수 있다. 관건은 자연스럽게 보이는 것이다."[31] 그리고 보톡스와 콜라겐이 제대로 효과를 발휘하지 않을 경우, 소머즈는 전류를 이용해 얼굴을 자극하라고 조언한다. 소머즈는 래리 킹에게 이렇게 말했다. "페이스마스터(FaceMaster)라는 게 있어요. 제가 14년 동안 사용한 건데요, 여기까지 나와서 영업을 하고 싶진 않지만 suzannesomers.com에서 판매하고 있답니다. 미세전류 자극을 이용해 주름을 제거하는 기계예요. (…) 피부 속으로 근육을 채워주지요."[32]

그러니까 결국 수전 소머즈는 60가지 비타민에 보충제, 무기질, 허브 알약을 매일 전부 챙겨 먹고, 팔에는 에스트로겐과 프로게스테론을, 간 위에는 글루타티온을 문지르고, 질 속에는 호르몬을, 직장에는 커피를 집어넣는 것도 모자라서, 실제로 자신을 더 젊어 보이게 만들어줄 한 가지 방법, 성형수술에 의존한다는 것이다. 이건 그녀가 지금까지 그렇게 떠들고 다니던 것과 완벽하게 모순되는 행동이 아닌가. 지금까지 알려진 가장 강력한 독소(보툴리눔 독소botulinum toxin) 가운데 하나를 얼굴에 직접 주입하면서 사람들한테는 자연에 가깝게 살아야 한다고 주장한다니, 너무 하지 않은가(보툴리눔 독소는 0.00000001그램만으로도 안면 근육을 마비시킬 수 있을 만큼 아주 강력하다).

2011년 2월, 소머즈는 또 한 번 의외의 모습을 보여주었다. 캐나다의 한 토크쇼에 출연했을 때, 팬들은 소머즈의 외모가 크게 달라진 걸 알아차렸다. "주름제거 수술을 한 수전의 얼굴이 굉장히 부어 보이고 입술은 소시지 같더군요." 디트로이트의 성형외과 의사 토니 윤(Tony Youn)이 말했다. "피부 아래로 지방과 조혈모세포를 주입하는 조혈모세포 성형수술을 받은 경우 반드시 나타나는 흔적들이지요."[33] 조혈모세포 성형수술은 미국에서 승인되지 않았다. 2012년에 소머즈는 조혈모세포 수술로 가슴을 키웠다.[34]

어떻게 보면, 이런 모든 노력들이 서글프기도 하다. 결국 우리는 늙어가는 걸 받아들이기 싫다는 거니까. 미국의 작가 수전 저코비(Susan Jacoby)는 《죽음을 말하지 말라: 신 노년에 대한 신화와 마케팅》에서 이같이 말했다. "지난 20년 동안 아직 지하 묘지에 묻히지 않은 사람이라면, 요즘 60대, 70대, 80대, 90대, 아니 그 이상의 사람들이 '신 노년(new old age)'이라는 현상을 맞이해, 과거 조상들은 꿈에도 상상하지 못한 부유하고, 넉넉하고, 건강하고, 흥미진진하고, 섹시하고, 경제적으로 안정된 삶을 영위할 수 있게 됐다며 요란뻑적지근하게 선전하고 있는 언론의 공세를 알아차리고도 남을 것이다. 하지만 바보거나 아니면 지지리도 불행한 삶을 살아온 사람이 아닌 다음에야 여든다섯, 아흔 살이나 먹고도 여전히 최고의 해를 맞을 거라고 기대할 사람이 누가 있겠는가."[35] 하지만 소머즈는 그렇게 생각하지 않는다. 소머즈는 이런 글을 썼다. "지금은 2041년. 나, 수전 소머즈는 이제 94세다. 나는 건강하고, 내 뼈는 튼튼하며, 나의 뇌는 그 어느 때보다 쌩쌩하게 돌아간다. 나는 행복하고, 신 나고, 활기찬 기분으로 잠에서 깬다. 그리고 나와 마찬가지로 보충제 식이요법을 받아들여온 105살의 내 남편 앨런과 거의 매일 아침 황홀한 섹스로 하루를 시작한다. 나는 뒷방에 처박힌, 아니, 더 나쁜 경우 양로원 신세를 지는 '노인네'가 아니다. 절대 절대 아니다, 난 일찍부터 준비했으니까. 나는 살고 싶었다, 정말로 살고 싶었다. 그래서 신약(新藥)이라는 고속 열차 위에 올라 타 한 번도 뒤돌아보지 않았다. 내 친구들은 나를 비웃으며 '미쳤다'느니 '건강 중독자'라느니 말하지만, 글쎄, 과연 누가 최후에 웃는 자가 될까?"[36]

소머즈의 낙천적인 생각을 가지고 뭐라고 할 수 있는 사람은 아무도 없다. 더 넉넉하고, 더 생산적이고, 더 나은 삶에 대한 그녀의 관심을 가지고 뭐라고 할 수 있는 사람 또한 아무도 없다. 그렇지만 수전 소머즈는 꺼져가는 저 빛에 분노하는 일개 시민이 아니다. 그녀는 도움을 줄 가능성은커녕 오히려 해를 입힐 가능성이 높은 약들을 팔러 다니는, 연간 60억 달러 산업의 유급 홍보원이자 사람들이 과학을 외면하길 바라는 장사꾼이다. 저코비는 이렇게 이야기한다. "분명히 비과학자의 시각에서는, 입증도 검증도 되지 않은 보충제에서부터 나이는 숫자에 불과하며 늙음은 단지 마음의 문제일 뿐이라고 믿는 사람들이 쓴 자기계발서에 이르는 무수한 제품들과, 노화방지에 관한 진짜 과학을 구분한다는 것이 늘 쉬운 일은 아니다. 마케팅 담당자들이 가장 원하지 않는 일은, 그런 약물들이 노화라는 생리적 현실과 불가피함을 거부하는 것 외에 어떤 효과를 낼 수 있는지 일반인들이 증거를 바탕으로 명석한 판단을 내리는 것이다."[37]

대체요법으로 가내공업을 일군 유명 인사는 수전 소머즈 말고도 더 있다. 소머즈처럼 텔레비전과 영화에 출연하는 이 유명인은 자신이 의료기관이 간과한 질병의 치료법을 발견했다고 믿었다. 그러나 이번에 겨냥한 대상은 갱년기 여성이나 나이 지긋한 노인이 아니라, 자녀를 치료하기 위해 필사적으로 방법을 찾아다니는 부모들이었다.

6장
자폐증의 피리 부는 아줌마
제니 매카시의 십자군 전쟁

"생각해보면, 희망을 갖는 수밖에 달리 도리가 없다."
-랜스 암스트롱

제니 매카시(Jenny McCarthy)는 〈얼간이들〉, 〈베이스켓볼〉, 〈존 터커 머스트 다이〉, 〈더티 러브〉 등의 영화에 출연했으며, 〈더티 러브〉는 카르멘 일렉트라(Carmen Electra)와 공동으로 시나리오를 쓰기도 했다. 최근에는 〈마이 네임 이즈 얼〉, 〈척〉, 〈저스트 슛 미〉, 〈두 남자와 1/2〉 등의 드라마에 찬조 출연했다. 가장 최근에 출간한 책은 2010년 《사랑과 성욕과 허세: 섹스, 거짓말, 그리고 진정한 연애에 관한 적나라한 진실》이다.

2008년 9월 24일에 오프라는 매카시의 책 《예방접종이 자폐를 부른다》에 대해 매카시와 인터뷰를 했다. 매카시의 아들 에번(Evan)은 자폐증으로 진단받은 적이 있다. 소머즈와 마찬가지로 매카시도 주류 의사들을 신뢰하지 않았다. 주류 의사들은 자폐증의 원인이나 치료 방법을 알지 못했다. 반면에 매카시는 원인도 치료 방법도 알았다. 그래서 어머니들에게 이제는 우리 스스로 통제할 때가 됐다고,

어머니들 스스로 의사가 될 때가 왔다고 말하기 위해 오프라 쇼에 출연했다. 오프라도 매카시와 같은 의견이었다. 오프라는 프로그램을 시작하면서 이렇게 말했다. "얼마 전 제작회의 때, 프로듀서 가운데 한 명이 《보스턴 글로브》지의 인상적인 기사 하나를 보여주었습니다. 제가 지금까지 보아온 여성들 가운데 가장 특별한 여성에 대한 기사였어요. 우리는 바로 그 자리에서 이 여성을 우리 쇼에 모시고 여러분과 함께 이야기를 들어봐야겠다고 결정했습니다. 지금 당장 여러분의 친구들에게 전화하세요. 이 여성은 단순히 한 아이의 엄마가 아니라 전사니까요."[1] 의사들이 실패한 곳에서 제니 매카시와 오프라 윈프리는 성공의 길을 제시할 터였다. 그리고 또 하나의 가짜 산업이 태어났다.

샌디에이고에 있는 아동행동협회(Institute for Child Behavior)의 연구원이며 자폐증 아들을 둔 아버지, 버나드 림랜드(Bernard Rimland)는 1973년, 《분자교정 정신의학: 정신분열증 치료》를 라이너스 폴링과 공동 집필하며 〈중증 정신질환을 앓는 아동의 치료에서 특정 비타민 고용량 복용〉이라는 장을 맡았다.[2] (라이너스 폴링이 편집을 담당했다.) 림랜드는 고용량 비타민과 무기질이 자폐증을 치료할 수 있으리라 믿었다. 이후 그는 '지금 당장 자폐증을 물리치자(Defeat Autism Now, DAN)'라는 단체의 모태가 된 자폐증 연구소 — 비타민과 보충제로 자폐증을 치료할 수 있다는 견해를 증명하기 위해 몰두하는 임상의들의 모임 — 를 설립했다. 소머즈가 부인과 의사인 크리스티안 노스럽과 손을 잡고 인체친화형 호르몬제를 홍보한 프로그램에서 매카시는 DAN 소속 의사인 제리 카치넬(Jerry Kartzinel)과 손을 잡고 자폐증 치료를 홍보했다. 2010년, 매카시와 카치넬은 베스트셀러 《자

폐증의 치료와 예방: 완벽 가이드》를 출간했다. 매카시가 생의학적 요법으로 자폐증을 치료하는 운동을 시작한 것은 아니었지만, 오프라 윈프리의 도움으로 미국의 수천만 가정에 이 운동을 심어주었다. 매카시와 카치넬, 그리고 DAN은 자폐증에 무수한 원인과 무수한 치료법이 있다고 믿었다. 그들은 다음과 같이 주장했다.

- 자폐증은 미토콘드리아 기능 장애가 원인이므로, 비타민 A, C, D, E, K와 B 그룹 외에 아연, 셀레늄, 칼슘, 마그네슘, 크롬, 대구 간유, 오메가-3 지방산, 타우린, 글루타민, 아르기닌, 크레아틴, 카르니틴, 코엔자임 Q를 고용량 복용으로 치료해야 한다.
- 자폐증은 음식 알레르기가 원인이므로, 글루텐(곡물)과 카세인(유제품)을 제한해 치료해야 한다. 매카시는 이렇게 말했다. "이렇게 시작한 지 2~3주가 지나자 우리 에번의 언어가 두 배로 늘었습니다."
- 자폐증은 장내 균류의 과다성장이 원인이므로, 항진균제와 소의 초유로 치료해야 한다. 매카시는 이렇게 주장했다. "이렇게 독소를 제거하고 나면 아이들의 상태가 점차 좋아질 겁니다. 장을 청소하세요. 그러면 뇌도 청소가 돼요. 둘은 관련이 있으니까요."
- 자폐증은 중금속 중독이 원인이므로, 커피 관장과 에틸렌디아민테트라아세트산 정맥주사(intravenous ethylenediaminetetraacetic acid, EDTA) 같은 해독요법으로 치료해야 한다. (2005년, 타리크 나다마라는 5세 아이가 EDTA 정맥주사를 맞은 후 심장부정맥으로 사망했다.)[3]

- 자폐증은 척추 부정렬이 원인이므로, 머리와 목을 강한 척추지 압요법으로 치료해야 한다.
- 자폐증은 뇌 감염이 원인이므로, 생강과에 속하는 식물, 강황 (*Curcuma longa*)으로 치료해야 한다.
- 자폐증은 소화 장애가 원인이므로, 소화효소로 치료해야 한다. 매카시는 이런 글을 썼다. "우리의 면역체계가 장에서부터 작동 되는 거라면, 장이 똥으로 가득 차 있는데 어떻게 제대로 기능 할 수 있겠는가."
- 자폐증은 뇌의 부정확한 배선 구조가 원인이므로, 전기 자극이 나 자기 자극으로 치료해야 한다.
- 자폐증은 면역세포 불균형이 원인이므로, 아동에게 구충과 편 충을 감염시켜 치료해야 한다.
- 자폐증은 뇌의 산소 부족이 원인이므로, 아동을 고압산소실에 입원시켜 치료해야 한다. (2009년 5월 1일, 프란체스코 마르티니지라 는 4세 아이가 고압산소실 폭파로 전신의 90퍼센트 이상 화상을 입고 사 망했다.)[4]
- 자폐증은 장 누수가 원인이므로, 프로바이오틱스(probiotics, 인 간이나 동물 등 숙주의 건강에 유익한 효과를 주는 미생물 또는 그 성분 —옮긴이)로 치료해야 한다.
- 자폐증은 면역력 조절 장애가 원인이므로, 면역 글로불린 정맥 주사나 조혈모세포 이식으로 치료해야 한다.
- 자폐증은 약물중독과 유사하므로, 에뮤 오일(emu oil, 타조과의 새에서 추출한 오일 — 옮긴이)에 떠 있는 저용량의 날트렉손으로 치료해야 한다. (날트렉손은 약물 의존증 치료에 이용되는 약물이다.)
- 자폐증은 과도한 자극이 원인이므로, 대마초나 멜라토닌으로

치료해야 한다.

■ 자폐증은 신진대사 결함이 원인이므로, 비타민 B12 주사로 치료
해야 한다. 매카시는 이런 글을 썼다. "에번이 이 방법으로 효과
를 봤다. 당시 에번이 UCLA 자폐증 학교에 다닐 때였는데, 사
람들이 이렇게 물었다. '대체 어떻게 하신 거예요? 에번이 말문
이 터졌어요.' 그래서 나는 대답했다. 'B12 주사를 맞혔어요'라
고."

■ 자폐증은 헤르페스 같은 만성 바이러스 감염이 원인이므로, 항
바이러스제로 치료해야 한다.

■ 자폐증은 임파선 부종이 원인이므로, 임파배수마사지로 치료해
야 한다.[5]

■ 자폐증은 장내 기생충이 원인이므로, 이산화염소 — 옷감을 표
백하고 산업 폐기물을 정화하기 위해 이용되는 강력한 표백제
— 가 함유된 용액이나 관장제로 치료해야 한다. 표백제 용액이
나 관장제를 3일간 2시간마다 이용하면 심한 구토와 설사가 유
발된다.[6] (자녀를 돕기 위해서라면 물불 가리지 않는 부모 마음이야 충분
히 이해가 가지만, 이런 절박함이 아동학대로 이어질 수 있다.)

■ 자폐증은 백신이 원인이다. 매카시는 오프라와의 대화에서 이
렇게 말했다. "우리 아들이 홍역-볼거리-풍진 예방주사를 맞
기 직전에 제가 의사에게 그랬어요. '어쩐지 이 주사를 맞히기
가 영 꺼려지는군요. 이거 자폐증 주사 맞지요?' 그런데 바로
그 때 간호사가 [제 아들에게] 주사를 놓는 거예요. 제가 어떻게
반응했는지 지금도 똑똑히 기억해요. '오, 하느님, 안 돼요!' 이
후 제 아들에게 나타난 변화를 금세 알아보겠더군요. 아이의 눈
에서 생기가 완전히 사라졌어요."[7] 매카시는 다른 부모들이 같

은 실수를 저지르지 않길 바라며 나중에 이렇게 썼다. "많은 사람들이 나에게 묻는다. 다시 아기를 낳아 이 모든 일을 다시 해야 한다면 예방주사를 맞히겠냐고. 내 대답은, 아니다. 죽어도 아니다."[8] 매카시와 공동 저자인 제리 카치넬은 유아지방관(유아의 머리 정수리 부분이 건조하고 누렇게 되는 피부질환 — 옮긴이), 변비, 설사, 수면 문제, 보챔, 이행기 문제, 안면홍조를 경험한 적이 있는 아이들은(한 마디로 모든 아이들은) 예방접종을 받아서는 안 된다고 주장하며 매카시의 말에 동의한다.

오프라는 크게 감동받았다. 제니가 대단히 유용한 조언이 담긴 책을 썼다는 사실에 감동 받았고, 제니가 자폐증 치료의 전문가가 됐다는 사실에 감동받았다. 오프라는 이렇게 말했다. "제니가 이 책을 썼습니다. 그녀는 이제 전문가로서 자신의 주장을 펼치고 있습니다."[9]

자폐증을 치료하기 위해 매카시가 추천한 비타민, 무기질, 보충제, 커피 관장, 허브 치료법은 조이 호프바우어의 호지킨병을 치료하기 위해 마이클 샥터가 권장한 방법, 스티브 매퀸의 중피종을 치료하기 위해 윌리엄 켈리가 권장한 방법, 갱년기와 노화를 예방하기 위해 수전 소머즈가 권장한 방법과 동일하다. 증상은 다 다른데 치료 방법은 똑같은 것이다.

자폐증의 원인들에 대해 매카시는 저서들이나 텔레비전 프로그램에서 한 번도 언급한 적이 없지만, 연구자들은 수없이 여러 차례 밝혀왔다. 예일 아동 연구센터(Yale Child Study)의 에이미 클린(Ami Klin)은 생후 몇 주밖에 안 된 유아를 대상으로 연구했다. 그는 유아들이 엄마의 얼굴을 어떤 식으로 주시하는지 관찰하면서, 정상적으로 발달이 이루어진 유아들은 엄마의 눈을 보고, 나중에 자폐증으로 확인된 유아들은 엄마의 입을 본다는 사실을 확인했다. 이후 샌디에이고에 있는 캘리포니아 대학, 에릭 쿠어체슨(Eric Courchesne)은 자폐증 진단을 받은 아이들의 경우, 엄마의 자궁에 있을 때부터 뇌에 구조적으로 이상이 있음을 발견했다. 필라델피아 어린이 병원의 하콘 하코나르손(Hakon Hakonarson)은 다른 여러 연구자들과의 공동 연구에서 자폐 아동들에게 특정한 유전적 기형을 발견했다. 연구자들은 또 환경적인 요인들, 특히 발프로산(valproic acid, 항 간질약) 같은 약물은 발육 중인 태아가 자폐증에 걸릴 위험에 영향을 미칠 수 있음을 발견했다.[10] 흥미로운 사실은, 환경적인 영향에 대한 민감성은 출생 후가 아니라 출생 전에 나타나는 것으로 보인다는 것이다.

현재 밝혀지고 있는 자폐증에 관한 지식을 고려해볼 때, 마치 기생충 감염이나 중금속 중독, 임파선 부종이 원인인 것처럼 자폐증을 치료하려는 매카시의 충고는 터무니없다. 따라서 매카시의 치료법들이 테스트를 거칠 때마다 효과를 보여주지 못했음은 지극히 당연한 일이다.[11] 더 나쁜 사실은, 예방접종을 하지 말아야 한다는 매카시의 조언이 무익한 것을 넘어 위험하기까지 하다는 것이다. 자녀에게 예방접종을 하지 않기로 선택한 부모들은 자녀의 자폐증 위험을 낮추지 못하는 것은 말할 것도 없고, 얼마든지 예방할 수 있는 질병을 앓게 할 위험만 높일 뿐이다.

간혹 구매자의 행동에 공감하기 어려울 때가 있다. 다 큰 어른들이 멀쩡한 정신으로 — 순전히 시간을 거꾸로 돌리고 싶은 욕심에 — 노화방지 도사들의 캐비닛에 쌓여 있는 아무 짝에도 쓸모없는 품목들을 끝도 없이 사들이느라 수백, 수천, 수만 달러를 펑펑 써댈 때가 그렇다. 하지만 대체요법 치료사들이 지푸라기라도 잡고 싶은 부모들을 이용할 땐 이야기가 다르다. 자폐증 자녀를 둔 부모들은 자식을 위하는 일이라면 무슨 짓이든 할 테니 말이다. 절박한 심정의 부모들이 어떤 일까지 할 수 있는지 보여주는 예로, 세크레틴이라는 잘 알려지지 않은 십이지장 호르몬과 관련된 이야기만한 게 없을 거다.

1990년대 후반에 빅토리아 벡이라는 한 여인이 세크레틴 덕분에 자폐증 아들의 언어 습득 능력이 놀랍도록 향상되었다고 말하면서부터 세크레틴은 선풍적인 인기를 모으게 됐다. 다른 사람들도 앞다퉈 놀라운 결과들을 이야기했다. 그렇게 해서 자폐증 연구자들은 세크레틴을 검증하기로 했다. 그들은 아이들을 두 집단으로 나누어, 한 집단은 세크레틴 정맥주사를 맞게 하고, 다른 집단은 식염수 정맥주사를 맞게 했다. 부모들은 자기 자녀에게 어떤 조제 물질이 투여되는지 아무도 알지 못했다. 결과는 분명했다. 세크레틴 집단에 소속된 대부분의 부모들은 자녀의 상태가 호전됐다고 평가했다. 그런데 식염수를 투여받은 아이들의 부모들도 똑같은 반응을 보였다. 다시 말해, 부모들은 비싼 정맥주사약을 맞은 후 효과를 보고 싶은 열망이 너무나 강한 나머지, 아이들이 어떤 종류의 약물을 투여받았는지 관계없이 자녀의 상태가 나아지고 있다고 믿은 것이다. 왜 이런 일이 생겼는지는 알 수 없다. 어쩌면 사실상 아이들의 상태는 변함이 없지만 부모들이 더 나아졌다고 여겼는지도 모른다. 아니면 부모들이 보다 주의 깊게 관찰해서, 전에는 미처 알아보지 못했던 미묘한 차이들을 인지하게 됐는지도 모른다. 이유가 어찌됐든 식염수는 자폐증을 치료하지 않았으며, 세크레틴 역시 약물학적 효과가 아닌 다른 무언가가 작용하고 있었다. 현재 15개의 연구 결과, 자폐증 치료에서 세크레틴은 플라시보나 다름없다고 밝혀졌다.

세크레틴 사례의 가장 놀라운 부분은 지금부터다. 부모들은 세크레틴이나 식염수나 반응에는 아무런 차이가 없다는 말을 똑똑히 들었는데도 69퍼센트는 여전히 세크레틴을 이용하길 원했고, 아무런 효과가 없다는 걸 분명하게 알게 됐는데도 여전히 약물을 얻기 위해 수백 킬로미터를 찾아가 수천 달러를 지불하려 했다. 그만큼 부모들의 심정이 절박하다는 의미였다. 주류 의학은 더 나은 대책을 제시해주지 않았기에, 자폐증을 치료할 수 있는 의술이 없었기 때문에 부모들은 설사 그것이 헛된 희망이라 할지라도, 희망을 약속해줄 사람을 찾아 집을 저당 잡히고 퇴직금을 털었던 것이다. 그 희망이 거짓이라는 걸 뻔히 알면서도 말이다.[12]

자폐증 연구 재단(Autism Science Foundation) 설립자이며 예일 대학교와 하버드 경영대학원을 졸업한 앨리슨 싱어(Alison Singer)는 훌륭한 교육을 받은 부모들이 어떻게 이처럼 쉽게 속을 수 있는지 설명한다. "제 딸 조디가 자폐증 진단을 받았을 때, 저는 조디를 고치고 싶었습니다. 조디가 건강해지기만 한다면 무슨 짓이든 하고 싶었습니다. 엄마가 돼서 뭐라도 하지 않으면 안 될 것 같았거든요. 그 당시 저는 자폐증이 평생 짊어져야 할 질병이라는 걸 알지 못했습니다. 우리는 글루텐과 카세인을 함유하지 않은 식단을 시도했습니다. 디메틸글리신도 시도했지요. 사람들은 프렌치토스트 위에 그걸 뿌려 먹어야 한다고 말하더군요. 그래서 전 프렌치토스트 만드는 법도 배웠답니다." 싱어는 친구가 추천한 어떤 의사를 만난 순간, 이건 아니라는 걸 분명하게 깨닫게 됐다. "한번은 조디를 척추지압사에게 데리고 갔습니다. 그는 밤에 매트리스 밑에 커다란 전자석을 깔아놓으면 조디의 뇌 속 이온이 재배열되어 조디를 치료할 수 있다고 말하더군요. 아, 말이 나온 김에 덧붙이면, 그는 그런 자석들을 200달러에 팔았습니다. 저는 집으로 돌아와 남편에게 이 일에 대해 이야기했지요. 그 당시 저는 이미 멍청해진 지 오래였답니다. 그때 남편이 저를 가만히 바라보며 말하더군요. '당신 자신의 목소리에 귀를 기울여봐. 당신이 뭐라고 말하는지 들려?' 바로 그때 제가 얼마나 멀리 왔는지 깨달았습니다. 그건 제가 아둔해서가 아니라 제 슬픔이 그만큼 컸기 때문이었어요. 마음속에 슬픔이 가득한 상태에서는 이성적으로 생각할 수가 없습니다."

싱어가 딸의 장애를 받아들이기까지는 오랜 시간이 걸렸다. "조디가 낫기 전까지는 결코 행복할 수 없을 거라고 생각했어요. 제대로 된 치료법을 발견하고 조디가 건강해져야만 비로소 행복해질 수 있을 거라고 진심으로 믿었어요. 그리고 마침내 조디의 병은 발달 장애이며, 조디가 평생 수많은 난관에 부딪히며 살아야 한다는 걸 서서히 깨닫게 되었습니다. 조디가 태어났을 때 저는 작고 아름다운 조디의 눈을 바라보며, 조디의 미래와 우리가 함께할 많은 일들과 즐거움을 상상했어요. 하지만 우리의 삶은 그런 꿈에서 너무 멀어졌습니다. 그 사실을 받아들이고 이성을 가지고 다시 생각이라는 걸 할 수 있을 때까지 정말 오랜 시간이 걸렸어요. 그리고 그제야 비로소 돌팔이 의사의 엉터리 치료 대신 과학을 기반으로 한 방식들을 찾게 되었습니다."

싱어는 부모들을 비난하지 않는다. "정작 비난받아야 할 대상은 가족들의 절박한 심정을 이용해 사기를 치는 돌팔이 의사들입니다. 가뜩이나 비탄에 잠겨 있는 부모나 자녀를 이용하다니, 그런 사람들이야말로 가장 질 나쁜 사람들입니다. 저는 이런 속임수에 쉽게 넘어가는 부모들을 비난하지 않습니다. 그런 속임수나마 믿고 싶어 하는 부모들을 비난하지 않습니다. 누군가 우리 같은 사람들을 이용하려 한다는 걸 어디 상상이나 할 수 있겠습니까."[13]

1995년 영화 〈대통령의 연인〉에서 루이스 로스차일드는 대통령 앤드루 셰퍼드에게 라이벌 밥 럼슨의 공격을 받아치라고 간청한다. 로스차일드는 럼슨이 미국의 현안들에 답변할 수 있는 유일한 인물이라는 사실이 화가 난다.

> 셰퍼드: 저기, 사람들이 [밥의] 이야기를 듣고 싶어 한다면 말이지….
>
> 로스차일드: 그럴 수밖에 없지요! 지금 답변하는 사람이 밥 럼슨밖에 없으니까요! 사람들은 리더십을 원합니다, 대통령님. 그리고 진정한 리더십이 없으면, 누구든지 마이크 앞에 있는 사람 말에 귀를 기울이기 마련입니다. 사람들은 리더십을 원합니다. 그들은 리더십을 갈망하는 나머지 신기루를 향해 사막을 기어갈 겁니다, 물이 없다는 걸 확인하면 모래라도 마실 거예요.
>
> 셰퍼드: 루이스, 지금까지 국민의 사랑을 받아온 대통령들은 두 손과 손전등이 있어도 조리 있는 문장 한 구절 찾지 못하는 인물들이었어. 사람들은 목이 말라서 모래를 마시는 게 아니야. 모래와 물의 차이를 모르기 때문에 모래를 마시는 거라고.[14]

자폐증을 치료하겠다며 세그레틴이나 척추교정법, 고압산소실, 이온 재배열 기구를 홍보하는 대체요법 치료사들은 모래를 팔고 있는 것이다. 그들은 큰 돈벌이가 되기 때문에, 책임 있는 시민 단체가 앞으로 나서지 않았기 때문에, 일부 부모들이 차이를 모르기 때문에, 혹은 모르고 싶기 때문에 그러는 것이다. 부모의 사랑을 이용해 부모가 평생 모은 노후 자금을 갈취하는 치료사보다 비열한 이들이 또 있을까.

당뇨병, 세균성 뇌수막염, 림프종 같은 질병을 앓는 어린이에게 의학은 인슐린, 항생제, 화학요법 같은 치료법을 제공한다. 그러나 자폐증은 그런 질병과 다르다. 자폐증을 치료할 수 있는 의료 기술이 상당히 부족하기 때문에, 매카시의 치료법들은 어느 정도 유혹적인 게 사실이다. (매카시는 자신의 저서들에서 척추지압사, 자연요법사, 치과 의사, 내과 의사, 간호사 등 자폐증 치료법을 판매하는 260명을 홍보한다.) 그러나 매카시가 주도하는 캠페인의 문제는 그녀의 치료법이 효과가 없는 것을 넘어서서 해로울 수도 있다는 데 있다. 아이들은 중금속 범벅인 약 때문에 사망하거나, 고압산소실에서 고막이 파열되거나, 카세인을 넣지 않는 식이요법 때문에 뼈가 약해져 고통을 당했다.[15] 그러나 아마도 가장 최악은 매카시가 예방접종을 공공연하게 비난한 바람에 피해를 입은 어린이들일 것이다.

예방접종이 실시되기 전까지만 해도, 미국은 디프테리아로 인한 예상 사망자 수를 매년 1만 5천 명으로 잡았고 그 대부분이 어린아이들이었다. 풍진으로 인해 시각이나 청각 장애, 정신 장애로 태어나는 아기들은 무려 2만 명으로 예상되었고, 소아마비로 인해 평생 장애를 안고 살아야 하는 아이들은 1만 5천 명, 사망에 이르는 아이들은 1천 명으로 예상되었다. 유행성 이하선염은 청각 소실의 일반적인 원인이었고, b형 헤모필루스 인플루엔자(*Haemophilus influenzae* type b, Hib)라는 박테리아균에 의한 후두개염은 베개로 질식을 당하는 것과 다름없는 호흡곤란을 일으켜 수백 명의 아이들을 사망으로 이끌었다.[16] 선진국에서는 예방접종 덕분에 이런 질병들이 완전히 혹은 거의 제거된 상태다.

침술사, 척추지압사, 자연요법사, 동종요법사 들은 모두 역사적으로 서로 다른 지점에서 출발하지만 — 그리고 서로 다른 철학을 기반으로 치료법을 제공하지만 — 그럼에도 불구하고 이 치료사들이 한데 모여 한목소리로 멸시하는 대상이 있는데, 바로 백신이다.[17] 왜 그러는지는 모르겠다. 어쩌면 백신이 이들과 이들의 경쟁 상대(주류 의사들)를 구분하는 기준이 되기 때문인지 모르겠다. 어쩌면 그들이 생각하기에 백신은 자연스럽지 않기 때문인지도 모르겠다(그렇다고 커피 관장이 자연스럽다고 말하기도 어렵지만). 아니면 순전히 반문화적인 각본의 일부인지도 모른다(우리하고 한 배를 타든지 아니면 내리시오). 이유가 무엇이든 이 치료법들은 전부 상당한 해를 입히고 있다. 그리고 대부분의 대체요법 치료사들이 전국적으로 호소력이 있는 게 아니지만 오프라는 다르다. 그래서 오프라가 매카시의 백신 반대 메시지를 신뢰하자 파급 효과가 상당했다. 그리하여 지난 몇 년 동안 미국의 일부 부모들이 예방할 수 있는 질병보다 백신을 더 두려워하는 바람에, 백일해, 홍역, 유행성 이하선염, 세균성 수막염 같은 질병으로 인한 입원자와 사망자가 증가하는 현상이 발생했다.[18]

7장
만성 라임병
블루멘설 사건

"근대 국가의 행정을 과학에 무지한 인간들에게 맡긴다는 건 어처구니없는 일이다."
-프레더릭 소디(Frederick Soddy), 영국의 화학자

영화배우와 텔레비전 스타들 외에도 많은 유명 인사들이 건강에 대해 조언하는데, 그 가운데 한몫 거드는 사람들이 정치인이다.

2009년 2월 11일, 조지타운 대학교 법대 교수, 로런스 고스틴(Lawrence Gostin)과 존 크레머(John Kraemer)가 미국 의학협회지에 논문 한 편을 게재했다. 미국 의학협회지는 일반적으로 법률학자가 아니라 의사와 과학자가 쓴 논문을 게재한다. 그러나 이번엔 특별한 경우였다. 고스틴과 크레머는 논문에 다음과 같이 썼다. "의학과 의학에 의지하는 환자의 건강은 정치적 이념의 대상이 되기에는 너무나 중요하다." 그들은 코네티컷 주 법무장관 리처드 블루멘설(Richard Blumenthal)의 납득이 가지 않는 행동들에 대해서도 언급했다.[1] 블루멘설이 질병을 만들어내도록 의학협회를 협박하려 했던 것이다.

정치인이 정치에 과학을 개입시킨 사례가 이번이 처음은 아니었다.

1997년, 인디애나 주 공화당 하원의원, 댄 버튼(Dan Burton)은 득의양양한 태도로 주 의회 의사당 계단 위에 서서, 인디애나 주 시민들은 이제 FDA의 경고를 무시하고 자유로이 레이어트릴을 이용할 수 있다고 발표했다. 십 년 뒤, 버튼은 이번엔 에페드라(Ephedra, 마황)를 금지했다는 이유로 FDA를 거세게 비난했다. 에페드라는 수백만 명에게 정신병, 환각, 편집증, 우울증, 부정맥, 뇌졸중을 일으킨 체중감량제다. 한번은 34세의 남성이 열흘 동안 에페드라를 복용한 뒤 상상 속에서 자신을 공격하러 달려드는 사람들을 피하기 위해 2층 창문에서 뛰어내린 일이 있었다. 그런가 하면, 볼티모어 오리올스 팀의 투수, 스티브 베츨러(Steve Bechler)는 에페드라를 복용한 뒤 24시간이 채 지나지 않아 사망했다. 그러나 버튼은 단호했다. 그는 "위협적인 문화를 숨기고, 때로는 대체 치료법을 괴롭히기도 한다"라며 FDA를 맹비난했다.

버튼의 무지는 암과 체중 조절에서 그치지 않았다. 1980년대에 미국에 AIDS가 시작됐을 땐 이발소에 개인 가위를 가지고 가질 않나, 레스토랑에서는 수프를 거부하질 않나(어떤 사람이 자기 음식을 조리하는지 의심스러워서) AIDS의 공포에 잔뜩 사로잡혔다. 나중에는 모든 미국인이 HIV 바이러스 검사를 받아야 한다는 (실패한) 법안을 도입하기도 했다.[2]

그러나 댄 버튼이 '불합리한 과학'에 가장 크게 기여한 시기는 2000년대 초반으로, 당시 그는 홍역-볼거리-풍진 백신이 자폐의 원인이라고 주장한 영국의 외과 의사 앤드루 웨이크필드(Andrew Wakefield)를 홍보하기 위해 일련의 의회 청문회를 발의했다. 하지만 웨이크필드 별은 오래 빛나지 않았다. 먼저, 잇따른 연구들이 그의 이론을 뒷받침해주지 못했다. 그다음, 브라이언 디어(Brian Deer)라는 영국 기자가, 웨이크필드가 백신 제약회사들을 상대로 한창 소송을 제기하는 동안 신체상해 전문 변호사를 통해 44만 파운드를 받았으며(웨이크필드는 공동 저자들에게 이 돈에 대해 언급하지 않았다), 임상 데이터와 생물학 데이터 가운데 일부가 허위로 조작되었다는 사실을 밝혔다(그로 인해 학회지는 논문을 철회했다). 결국, 앤드루 웨이크필드는 의료인 명단에서 삭제되었고 더 이상 의료 행위를 할 수 없게 되었다. 웨이크필드가 추락하는 동안에도 버튼의 기세는 조금도 꺾이지 않아, 여전히 홍역-볼거리-풍진 백신에 대해 공공연히 거센 비난을 퍼부었다.[3] 그 바람에 십만 명 이상의 미국 아동의 부모들은 자녀에게 백신을 접종하지 않기로 결정했다.[4] 결과는 뻔했다. 2008년에는 홍역이 지난 십여 년 중에 가장 크게 기승을 부렸다.[5] 웨이크필드는 유럽에도 미국에서처럼 두려움을 조장해, 얼마든지 예방 가능한 질병인 홍역에 수천 명의 아이들이 감염되었고 최소한 3천 명이 사망했다.[6]

(버튼은 나쁜 과학을 법률로 제정하려는 인디애나 주의 유서 깊은 전통을 이어왔다고 볼 수 있다. 일례로, 1897년 1월 18일, 인디애나 주 상원의원, 테일러 레코드(Taylor I. Record)는 원주율 3.14159를 바꿔야 한다고 주장했다. 원주율은 원의 지름에 대한 원둘레의 비율이다. 테일러는 이 수가 불편할 정도로 길다고 생각하고, 하원 법안 246호에서 이 수를 3.2로 축소할 것을 요구했다. 법안은 하원을 통과했지만, 퍼듀 대학교 수학과 학과장이 그렇게 되면 인디애나 주가 전국의 웃음거리가 될 거라고 설득력 있게 항변해 상원에서 무효화됐다. 덕분에 인디애나 주의 원주율은 다른 모든 주에서 사용하는 원주율과 같다.)[7]

그러나 정치적 기만을 새로운 수준으로 끌어올린 사람은 리처드 블루멘설이었다. 블루멘설은 만성 라임병을 법률로 통제하려 했다.

1975년 11월, 코네티컷 주 올드라임이라는 마을의 네 살 아이의 어머니, 폴리 머리(Polly Murray)가 주 보건부에 전화를 걸어 열두 명의 아이들이 갑자기 관절이 붓고 빨개지고 예민한 증상(관절염)을 보인다고 보고했다. 모두 인구 5천 명의 작은 마을에 사는 아이들이었고, 이 가운데 네 명은 같은 거리에 살았다. 의사들은 몸이 자기 자신을 공격할 때 나타나는 자가면역질환인 소아 류머티즘 관절염의 증상이라고 말했다. 폴리로서는 이해할 수가 없었다. 자가면역질환이 이렇게 갑자기 한꺼번에 나타날 수 있을까?

폴리만 이런 일을 겪은 게 아니었다. 나중에 같은 지역에 사는 다른 엄마가 예일대 류머티즘 클리닉에 전화를 걸어, 자신과 남편, 두 자녀, 그리고 여러 명의 이웃사람들이 갑자기 한꺼번에 관절염에 걸렸다고 보고했다. 이번에도 전부 소아 류머티즘 관절염 증상이라는 말을 들었다.[8]

올드라임 지방에서 발생한 사건을 파악하는 임무는 예일대학교 의과대학에서 류머티즘학 박사 후 과정을 밟고 있는 젊은 연구원, 앨런 스티어(Allen Steere)에게 주어졌다. 스티어는 이 병을 앓고 있는 51명의 환자 — 이 가운데 39명은 어린이였다 — 를 대상으로 연구를 진행했다. 그는 폴리의 생각에 동의했다. 소아 류머티즘 관절염과 달리 이 사례는 계절과 관계가 있고, 한쪽 관절에만 영향을 미치며, 특이한 발진이 돋고, 한해 여름에 같은 마을에서 예상 외로 많은 사람들에게 발병되었다. 네 개 거리에 사는 사람들의 10퍼센트에게 증상이 나타났는데, 미국의 소아 류머티즘 관절염 유병률은 1퍼센트였다.

1977년 1월에 스티어와 그의 동료들은 이 질병에 '라임 관절염(Lyme Arthritis)'이라는 이름을 부여한 논문을 발표했다. 스티어는 이 질병의 원인은 알지 못했지만 전염 과정은 알 수 있었다. "환자들이 도심이나 해변보다는 인적이 드물고 나무가 우거진 지역에 지리적으로 몰려 있으며 여름철에 환자 발생률이 가장 높은 것으로 보아, 절지동물을 매개로 하는 병원균에 전염됐다고 보는 것이 가장 정확한 설명일 것이다." 올드라임 마을 숲에서 가장 흔하게 볼 수 있는 절지동물은 진드기, 벼룩, 거미, 모기다.[9]

5년 뒤, 윌리 버그도퍼(Willy Burgdorfer)라는 세균학자가 코네티컷 주 올드라임에서 발생한 질병의 원인을 알아냈다. 버그도퍼는 스위스 바젤에서 공부한 뒤 몬태나 주 해밀턴에 와서 미국 공공보건국 산하 로키마운틴연구소에서 일했다. 로키마운틴연구소에는 올드라임 지역의 발병 원인으로 입증된 절지동물인 진드기들이 우글우글했다. 1982년에 버그도퍼는 익소데스속(*Ixodes*) 진드기의 내장을 해부해 매독의 원인균과 유사한 코르크 마개처럼 생긴 세균을 발견해 토끼들에게 이 세균을 주입했더니 올드라임 지방에서 발견된 것과 똑같은 발진이 돋았다. 이 세균은 나중에 보렐리아 부르그도르페리(*Borrelia burgdorferi*)라고 불리게 됐다.[10]

라임 관절염을 일으키는 세균을 연구하다 보니 이 질병에 대해 훨씬 많이 알게 되었다. 연구자들은 세균의 단백질과 유전자를 추적하는 방법들을 개발해, 세균이 어디로 가는지, 언제 가는지, 인체가 어떻게 반응하는지, 항생제가 효과가 있는지 알아낼 수 있게 되었다. 그리고 몇 년 뒤에는 라임병이 무엇인지 확실하게 밝혀졌다. 라임병이 무엇이 아닌지에 대해서도.

라임병은 세 단계로 진행된다. 첫째, 진드기가 피하에 세균을 주입시키면, 세균은 이곳에서 번식한 뒤 피부 밖으로 이동한다. 이때 특유의 황소 눈 발진(황소 눈처럼 가장자리는 붉고 가운데는 연한 모양의 붉은 발진)이 나타난다. 이것이 첫 번째 단계이고 며칠에서 몇 주 동안 지속된다.

두 번째 단계가 진행되는 동안 라임병 세균은 혈류 속에 퍼지고 인체의 다른 부위로 이동한다. 이때 피로, 발열, 림프절의 부종, 더 심해진 황소 눈 발진, 목과 근육, 관절의 통증이 있을 수 있다. 환자의약 15퍼센트는 세균으로 인해 목 뒤가 뻣뻣하고 열이 나는 뇌수막염(뇌를 둘러싸는 막과 척수의 감염), 두통과 빛에 대한 과민증을 동반하는 뇌염(뇌의 염증), 얼굴의 한쪽이 심하게 아래로 처지는 안면 신경 마비(벨 마비(Bell's palsy)라고도 한다), 통증, 무력증, 마비를 일으키는 신경염(신경의 염증)을 경험한다. 또 환자의 약 5퍼센트는 세균에 의한 심장염(심장의 감염)이 나타나, 정상적인 심장박동에 필요한 전기 경로(electrical pathways)에 방해를 받고 실신, 가슴 통증을 비롯한 증상을보인다. 재미있는 사실은, 이 모든 증상들이 대체로 항생제 없이도자연 치유된다는 것이다.

세 번째 단계는 진드기에 물린 지 몇 달 후에 시작되는데, 치료를받지 않은 환자의 약 10퍼센트가 주로 무릎 관절 같은 큰 관절에서관절염 증상이 나타나고, 치료를 받지 않은 일부 환자의 경우 관절염이 지속되거나 재발된다.

앨런 스티어는 올드라임 지방의 발병 사례를 보고하면서 항생제가별 도움이 되지 않으리라고 예측함으로써, 대체로 항생제 없이도 증상이 저절로 사라진다는 인상을 주었다. 하지만 스티어의 예측은 빗나갔다. 현재 많은 연구 결과, 항생제로 치료를 받은 사람들은 증상이 더 빨리 해결되고 일찍 치료를 받을수록 다음 단계로 진행될 가능성이 적다는 사실이 입증되었다. 그러므로 2주에서 4주 동안 구강이나 정맥을 통해 항생제를 투여받아야 한다.[11]

대체요법 치료사들은 이 라임병에서 가능성을 보았다. 이들은 주로 폐경기 여성이나 자폐 아동처럼 약물이 거의 도움이 되지 않는 사람들을 대상으로 했는데, 이제 라임병을 빌미로 치료해야 할 범위를 확장시켰다. 이들은 라임병에는 소위 만성 라임병이라고 하는 4단계 수준이 있다고 제시하면서, 자폐증, 만성 피로 증후군, 섬유근육통, 반사성 교감신경 위축증, 살인 행동('라임병 격분'), 선천적 결손증, 파킨슨병, 다발성 경화증, 루게릭병 등과 같은 질병의 진짜 원인이 다름 아닌 라임균에 있다고 주장했다.[12] 그리고 자기들만이 4단계에 대해 알고 있다고 해서 스스로를 '라임병에 해박한' 의사들이라고 불렀고, 환자들에게 체중 변화, 탈모, 인후염, 생리불순, 소화불량, 변비, 설사, 기침, 두통, 목의 통증, 현기증, 멀미, 균형감각 부족, 어지럼증, 두근거림, 정신착란, 집중력 감퇴, 건망증, 두드러진 기분 변화, 수면 장애, 숙취를 경험한다면 만성 라임병일 수 있다고 경고했다.[13]

'라임병에 해박한' 의사들은 하나의 산업을 만들었다. 그들은 《라임병 물리치기》,《라임병 해법》,《라임병 자연치유》,《라임병 치료법 탑 10》,《라임병 치료에 대한 이해: 13인의 라임병 전문 치료사가 밝히는 치료 전략》 등의 책을 썼다. 그런가 하면 만성 라임병과 만성 라임병에 대한 인식을 위해 싸우는 과정을 용감하게 그린 〈언더 아워 스킨〉이라는 영화도 만들었다. 이 영화에서 감독은 "우리의 피부 아래에 있는 것은 단순한 미생물이 아니라 의학 자체다."[14]라고 말했다. 영화에는 병리학자 앨런 맥도널드(Alan MacDonald)가 등장해, 지하실에 실험실을 차리고, 만성 라임병의 원인으로 여겨지는 수명이 긴 세균이 심상치 않은 생물막에 갇힌 것을 발견하는 장면을 재현했다. 만성 라임병 치료에 평생을 바친, 뉴욕 주 이스트햄프턴 출신의 조지프 버라스카노(Joseph Burrascano)와 노스캐롤라이나 주 샬럿 출신의 조지프 젬섹(Joseph Jemsek) 같은 의사들도 등장했다. 통증과 피로에 시달리며 심신이 쇠약해진 환자들이 다양한 대체 치료법 덕분에 회복된 이야기도 다루었다. 고통받는 환자들을 별난 사람이라느니, 꾀병 환자라느니, 정신병 환자로 치부하면서 만성 라임병의 존재조차 부인하는 무신경한 주류 의사들 — 이른바 라임병 전문의라고 하는 — 도 영화에 등장했다. 좋은 사람('라임병에 해박한' 의사와 환자들)과 나쁜 사람(그 밖에 모든 사람들)을 구별하기는 어렵지 않았다.[15] 〈언더 아워 스킨〉은 여러 영화제에서 상을 받았고, 아카데미 시상식에서 '최고의 다큐멘터리 작품상' 최종 후보에 올랐다. 영화는 예측 가능한 치료법에서부터 기상천외한 치료법에 이르기까지 '라임병에 해박한' 의사들이 알려주는 다양한 치료법을 소개하면서, 대체요법 치료사들이 그들의 복주머니 속에 얼마나 깊숙이 손을 뻗치고 있는지도 암시했다.

- 입이나 정맥을 통해 투여하는 고용량의 비타민 A, B12, C, D.
- 베타카로틴, 글루타티온, 글루타민, 5-하이드록시트립토판, 알파리포산, 크로뮴, 마그네슘, 코엔자임 Q10, 강황, 오메가-3 지방, 마늘, 이노시톨, 감마-아미노 부티르산, 생강, L-트레오닌, 리놀레산, 커큐민, 포도씨 추출물, 엽산, 아연, 클로렐라, 소화효소, 프로바이오틱스 같은 보충제
- 황기, 알로에베라, 고양이발톱(cat's claw), 호장근, 안드로그라피스, 스테파니아 뿌리, 악마의발톱(Devil's claw), 서양흰버드나무 껍질, 보스웰리아, 카바, 녹차, 세인트존스워트, 쥐오줌풀 뿌리, 유근피, 티벳 버섯, 마시멜로 뿌리, 감초 뿌리, 젖소의 초유, 올리브 잎 추출물, 사르사파릴라, 라우리시딘, 가시오갈피, 규소, 레스베라트롤, 멜라토닌, 서양쐐기풀, 캡사이신 크림, 브로

멜라인, 훔페르진, 빈포세틴, 카르니틴, 페리윙클, 산사나무, 켈라, 레드루트(red root) 팅크, 카프릴, 시계초 같은 허브와 기타 천연제품.

■ 고압산소, 과산화수소 정맥주사, 침술, 자석, 관장, 한증 천막, 림프 배수 마사지, 킬레이션, 레이저 에너지 해독, 역회전 요법, 생체광자, 오존 사우나, 에뮤 오일 같은 기법들.

■ 아르니카(*Arnica*) 같은 동종요법 치료제.

■ 글루텐과 카세인을 금하는 식이요법.[16]

비타민, 보충제, 허브, 식이요법, 동종요법, 사우나, 오일, 킬레이션, 침술, 자석 등은 대체의학 메뉴의 대표적인 단골 프로그램이다. 그러나 '라임병에 해박한' 의사들은 동료들의 상상력을 훌쩍 뛰어넘는 높은 수준의 상상력을 보여주고 있다. 울프 스톨(Wolf Storl)은 길가에서 흔히 볼 수 있는 잡초인 산토끼꽃(*Dipsacus sylvestris*)으로 만성 라임병을 치료할 수 있다고 주장한다. 스톨은 자신의 저서에서 중요한 건 식물 자체뿐만 아니라 식물의 영혼이라고 주장하면서, 산토끼꽃으로 병을 치료하는 방법에 대해 구체적인 지침을 제공한다. (스톨에 따르면 산토끼꽃은 화성Mars과 관계가 있다.) 그는 다음과 같이 말한다. "천천히 산토끼꽃을 찾고, 해가 떠오르는 방향인 동쪽을 향해 앉아, 산토끼꽃에 대한 모든 감각을 깨운다. 이 명상에 들어가기 전에, 프레리 세이지나 쑥 같은 신성한 말린 허브를 태워 몸에 묻힐 수도 있다. 산토끼꽃의 영혼과 접하고 그것에 도움을 청한 후 뿌리를 캐거나 잎을 거둘 수 있다." 스톨의 책은 사람들의 증언으로 가득 차 있다. 더크는 "나는 테이블스푼으로 한 가득 하루 세 차례 복용한다. 약처럼 굉장히 쓴데, 덕분에 이제 더 이상 통증을 느끼지 않는다"라고 말

한다. 산토끼꽃 치료는 사람에게만 국한되지 않으며 개, 아라비아 말들에게도 효과가 있는 것 같다.[17]

만성 라임병을 치료하기 위한 또 하나의 기발한 방법은 1930년대에 로열 레이먼드 라이프(Royal Raymond Rife) 박사가 결핵을 치료하기 위해 발명한 라이프 기계(Rife machine)를 이용하는 것이다. 브라이언 로스너(Bryan Rosner)는 그가 펴낸 두 권의 책에 만성 라임병 치료를 위한 라이프 기계에 대해 언급했다. 로스너는 이렇게 설명한다. "라이프 기계는 (…) 눈에 보이지 않는 전자기장을 인체에 전달한다. 전자기장은 전신을 통과하며 미생물을 겨냥하지 않는다."[18] 스톨의 책처럼 로스너의 책들도 극찬하는 내용의 증언으로 가득하다. 로빈은 이렇게 증언한다. "내 딸은 5개월 동안 몸져누워 있었다. 그러나 라이프 기계 요법을 이용하면서 주 대항 탁구대회 주니어 챔피언십에서 우승했다."[19] 2006년에는 300명이 넘는 사람들이 시애틀에서 열린 라이프 기계 전시회에 참석했다. 건강한 세포는 그대로 살려두고 라임균만 감전사시키는 초자연적인 과제를 수행하는 라이프 기계는 인터넷으로 400달러에서 2500달러의 금액으로 판매된다.

'라임병에 해박한' 의사들이 다양한 치료법을 제공하고 있지만, 장기간의 고용량 항생제 정맥주사만큼 관심을 모으는 치료법은 없을 것이다.

'라임병에 해박한' 의사들에 따르면 라임균은 숨어 있다. 이 균들은 세포 속과 세포막 속에 숨어 있다. 심장, 뇌, 관절, 근육 속에도 숨어 있다. 실제로 라임균은 어찌나 꼭꼭 잘 숨는지, 제아무리 건강한 면역체계도 균을 찾아 항체를 만들 수 없다. (라임병에는 라임 항체가 없다는 개념 덕분에 대체요법 치료사들은 라임병에 걸린 적이 없거나 라임병이 없는 주에 사는 환자들을 치료할 수 있다.) 라임균이 숨어 있는 것으로 추정되기 때문에, 2주 내지 4주 동안 항생제를 투여하는 것으로는 충분하지 않다. 환자가 피로, 통증, 기억 감퇴 등의 증상이 사라지길 정말로 원한다면 수개월 혹은 수년 동안 치료를 받아야 한다. 그런 다음에야 이 끔찍한 전염병이 완전히 사라질 것이다.

'라임병에 해박한' 의사들의 항의와 무관하게, 산더미처럼 많은 증거들이 '라임균이 체내에 숨어 있지만 그 균을 발견할 수 없다'는 주장을 뒷받침하지 못하고 있다.

첫째, 라임균은 실험실에서 쉽게 발견된다. 라임병이 시작되면 점점 커지는 황소 눈 모양의 발진에서 균이 발견된다. 그러다가 2주 정도 항생제를 복용하면 라임균은 더 이상 발진에서(혹은 다른 어느 곳에서도) 성장하지 못한다. 뿐만 아니라 클라미디아, 마이코플라스마, 리케차 같은 세균과 달리, 라임균은 세포 안에서 성장하지 않는다. 라임균은 세포 밖에서 성장하기 때문에 발견되기도 쉽고 죽이기도 쉽다. 그리고 일부 다른 세균과 달리, 라임균은 항체에 대해 내성이 생기지 않는다. 따라서 라임균은 실험실 플라스크 안에서, 실험동물에서, 그리고 인간의 체내에서 쉽게 죽는다.[20] 세균은 연구원들의 눈에 보이지 않는 곳에 숨어 있다(적절한 항생제를 썼음에도 불구하고)고 하는 '라임병에 해박한' 의사들의 주장은 자기들만이 괴물의 존재를 알고 있다고 주장하는 빅풋 전문가들의 주장과 다를 바 없다.

둘째, 라임병 환자들은 일반인들보다 훨씬 장기간 증상에 시달린다는 견해 역시 정확하지 않다. 라임병 환자들이 만성 통증에 시달리지 않으며, 라임병에 걸린 적이 없는 사람들보다 더 자주 피로감을 느끼지는 않다는 사실이 여러 연구들을 통해 입증되었다.[21] 그러나 안타깝게도 한 연구에서는 만성 라임병으로 진단을 받은 사람들의

50퍼센트가 우울증, 류머티즘 관절염, 점액낭염, 중증 근무력증(근육에 영향을 미치는 자가면역질환) 같은 치료 가능한 질병을 앓았다고 밝혔다.[22]

마지막으로, '라임병에 해박한' 의사들이 옳은지 아닌지를 판단하는 최선의 방법은 만성 라임병으로 고통을 받고 있다고 주장하는 환자들을 모아 두 집단으로 나누는 것이다. 그런 다음 한 집단은 장기간 항생제를 투여하고, 다른 집단은 플라시보 알약을 투여한다. 이 연구는 네 차례 실시되었으며 매번 같은 결과가 나왔다. 소위 만성 라임병에 항생제를 처방받은 환자들은 플라시보 알약을 처방받은 환자들보다 상태가 나아지지 않았다. 그리고 예상대로 플라시보 알약을 투여받은 사람들의 약 3분의 1이 증상이 해결됐다고 주장했다.[23]

2007년, 만성 라임병의 존재를 부인하는 증거들, 그리고 그 치료로 인해 피해를 입은 명백한 증거들이 정신없이 쏟아지자, 라임병 전문가 집단은 《뉴잉글랜드 의학저널》에 자신들의 입장을 확고하게 밝힌 성명서를 발표했다. 그들은 이렇게 썼다. "만성 라임병은 부적절한 명칭이며, 그 치료를 위해 위험하고 비싼 항생제를 장기간 이용하는 것은 타당하지 않다."[24] 다시 말해, 있지도 않은 질병을 위해 장기간 항생제를 복용하는 것은 불필요할 뿐만 아니라 위험하다는 것이다.

아니, 위험한 정도가 아니다.

1999년 3월, 30세의 한 여성이 황달과 정신착란으로 미네소타 주로체스터에 있는 메이요 클리닉에 입원했다. 환자를 소생시키기 위해 적극적으로 시도했지만, 이 여성은 입원한 지 얼마 안 되어 사망했다. 사망 원인은 정맥에 카테터를 유치하는 바람에 심장에 치명적인 혈전이 박혔기 때문이다. '라임병에 해박한' 의사들은 라임균과 라임 항체 여부를 알아보기 위해 그녀의 소변, 혈액, 척수액을 검사한 바 있었다. 검사 결과 모두 음성이었다. 그런데도 그들은 치료를 계속했다. 사망 당시 그녀는 2년 넘도록 항생제 정맥주사를 맞아왔다.[25]

1999년, 미국 질병통제예방센터는 뉴저지 주 보건부와 공동으로 몬머스와 오션 카운티에서 발생한 특이한 상황을 조사했다. 대부분이 어린 여자아이들인 25명의 환자에게서 담낭이 제거된 것이다. 모두가 담석증을 일으키는 것으로 알려진 항생제인 세프트리악손을 이용해 수개월에서 수년 동안 치료를 받아왔다. '라임병에 해박한' 의사들은 만성 라임병이라고 진단했지만, 이 어린이들의 대부분에게는 라임병에 감염됐다는 증거가 전혀 없었다.[26] 만성 라임병을 치료하기 위해 장기간 항생제를 투여받은 환자들은 항생제 내성균 감염, 심각한 알레르기 반응, 골수 기능 억제에도 시달렸다.[27]

항생제만 문제가 아니다. 1990년에 뉴저지 주 보건부는 미국 시민들 가운데 말라리아에 걸린 두 환자를 연구했다. 둘 다 몹시 아팠고, 모두 같은 병원체(삼일열 말라리아 원충)에 감염되어 있었으며, 감염되려고 일부러 멕시코 진료소에 간 적이 있었다('라임병에 해박한' 의사들은 이것을 발열요법이라고 부른다). 적절한 항말라리아 치료법으로 둘은 살아났다.[28] '라임병에 해박한' 의사들이 비스무트라는 중금속을 권한 이후 2006년에, 한 사람은 사망했고 다른 한 사람은 병원에 입원했다.[29] '라임병에 해박한' 의사들은 탈세, 인터넷 뱅킹을 이용한 금융사기, 우편 사기, 돈 세탁, 보험사기, 부적절한 항생제 처방, 사람에게 동물용 약물 사용, 어린이를 검사하지 않은 채 진단하기, 과산화수소와 디니트로페놀 주사 등의 죄목으로 집행유예나 벌금형, 감금형에 처해졌다.[30]

만성 라임병이라는 이름으로 너무나 많은 피해가 발생하자, 미국 감염학회(Infectious Diseases Society of America, IDSA)는 만성 라임병이라는 병을 만들어내고 치료법을 고안해낸 영세 산업에 치료를 중단할 것을 촉구하기로 결정했다. 2006년에 미국 감염학회는 치료사들에 대해 다음과 같은 지침을 제시했다. "생물학적 타당성 부족, 효능 부족, 뒷받침할 만한 데이터 부재, 환자에게 피해를 줄 가능성으로 인해, [소위 만성] 라임병 환자의 치료에 다음의 치료법을 권장하지 않는다. 고압산소, 오존, 발열요법, 면역 글로불린 항체 정맥주사, 콜레스티라민, 과산화수소 정맥주사, 특정한 영양제, 비타민, 마그네슘, 비스무트 주사."[31] 이 일은 전문 의학회가 대체의학 치료사들과 맞선 몇 안 되는 경우 가운데 하나였다.

그리고 이 일은 대체의학 치료사들을 거의 파멸시킬 뻔했다.

미국 감염학회가 존재하지 않는 질병 때문에 대체의학을 사용하지 말 것을 임상의에게 요구하는 지침서를 발표했을 때, 이것은 대체의학 산업에 위협이 되었다. '라임병에 해박한' 의사들은 온갖 속임수로 한밑천 단단히 잡고 있었기 때문에, 미국 감염학회의 지시를 순순히 받아들이려 하지 않았다. 실제로 몇 년 전, '라임병에 해박한' 의사들과 그들의 환자들로 구성된 조직인 국제 라임병 및 관련 질병 협회(International Lyme and Associated Diseases Society, ILADS)는 미국 감염학회가 제시한 것과 정확히 반대되는 내용을 권고하는 지침을 발표했었다.[32] 세 개의 만성 라임병 운동 단체 — 뉴저지 주에 본부를 둔 라임병 협회(Lyme Disease Association), 캘리포니아 라임병 협회(California Lyme Disease Association), 코네티컷 주에 본부를 둔 타임 포 라임(Time for Lyme) — 는 자신들의 운동에 동참할 사람을 찾고자 각 주의 법무장관들에게 로비를 했다.[33] 그리고 마침내 라임병이 시작된

주에서 자신들의 대변자를 발견했다.

리처드 블루멘설은 뉴욕 주 브룩클린에서 성장했다. 그는 하버드 대학을 졸업한 후 예일대 법학대학원에 입학해 예일 법률학술지의 편집장을 지냈고 빌 클린턴, 힐러리 클린턴 부부와 함께 공부했다. 1990년에 코네티컷 주 법무장관으로 임명되었고, 1994년, 1998년, 2002년, 2006년에 재임명되었다. 블루멘설 재임 시절, '라임병에 해박한' 의사들은 자기들에게 친구가 있다는 걸 알고 있었다. 블루멘설은 과거 타임 포 라임의 자문위원회 회원으로 일했었고, 만성 라임병 운동 단체에서 여러 차례 상을 받았으며, 장기간 항생제 치료를 받는 주민들을 안심시키기 위해 주(州) 법의 초안을 작성했고, 라임병에 대해 가볍게 보도하는 보건부를 비판했으며, 사막으로 이루어져 진드기가 거의 없는 네바다 주에 사는 어린이들을 진찰도 하지 않은 채 전화로 항생제 처방을 해 기소된 소아과 의사, 찰스 레이 존스(Charles Ray Jones)를 지지했다.[34] (존스는 수많은 팬들의 환호를 받는 가운데 자신의 스트레치 리무진을 세우고 그 안에서 사건의 진상을 해명했다.)[35]

2006년 11월, 미국 감염학회의 지침서가 발표된 지 한 달 후, 리처드 블루멘설은 감염학회가 불법 독점을 저질렀다고 주장하면서 독점금지법 위반으로 고소했다. 블루멘설은 미국 감염학회와 미국 신경학학회(American Academy of Neurology, AAN)가 임상의를 세뇌시켜왔다며 분노했고, 감염학회의 지침이 '만성 라임병에 관한 대체의학의 견해와 증거를 부당하게 무시하거나 거의 고려하지 않는다'라고 주장했다. 블루멘설은 감염학회와 신경학학회가 '만성 라임병의 부존재에 관해 같은 결론을 내릴 뿐만 아니라, 그 추론에 대해서도 때때로 놀랍도록 유사한 언어를 사용한다'라고 주장했다. 리처드 블루멘설에게 미국 감염학회와 신경학학회는 거대한 음모의 일부였으므로, 그는 이 두 단체를 가만두지 않겠노라고 벼르고 있었다.[36] 미국 신경 학학회의 변호사들은 미국 감염학회와 신경학학회는 동일한 증거를 기반으로 했으므로 동일한 결론에 도달할 수밖에 없다는 자명한 사 실을 주장했다.[37]

블루멘설로서는 유감스러운 일이지만, 10년 전에 연방통상위원회 (Federal Trade Commission)와 법무부 둘 다, 여러 의학협회들이 발표 한 치료에 관한 지침들은 경쟁을 제한하지 않으며 따라서 독점금지 소송의 대상이 아니라는 판결을 내린 바 있었다.[38] 블루멘설은 변호 사였다. 그러므로 법이 내 편이면 법을 따져야 하고(법은 그의 편이 아 니었다), 사실이 내 편이면 사실을 따져야 하며(미국 감염학회의 지침은 4 백여 개의 과학 연구를 바탕으로 만들어졌다), 어느 쪽도 내 편이 아니면 증 인을 공격해야 한다는 걸 잘 알고 있었다. 따라서 블루멘설은 미국 감염학회 지침의 초안을 작성한 14명의 과학자들 가운데 5명이 제약 회사 및 의료진단기구 회사들과의 재무적인 관계를 밝히지 않았다고 주장하면서 증인을 공격했다.[39] 그러나 미국 감염학회가 불필요한 검 사와 치료를 권하지 않았던 점을 고려하면, 블루멘설의 논리는 이해 하기가 어려웠다. 미국 감염학회의 지침을 따를 경우, 제약회사 및 의료진단기구 회사들은 수익이 높아지기는커녕 오히려 줄어들 테니 말이다.[40]

정작 갈등은 반대편에서 일어났다. 국제 라임병 및 관련 질병 협회 는 '라임병에 해박한' 의사들에 호의적인 지침을 발표하면서, 협회 회원이 라임병 대체의학 진단 테스트 기구를 판매하는 회사의 사장 이라는 사실을 밝히지 않았다.[41] 그리고 '라임병에 해박한' 의사들은 정맥주사 회사들로부터 직접적인 보상을 받은 사실에 대해 여러 주의 의학위원회들로부터 징계를 받았다.[42] 뿐만 아니라 미국 감염학회 위원회의 회원인 의사와 과학자들과 달리, '라임병에 해박한' 의사들은 만성 라임병을 치료하면서 큰돈을 벌었다. 일례로, 조지프 젬섹은 사실상 라임병에 걸린 환자들이 많지 않은 주에서 진료하면서 한 보험회사로부터 1년에 6백만 달러를 청구받았다.[43] (젬섹은 파산을 선언한 후 8백만 달러를 들여 폭포에 그랜드피아노까지 갖춘 병원 건물을 짓고 현금만 받아 진료했다.)[44] 그런가 하면, 국제 라임병 및 관련 질병 협회의 전 회장, 래피얼 스트리커(Raphael Stricker)는 샌프란시스코에 있는 자신의 병원에서 2천 명의 라임병 환자를 치료했다고 전해지는데, 1998년에서 2007년 사이 캘리포니아 주의 라임병 발병 사례가 1천 건 미만으로 보고되었다는 점을 감안하면 눈부신 성과가 아닐 수 없다. (만성 라임병을 발견하기 전 스트리커는 음경확대 클리닉의 부의료실장이었다.)[45]

미국 감염학회의 지침이 계속 발효되었다면, 보험회사들은 비싼 치료비 지불을 중단했을지도 모르고, 이것은 '라임병에 해박한' 의사들에게 최고의 위협이 되었을 것이다.

2008년 5월, 미국 감염학회는 블루멘설의 소송을 막기 위해 이미 25만 달러의 비용을 지출했다.[46] 9천 명의 회원으로 이루어진 미국 감염학회는 얼마 안 되는 회비로 운영되기 때문에 돈이 많지 않았다. 당시 미국 감염학회의 회장, 앤 거손(Anne Gershon)은 이렇게 회상했다. "우리가 정말로 걱정했던 상황 가운데 하나는 우리가 코네티컷 주 법무부에 비해 재정적으로 큰 조직이 아니라는 점이었습니다. 그들이 우리를 재정적으로 파산시킬까 봐 정말 걱정되더군요."[47] 이렇게 해서 양측은 합의에 도달했다. 미국 감염학회는 또 하나의 위원회를 조직했다. 이번엔 갤버스턴에 위치한 텍사스 대학교의 윤리학자 하워드 브로디(Howard Brody)에 의해 도무지 받아들이기 어려운 이해의 충돌을 번번이 일으키는 장본인이 누구인지 밝혀질 터였다.[48]

2010년 4월 22일, 미국 감염학회의 새 위원회는 최종 보고서를 발표했다. 판정단은 1년 이상 주의 깊게 지침을 검토했고, 공청회를 마련했으며, 150명 이상으로부터 증거를 수집하고, 1025개의 참고문헌 목록이 포함된 66쪽의 문서를 발표했다. 이들은 정말이지 더 이상 어떻게 할 수 없을 정도로 철두철미하게 준비했다. 결과는 동일했다. 판정단은 다음과 같은 결론을 내렸다. "2006년 지침에 포함된 권고 사항은 입수 가능한 모든 증거에 근거하여 의학적 과학적으로 타당했으며 현 시점에서 지침을 변경할 필요가 없음을 밝힌다."[49] 블루멘설은 새 판정단의 구성원 가운데 최소 75퍼센트가 2006년 지침을 지지해야 하며, 그렇지 않을 경우 지침을 변경해야 한다고 주장했었다.[50] 그러나 실제로 100퍼센트 전원이 지침을 지지했다. '라임병에 해박한' 의사들은 크게 분노했다. 그들은 브로디가 판정단의 구성원을 라임병 환자의 치료를 담당하고 있는 연 수입 1만 달러 미만의 의사들로 제한함으로써, 만성 라임병의 존재를 믿는(그리고 그보다 훨씬 많은 수입을 올리는) 여러 의사들을 배제했다고 주장했다.[51]

만성 라임병 지지자들은 새 판정단 앞에서 여러 차례 증언하면서 자신을 변론할 기회를 가졌다. "마치 대학생들 모임 같았어요." 베일러 의과대학 소아학 교수이며 새 판정단의 대표를 맡았던 캐럴 베이커(Carol Baker)가 당시 상황을 회상하며 말했다. "그들의 예상과 달리 우리는 훨씬 신뢰할 만했고 편협하지 않았습니다. 휴식 시간에는 라임병 지지자들과 함께 이야기도 나누었어요. 우리는 그들에게 마음을 쓰고 배려했습니다." 라임병 단체들은 판정단이 묵는 호텔과 같

은 호텔에서 축배를 들 정도로 자기들에게 유리하도록 지침이 개정
될 거라고 강하게 확신했다. "그들은 다른 결과를 기대했던 모양이에
요." 베이커가 회상했다. 그러나 판정단이 이전의 권고 내용을 지지
하자, 만성 라임병 단체들은 베이커를 겨냥하기 시작했다. "환자들에
게 일말의 동정심도 없느냐, 사람들에게 그렇게도 관심이 없냐면서
인터넷으로 협박을 하더군요. 1년 동안 그런 내용의 이메일을 받았습
니다. 괴로웠지요."[52]

두 번째 판정단 역시 첫 번째 판정단과 같은 의견을 보이자, 블루
멘설은 "2006년 라임병 지침에 대한 미국 감염학회의 재평가를 검토
해, 〔미국 감염학회가〕 합의의 요건을 충족시켰는지 밝히겠다"라고 말
했다.[53] 그러고는 그게 끝이었다. 사과 한마디 없었다. "이후로 그에
게 어떤 말도 듣지 못했습니다." 베이커가 말했다. 하지만 블루멘설
은 분명 사과를 해야 했다. 담낭이 제거된 어린 소녀들에게, 장기간
의 항생제 치료로 인해 사망한 여성에게, 비스무트 치료로 사망한 남
성에게, 말라리아 요법으로 고통받은 두 명의 뉴저지 주민에게, '라
임병에 해박한' 의사들의 요구로 존재하지도 않는 질병을 치료하느
라 퇴직금까지 털어서 매달 1만 5천 달러의 회비를 지불한 여성에게
마땅히 사과를 해야 했다.[54] 블루멘설은 온갖 방법을 동원해 언론과
대중에게 세상에 존재하지 않는 질병을 홍보해왔던 것이다.

리처드 블루멘설은 만성 라임병을 과학이 아닌 사람들에 관한
이야기로 만들려 했다. 그는 미국 감염학회의 지침을 바꿔보겠다고
결국 주변부에 있는 의사들을 긁어모아 위원회를 채워 넣었지만, 댄
버튼이 레이어트릴에 대한 사실을 바꾸지 못하고 테일러 레코드가

원주율을 바꾸지 못했듯이, 라임병에 대한 과학적 사실을 눈곱만큼도 바꾸지 못했다. 고스틴과 크레머는 블루멘설 사건에 관한 비평에서 이 사건을 한마디로 완벽하게 요약했다. "과학적인 과정은 민주적이 아니다."[55] 다시 말해, 가장 많은 득표수를 얻는다고 과학적인 사실이 되는 건 아니다. 과학적인 사실은 증거의 질, 증거의 영향력, 증거의 재현성과 관계된다.

2011년 1월 5일, 리처드 블루멘설은 미국 상원에 출마해 공석이 된 크리스토퍼 도드의 자리를 차지했다. 그리고 얼마 안 있어 건강, 교육, 노동, 연금 위원회에 임명되었다.

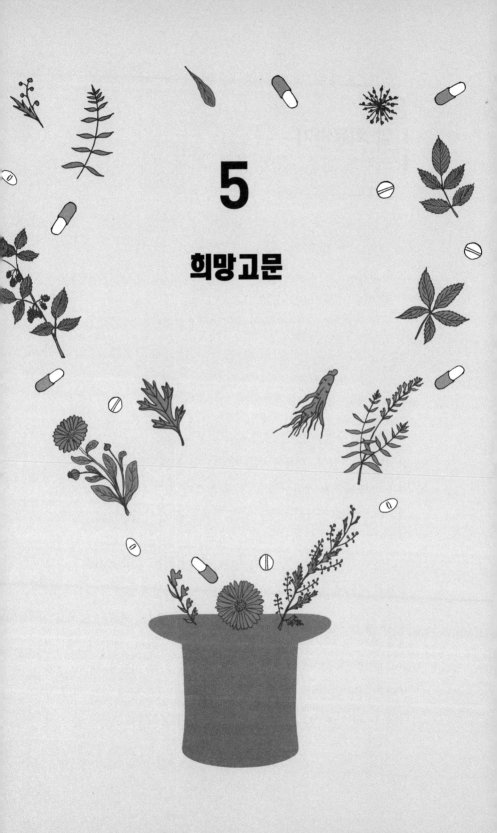

5

희망고문

8장
암 치료하기
스티브 잡스, 상어 연골, 커피 관장 등등

"죽은 시체나 죽어가는 사람을 먹고 사는 괴물들 중에 암을 치료하는 돌팔이 의사들이 가장 사악하고 냉혹하다."

-모리스 피시베인(Morris Fishbein), 《미국 의학협회지》 전 편집장

2003년 9월, 애플 컴퓨터 사의 공동 창업자, 스티브 잡스가 췌장암 진단을 받았다. 활동적이고 뛰어난 혁신가인 잡스는 MP3 플레이어와 스마트폰을 개발했고, 개인용 컴퓨터 제작에 최초로 성공했다. 잡스는 스스로 알아서 책임지고 결정하는 걸 좋아했다. 그는 암과 맞서면서도 통제력을 잃지 않았다. 대부분의 췌장암은 치료가 불가능하다(소위 샘암의 경우). 그러나 잡스의 췌장암은 신경내분비 종양에 속했기 때문에, 일찍 수술을 받으면 생존 가능성이 대단히 높은 암이었다. 그러나 불교신자이며 채식주의자였던 잡스는 유감스럽게도 9개월 동안 침술과 한방 치료, 장 세척, 그리고 당근과 과일 주스로 이루어진 암 환자용 특별 식이요법을 이용해 자가 치료를 했다. 그의 선택은 치명적이었다. 수술을 받을 무렵엔 이미 온몸에 암이 퍼진 상태였다. 2011년 10월 5일, 스티브 잡스는 충분히 치료할 수 있는 질

병으로 사망했다.[1]

엉터리 암 치료의 유혹을 받은 사람은 잡스 이전에도 있었다.

1800년대에 주술사들은, 나중에 분석한 결과 별로 경이로울 것
없는 만병통치약을 판매했다. 벤저민 바이의 암 치료약(Benjamin
Bye's Cancer Cure)은 목화씨 오일, 아몬드 오일, 사르사, 활석, 바셀린
으로 이루어졌다. '이국적인 태평양 섬의 관목'으로 만들어진 챔리의
암 치료약(Chamlee's Cancer Cure)에는 알코올, 철분, 사카린, 스트리
크닌이 포함되었고, 커리의 암 치료약(Curry's Cancer Cure)에는 과산
화수소, 요오드, 완하제, 코카인이 포함되었다. 래디오-설포 암 치료
약(Radio-Sulpho Cancer Cure)은 림버거 치즈(Limburger cheese)에 첨가
하는 엡섬 소금(Epsom salt, 의약품의 재료이며 설사제로 쓰인다 ― 옮긴이)
으로 이루어졌으며, 이 약의 개발자는 1백만 달러의 순이익을 올렸
다. 톡소-앱서번트 치료약(Toxo-Absorbant Cure)은 모래와 진흙(암을
빼내기 위한)이 주성분이었다. 루퍼트 웰스 박사는 라듐은 눈곱만큼도
들어 있지 않지만 '라듐이 녹아 있는 유동체'라고 광고하며 라돌
(Radol)을 팔았다. 존 록펠러의 아버지도 한몫했는데, 마술사, 최면술
사, 복화술사의 도움을 받아 지역 박람회를 돌면서 가짜 암 치료제를
팔았다.[2]

미국의 초기 암 치료약들 곁에는 늘 가슴 아픈 증언들이 따라다녔
다. 그 약들은 선동자들에게는 노다지였지만, 사실상 아무짝에도 쓸
모없는 엉터리였다.

20세기 초, 미국의 의사 앨버트 에이브럼스(Albert Abrams)는 암
에 대한 공포를 이용해 허접한 기계류를 신 나게 팔아댔다.

에이브럼스는 1864년 샌프란시스코에서 태어났다. 독일 하이델베르크 대학교에서 공부한 후 캘리포니아로 돌아와 훌륭한 신경학자, 병리학 교수, 캘리포니아 주 의학협회 부회장이 되었다. 그리고 1910년, 마침내 '20세기 돌팔이 의사협회 회장'이 되었다.[3]

에이브럼스는 암은 결핵, 임질, 매독과 같은 질병과 마찬가지로 전파처럼 다양한 진동을 내보낸다고 주장했다. 이 진동을 탐지하기 위해 그는 코일과 배터리와 가감저항기들을 상자 안에 쑤셔 넣은 다이너마이저(Dynamizer)를 발명했다. 상자 밖으로 전선 두 개가 나와 있는데, 하나는 벽에 부착된 콘센트에 꽂고 잔 모양으로 되어 있고 다른 하나는 환자의 이마 위에 올려놓는다. 에이브럼스는 정확한 진단을 위해 환자의 혈액을 한 방울 채취해 이 상자 안에 넣는다. 이제 환자는 허리까지 옷을 벗고(오렌지색과 빨간색 옷은 피한다) 불빛이 어둑한 방에서 서쪽을 향해 서 있고, 그동안 에이브럼스는 환자의 배를 만진다. 다이너마이저는 환자의 고향, 인종적 배경, 사망할 해, 종교(유대인은 기독교인보다 복부가 더 둔하다), 골프 핸디캡도 알아낼 수 있었다. 에이브럼스는 250달러(현재 가치로 약 8천 달러)와 월 사용료 5달러를 받고 자신의 기계를 임대했다. 1923년에 노벨 물리학상을 수상한 로버트 밀리컨은 다이너마이저에 대해 "열 살 꼬마가 여덟 살 꼬마를 속이기 위해 만들었을 법한" 것이라고 묘사했다.[4]

에이브럼스는 곧 진단만으로는 충분하지 않다는 걸 깨달았다. 그래서 질병에 대항하는 특정한 진동을 내는 오실로클래스트(Ossilloclast)라는 기계를 발명했다. 소설 〈정글〉로 퓰리처상을 수상한 소설가, 업턴 싱클레어는 이 기계에 대단히 강한 인상을 받았다. 〈경이로운 집〉이라는 기사에서 싱클레어는 에이브럼스의 놀라운 기술에 찬사를 보냈는데, 이러한 공개적인 홍보 덕분에 판매량이 하늘 높은 줄 모르고

치솟았다. 1920년대 초에는 대부분 척추지압사로 이루어진 수천 명의 치료사들이 에이브럼스의 기계를 이용하고 있었다. 그러나 많은 과학자들과 마찬가지로 《사이언티픽 아메리칸》의 편집자는 "잭 뎀프시(Jack Dempsey, 미국의 권투 선수 — 옮긴이)가 4차원 세계를 다루는 주제에 문외한인 것처럼, 베이브 루스(Babe Ruth, 미국의 야구 선수 — 옮긴이)가 불변론 같은 수학 이론에 젬병인 것처럼, 싱클레어라는 이름은 의학 연구에 아무런 의미를 부여할 수 없다"[5]라고 주장하면서 싱클레어의 찬사를 외면했다.

마침내 과학자들은 에이브럼스에게 동물의 피와 죽은 사람의 피를 보내 그의 다이너마이저를 시험해보았다. 살아 있는 남자와 여자를 평가하는 줄 알고 있던 에이브럼스는 실험용 쥐는 암으로, 양은 매독으로, 수탉은 축농증으로, 그리고 죽은 남자는 대장염으로 진단했다. 그러나 사람들은 이 모든 것이 사기일 거라고는 꿈에도 생각하지 못했다. 1924년, 사망할 당시 그는 200만 달러가 넘는 재산을 축적했다.[6]

1940년대에 윌리엄 코흐(William Koch)는 두 개의 일산화탄소 분자 결합으로 이루어진 글리옥실라이드(glyoxylide)를 발명했다. 그러나 유감스럽게도 일산화탄소 분자는 오랜 시간 결합 상태를 유지하지 않으며 0.00000001초도 안 되어 수증기로 분해된다. 화학자들이 코흐의 글리옥실라이드를 분석했을 때 그 안에는 물이, 그리고 오로지 물만, 함유되어 있다는 사실을 확인했다. 코흐는 자신이 발명한 치료제를 한 차례 주입량에 300달러를 받고 수천 명의 의사에게 판매했다.[7]

보스턴 어린이 병원 연구자들이 아미노프테린(aminopterin) 같은 화학요법으로 특정한 암을 치료할 수 있음을 증명한 지 몇 년 후인 1950년대에 해리 혹시(Harry Hoxsey)가 노란색, 분홍색, 검정색 약물을 발명했다. 노란색 약은 피부암을 치료하기 위한 일종의 고약이었다. 분홍색과 검정색 약은 '내부' 암을 치료했다. 분홍색 약에는 펩신(식육 연화제)과 요오드화칼륨(식염을 '요오드화'하기 위해 이용되는 화학물질)이 함유되었다. 검정색 약에는 산초나무 껍질, 갈매나무 껍질, 매자나무 뿌리, 감초 뿌리, 포크위드(pokeweed), 알팔파, 클로버 꽃(모두 결합해 식물성 완하제가 된다)이 함유되었다.

해리 혹시는 20세기 최고의 암 사기꾼으로 단연 독보적인 위치를 차지했다. 혹시는 8학년으로 학교를 중퇴한 후 광부, 보험 영업사원, 권투 선수로 생계를 유지했다. 그의 인생을 바꿔준 건 그의 집안에서 대대로 이용해오던 민간요법이었다. 켄터키에서 농사를 짓고 살던 혹시의 증조부는 으깬 꽃잎, 가루로 빻은 식물의 줄기, 삶은 뿌리를 이용해 뼈암에 걸린 말을 치료할 수 있다고 주장했다. 해리의 아버지는 이 제조법을 물려받아 혹시에게 전해주었고, 그렇게 해서 검정색 약이 탄생되었다.

혹시는 자신이 만든 암 치료제를 판매하기 위해 아이오와 주, 미시건 주, 웨스트버지니아 주, 뉴저지 주를 두루 돌아다녔고, 면허 없는 의료 행위로 종종 유죄 판결을 받았다. 결국 혹시는 댈러스에 가서 자연요법사로 면허를 받아 사실상 경찰의 접근을 막았다. 그리고 몇 년 안에 덴버와 로스앤젤레스, 그 밖에 15개 도시에 있는 병원을 소유했다. 1950년대 초에는 명단에 기재된 환자만 1만 명으로, 연간 150만 달러의 수입을 벌어들였다. 그의 책상에는 다음과 같은 글이 새겨진 팻말이 놓여 있었다. "세상에는 두 종류의 사람이 있다. 뺏는 자와 빼앗기는 자."[8] 혹시는 뺏는 자였다. 유정(油井)과 부동산, 자동차, 비행기, 240헥타르의 농장을 사들였다. 그는 이렇게 말했다. "위층에 있는 남자가 나를 향해 호의적인 미소를 짓고 있군요. 그래요, 저는 미국 최고의 부자, 헌트(H. L. Hunt) 씨의 친구랍니다. 하지만 그는 조심하는 게 좋을 거예요. 내가 금세 따라잡을 테니까."

1950년대 중반에는 텍사스 주에 있는 해리 혹시 병원이 미국에서 가장 큰 암 전문 사설병원이 되었다. 이후 혹시는 상업적인 성공과 임상적인 성공을 혼동하기 시작했다. 그는 진지하게 받아들여지길 간절히 바라며 그의 가장 극적인 치료 기록을 국립암연구소의 과학자들에게 보냈다. 과학자들은 혹시의 환자들이 결코 암에 걸린 적이 없거나, 현재도 암을 앓고 있거나, 그의 병원에 오기 전에 이미 치료가 되었거나, 사망한 상태임을 확인했다.

혹시의 경력은 뼈암을 앓는 16세 소년의 부모가 목숨을 구할 수 있는 절단 수술 대신 검정색 약물을 선택하면서 가파르게 나락으로 떨어졌다. 소년의 가족이 혹시를 사기죄로 고소하는 데 성공하자, 혹시는 멕시코 티후아나로 달아나 병원을 또 설립했다. 해리 혹시는 1974년에 사망했으며 멕시코에 있는 그의 병원은 1999년까지 운영되었다.[9]

1960년대에는 앤드루 아이비(Andrew Ivy)가 크레바이오젠(Krebiozen)이라는 훌륭한 암 치료제를 홍보했다. 아이비의 성공은 그의 몰락만큼이나 극적이었다.

앤드루 아이비는 1893년 미주리 주 파밍턴에서 태어났다. 시카고 대학교와 러시 의과대학을 졸업했고, 이곳에서 1916년에 이학학사를, 1917년에 이학석사를, 1918년에 박사학위를, 1922년에 의학박사학위를 받았다. 그리고 이후 35년 동안 소화기내과학, 항공의학, 생식의학, 혈전, 인공호흡, 심장통, 섬광 화상, 장티푸스 감염 분야에서 1500편의 논문을 발표했다. 1970년에는 아이비의 저서가 전 세계 그 어떤 과학자들의 저서들보다 많이 인용되었고, 1950년에 작성한 그의 교과서《소화성 궤양》은 지금도 대표적인 저작으로 남아 있다.

아이비는 공적을 인정받아, 노스웨스턴 의과대학의 생리학 및 약리학 학장, 일리노이 대학교 부총장을 지냈으며, 미국 대통령에게 특별 공로패를 받았다. 그러나 대부분의 미국인들에게 앤드루 아이비는 나치 시대 의사들을 고문죄와 살인죄로 고발하는 데 도움을 준 사람이자 '뉘른베르크 강령(The Nuremberg Code)' — 인체 실험의 윤리에 관한 성명서 — 을 입안한 사람으로 더욱 잘 알려졌다.[10] 조너선 모레노(Jonathan Moreno)는 그의 저서《부당한 위험: 인간을 대상으로 한 국가 기밀 실험》에서 이렇게 말했다. "전쟁이 끝날 무렵에는 [아이비는] 아마도 미국에서 가장 유명한 의사가 되어 있었다."[11]

그런데 1949년 7월, 스티븐 두로빅(Steven Durovic)의 방문을 받은 이후부터 앤드루 아이비는 끝없는 추락의 길을 걷기 시작했다. 조국 유고슬라비아에서 달아나 아르헨티나로 향한 두로빅은 자신이 암 치료법을 알고 있다고 믿었다. 아르헨티나에 있는 동안 두로빅은 소방선균(Actinomyces bovis)이라고 하는 세균을 말들에 주사한 다음, 말의 혈청을 모아 동결 건조시킨 후 광물성 오일에 재부유시켰다. 그는 이렇게 해서 만들어진 새로운 약물에 크레바이오젠이라는 이름을 붙였다. 미국에 온 두로빅은 앤드루 아이비야말로 그가 만나야 할 사람이라고 생각했다. 아이비는 개들이 천연 항암물질을 분비한다고 믿어 수년 동안 갑상선암에 걸린 개들을 연구했지만 아직 발견하지 못한 상태였다. 반면 두로빅은 자신이 그 물질을 가지고 있다고 믿었다.

두로빅은 암에 걸린 개와 고양이 열두 마리에 크레바이오젠을 테스트해 모두 암이 호전되거나 치료되었다고 주장했다. 아이비는 그의 실험 결과에 깊은 인상을 받고, 자신과 동료 한 명, 그리고 개 한 마리에게 크레바이오젠을 주입했다. 그리고 약물의 안전성을 확신하며 1949년 8월 20일에 처음으로 암 환자에게 같은 약물을 주사했다. 이후 크레바이오젠을 이용해 22명의 환자들을 치료했고, 1951년 3월 27일에는 현지의 의사들과 잠재적인 재정 후원자들, 시카고 시장, 두 명의 상원의원, 그리고 시카고의 4개 신문사 과학 기자들을 초대해 시카고에 위치한 드레이크 호텔에서 기자회견을 열고 자신의 연구 결과를 발표했다. 아이비는 자신의 모든 환자들이 '눈에 띄게 호전' 되었다고 주장했다. 그러나 실제로 22명 가운데 10명이 사망했고, 사망 원인은 모두 암이었다.

아이비의 국제적인 명성은 크레바이오젠에 대한 관심에 더욱 불을 붙였다. 몇 년 안에 암으로 고통받는 4천 여 명의 환자들이 크레바이오젠으로 치료를 받았다. 그러나 1952년, 암 전문가들은 환자 기록을 검토한 후 크레바이오젠이 아무런 효능이 없다는 결론을 내렸다. 1961년에 국립암연구소도 연구를 실시한 후 같은 결론을 내렸다. 마침내 FDA 화학자들도 크레바이오젠을 분석했고, 이 약물이 광물성 오일과 척추동물의 근육 안에서 발견되는 무해한 물질인 크레아틴으로 이루어져 있음을 확인했다. 크레바이오젠은 모두를 감쪽같이 속인 가짜 약이었던 것이다.

1964년, 앤드루 아이비와 스티븐 두로빅은 우편 사기, 허위 상표, 공모, 허위 진술 등 49건의 죄목으로 기소되었다. 두로빅은 은행 계좌에 200만 달러를 예치해둔 스위스로 달아났다. 아이비는 동료들의 손가락질을 받는 와중에도 크레바이오젠이 암을 치료할 수 있다고

철석같이 믿으며 1978년에 사망했다.[12]

1980년대에는 맥스 거슨(Max Gerson) 박사가 기적의 암 식이요법을 발명했다.

거슨은 1936년에 미국으로 이민 온 독일 태생의 의사였다. 거슨은 환경 독소에 대한 미국인의 공포를 이용해 두 단계 치료법을 제안했다. 즉, 과일, 채소, 송아지의 생간을 혼합한 천연식품 3.8리터를 섭취하고, 매일 커피 관장으로 해로운 독소를 제거하는 것이다. 거슨의 치료법에는 생간 추출물 주사, 오존 관장, '살아 있는 세포 치료법', 갑상선 알약, 로열젤리 캡슐, 아마씨 기름, 피마자유 관장, 진흙 팩, 고용량 비타민 C, 죽은 황색포도당구균으로 만든 백신 등도 포함되었다. 1980년대 중반, 거슨이 뭔가 알고 있다고 믿고 싶었던 세 명의 자연요법사가 그의 병원을 방문해 5년 동안 18명의 환자를 추적했는데, 그 가운데 17명이 암으로 사망했고, 나머지 한 명은 여전히 암으로 고통받고 있었다. 국제 암학회도 거슨 식이요법으로 치료를 받은 86명의 환자 기록을 검토한 결과 이 방법이 효과가 있다는 증거를 발견하지 못했다. 이러한 결과는 스티브 잡스에게 큰 인상을 주지 못한 모양이다. 수술을 받았더라면 어쩌면 생명을 구할 수도 있었으련만 잡스는 거슨의 치료요법을 선택했다.

거슨 식이요법의 문제는 이뿐만이 아니었다. 1980년에서 1986년 사이에 13명의 환자들이 거슨의 간 추출물 주사를 맞고 혈류 감염으로 지역 병원에 입원하는 사태가 벌어졌다. 거슨 협회는 샌디에이고에서 여전히 활동 중이다.[13]

1990년대에는 상어 연골이 유행이었다.

1993년 2월 28일, CBS의 〈60분〉이라는 프로그램에서 상어 연골로 암을 치료했다는 이야기가 방송되었다. 방송의 주인공은 상어 낚시 회사를 소유한 플로리다의 사업가, 윌리엄 레인(William Lane)이었다. 레인은 《상어는 암에 걸리지 않는다》라는 제목으로 책을 출간했다. 방송이 진행되는 동안 마이크 월러스(Mike Wallace) 기자는 쿠바의 몇몇 암 환자들이 운동하는 모습을 보여주었는데, 모두들 상어 연골로 암이 완치되었다고 주장했다. 월러스는 이 광경에 깊은 인상을 받고, 이름도 교묘하게 갖다 붙인 신약 베네핀(Benefin, 은혜, 혜택, 효과 등의 의미가 있는 benefit을 연상시킨다 — 옮긴이)에 극찬을 아끼지 않았다.

〈60분〉이 방영된 지 2주 안에, 30개의 새로운 상어 연골 제품이 시중에 유통되었다. 그리고 2년 안에 상어 연골은 연간 3천만 달러의 수익을 올렸다. 1996년에 레인은 《상어는 여전히 암에 걸리지 않는다》를 출간했다. 1990년대 후반에는 암 환자 4명 가운데 1명이 상어 연골을 복용했다.

그런데 마이크 월러스는 〈60분〉을 준비할 때 몇 가지 사실을 간과 했다. 첫째, 스미스소니언협회(Smithsonian Institute)의 하등동물의 종양에 관한 기록부(Registry of Tumors in Lower Animals)에 따르면, 상어는 원래 연골의 암을 비롯해 각종 암에 걸리지 않는다. 둘째, 방송 전에 레인은 이미 벨기에의 연구자들에게 자신의 제품을 테스트해달라고 협조를 요청했다. 물론 제품의 효능은 없었다. 셋째, 상어 연골이 특정 암을 치료한다 하더라도 먹는 걸로는 별 의미가 없다. 위산과 위의 효소가 연골에 함유된 단백질을 파괴하기 때문이다(당뇨병 환자들이 인슐린을 먹지 않고 주사하는 것도 이런 이유 때문이다). 〈60분〉에서 방송을 내보낸 지 몇 년 안 되어, 상어 연골이 유방암, 대장암, 폐암, 전립선암을 치료하지 못한다는 사실이 13개의 연구를 통해 밝혀졌다.

2000년에 윌리엄 레인은 허위 주장을 유포한 대가로 연방통상위원회에 100만 달러를 지불해야 했다.

곱상어와 청새리상어는 둘 다 멸종할 가능성이 높은 감소종으로 분류되기 때문에, 상어 연골 열풍은 이만저만 피해를 입히는 게 아니었다. 애석하게도 일부 환자들은 자신의 생명을 구했을지도 모를 일반적 치료법 대신 상어 연골을 이용했으며, 특히 뇌종양을 앓던 캐나다 출신의 아홉 살 소녀의 사례는 더욱 유감스럽다. 의사들은 소녀의 종양을 제거한 후 생존 가능성을 충분히 높여줄 방사선 치료와 화학요법을 권했다. 그러나 소녀의 부모는 그런 방법들 대신 상어 연골을 선택했다. 소녀는 4개월 뒤 사망했다.

상어 연골은 여전히 약국과 인터넷에서 판매되고 있다.[14]

9장
아픈 아이들, 필사적인 부모들
스타니스와프 버진스키의 소변 치료

"회전목마를 탄 아이가 왜 한 바퀴씩 돌 때마다 부모를 향해 손을 흔드는지 — 그리고 부모들은 왜 매번 아이에게 손을 흔들어 응해주는지 — 그 이유를 모른다면, 당신은 인간의 본성을 제대로 이해하지 못하는 겁니다."

-윌리엄 터미즈(William D. Tammeus), 《캔자스시티 스타》 칼럼니스트

많은 비표준 치료법들이 이용되고 있지만, 21세기 초 가짜 암 치료제에 관한 이야기에서 이 남자를 빼뜨릴 수는 없다. 이 남자의 초창기 경력은 작가인 게리 널(Gary Null)이 《펜트하우스》를 통해, 샐리 제시 래피얼(Sally Jessy Raphael)이 그녀가 진행하는 일일 토크쇼를 통해, 헤랄도 리베라(Geraldo Rivera)가 ABC 방송 〈20/20〉을 통해, 그리고 해리 스미스(Harry Smith)가 CBS 방송 〈디스 모닝〉을 통해 널리 홍보해주었다. FDA가 따라다니며 괴롭힐 때도 이 남자는 수백 명의 환자들과 미국의 여러 국회의원들로부터 청하지도 않은 지지를 받았다. 이 남자는 2010년에 〈버진스키〉라는 단순한 제목의 장편 다큐멘터리 영화 주제가 되기도 했다.

빌리 베인브리지(Billie Bainbridge)는 2007년 4월 25일, 잉글랜드의 작은 도시 액세터에서 태어났다. 빌리가 네 살이었을 때 어머니 테리는 빌리에게 어딘가 이상이 있다는 걸 알게 됐다. "침대에서 껴안고 낮잠을 재웠는데, 빌리의 몸이 굉장히 뜨거운 것 같았어요. 그런데 빌리가 자고 일어나더니, 약한 발작 증세처럼 머리를 흔들고 먹은 걸 토하지 뭐예요." 빌리의 어머니가 회상하며 말했다. 다음 날엔 빌리의 상태가 좋아졌다가 다시 더 악화됐다. "그 후로 몇 주가 지났을 때 빌리가 이상한 목소리를 내면서 이야기를 하는 거예요. 전 빌리가 그냥 장난치려고 그러나 보다 싶어서 하지 말라고만 반복해서 말했지요. 그런데 며칠 뒤에 빌리의 눈이 축 처진 것 같더니 [침을 흘리기] 시작하는 거예요. 전 빌리가 뇌졸중에 걸렸다고 생각했어요."

이틀 뒤, 빌리는 로열 데본 앤드 엑세터 병원(Royal Devon and Exeter Hospital)에서 뇌 MRI 검사를 받았다. 진단명은 뇌간부 신경교종(brain stem glioma). 뇌암 중에서도 치유가 불가능한 병이었다. 뇌간부 신경교종은 방사선을 이용해 치료하는데, 처음에는 종양이 줄어들어 증상이 호전되지만, 신경교종이 방사선에 내성이 생겨 반드시 재발한다. 화학요법도 효과가 없다. 의사들은 빌리의 회복 가능성이 매우 희박하다고 설명했다. 빌리는 십중팔구 일 년 안에 사망할 터였다.

그러나 샘과 테리 베인브리지 부부는 포기하지 않았다. 그들은 텍사스 주 휴스턴에 기적의 약이 있다는 소문을 들은 적이 있어서 무슨 수를 써서라도 그 약을 얻기로 결심했다. 그러나 약값이 어마어마해 대략 20만 파운드(30만 달러)를 예상해야 했다. 게다가 테리 자신도 최근 유방암 진단을 받아 건강이 좋지 않았다. 베인브리지는 친구들과 이웃들에게 자신들의 문제에 대해 상의했다. 테리는 이렇게 말했다. "빌리가 죽을 거라는 말, 저는 믿지 않을 거예요. 무슨 수를 써서라도 빌리를 반드시 살리고 말 거예요."

몇 주 안에 잉글랜드에 사는 모든 사람들이 빌리와 테리 베인브리지 부부의 이야기를 알게 되었다. 영국의 코미디언이자 배우인 피터 케이(Peter Kay)는 블랙풀 오페라 하우스에서 여러 차례 자선 공연을 했다. 영국의 록 밴드 라디오헤드는 사인한 기타를 기증했는데, 나중에 9천 파운드에 판매되었다. 그 밖에 배들리 드론 보이, 아이 앰 클루트, 에브리싱 에브리싱 같은 밴드들도 맨체스터에서 자선쇼를 열었다. 먼치킨 어린이집은 2만 파운드 상당의 1년 치 보육료를 100파운드에 이용할 수 있는 추첨권을 판매했다(이 추첨권에 당첨된 크리스티안과 알렉스 브룩 부부는 이 돈을 베인브리지 부부에게 기부하고 자기 아들의 보육료를 예전대로 지불했다). 이 지역의 럭비 팀인 엑세터 치프스는 2천 파운드의 성금을 모으기 위해 구레나룻을 길렀다. 한 자선 무도회에서는 1만 2천 파운드를 모금했다. 두 명의 사이클리스트가 에든버러에서 엑세터까지 자전거를 타고 달리면서 5천 파운드 이상을 모금했다. 기금 모금을 위해 여러 차례 케이크가 판매되었고 매번 1천 파운드가 모였다. 앤서니 코튼, 셰릴 콜, 마이클 부블레 등 세계적인 유명 연예인들도 동참했다. 미국에서도 익명의 자선가가 2만 5천 달러를 기부했다. 이렇게 해서 베인브리지 부부 앞으로 총 20만 파운드가 모였다. 빌리가 처음 증상을 보인 지 불과 석 달 만인 2011년 9월 17일에, 베인브리지 가족은 텍사스 주 휴스턴으로 향하는 비행기에 오르게 됐다. "텍사스 클리닉은 우리의 마지막 희망입니다." 샘은 이렇게 말했다. 조만간 이들은 그 책임자를 만나게 될 것이었다.[1]

스타니스와프 버진스키는 1943년에 폴란드에서 태어났다. 1967년 루블린 의료 아카데미를 졸업할 무렵, 버진스키는 14편의 논문을 발표하는 놀라운 성과를 올렸다. 다음 해 그는 〈건강한 사람과 만성 신부전증 환자의 혈청 내 아미노산과 펩티드에 관한 연구〉라는 논문으로 박사학위를 받았다. 버진스키는 한 가지 견해를 갖고 있었다. 그는 장기간 신장질환을 앓는 환자들은 신장 기능이 정상인 사람들보다 암에 걸릴 가능성이 적다고 믿었다. 그리고 그들의 소변에서 해답을 찾을 수 있을 거라고 확신했다. 버진스키의 논리는 이랬다. 신장질환 환자들이 암에 걸리지 않는 이유는, 신장 기능이 정상적인 사람들과 달리 항암 효과가 있는 특정한 생명 유지 물질들을 체외로 배출하지 않기 때문이라는 것이다. 그는 이 물질을 안티네오플라스톤(antineoplaston, 말 그대로 '새로운 성장에 저항한다'는 의미다)이라고 불렀다. 버진스키는 건강한 사람의 소변에서 암을 예방할 수 있는 펩타이드를 분리할 수 있다면 암을 치료할 수 있다고 믿었다.

버진스키는 폴란드에서 내과 레지던트를 마친 후, 미국 휴스턴에 있는 베일러 의과대학으로 건너가 마취학 연구원에서 부교수까지 올랐다. 1974년에 그는 실험실에서 뼈의 암세포 성장을 방해하는 일련의 펩타이드들(단백질보다 작은 아미노산 가닥들)을 분리했다. 그의 연구 결과에 강한 흥미를 보이던 국립암연구소는 그에게 3년간 연구비를 지급했다. 그 결과 여섯 편의 논문이 발표되었고, 그 가운데 마지막 논문에서 그의 소명이 드러난다.[2] 그는 다음과 같이 썼다. "우리의 정의에 따르면, 안티네오플라스톤은 정상적인 조직의 성장을 크게 방해하지 [않으면서] 종양의 증식을 막는 살아 있는 유기체에 의해 생성된다."[3] 이것은 중요한 발견이었다. 마침내 암 환자들은 더 이상 고문과도 같은 방사선 치료와 화학요법으로 고통을 받지 않아도 될 것이다. 암 환자들은 부작용 없는 천연물질, 안티네오플라스톤으로 치료를 받을 수 있을 것이다. 그러나 국립암연구소는 그렇게 생각하지 않왔고, 버진스키의 연구비를 연장할 수 없었다.

버진스키가 암연구소로부터 연구비를 지원받지 못하자, 이번에는 베일러 의과대학의 관리자들도 그에게 선택을 요구했다. 마취과에 계속 남아 조직의 목표(그 목표는 암 치료가 아니었다)에 부합하는 연구를 하든지, 아니면 대학을 떠나든지. 버진스키는 대학을 떠나기로 결정하고 휴스턴에 있는 232제곱미터 규모의 차고를 임대했다. 이 차고가 나중에 버진스키 연구소가 되었다.[4] 그의 첫 번째 과제는 대량의 안티네오플라스톤을 분리하는 것이었다. 그래서 스타니스와프 버진스키는 찌는 듯 무더운 한여름에 공중 화장실과 휴스턴의 재소자들로부터 370리터 이상의 소변을 모았다.[5] 그리고 이 소변으로부터 AS2.1과 A10이라고 하는 안티네오플라스톤을 분리했다.

버진스키가 암을 특별히 전공하지 않았는데도, FDA는 그에게 소규모 임상실험을 통해 안티네오플라스톤을 테스트하도록 허용했다. 그에게는 뇌암, 대장암, 췌장암, 유방암, 전립선암, 직장암, 폐암, 신장암, 방광암 등, 진행 암 단계의 환자들을 포함해 적지 않은 환자들이 있었다. 의료 시설마저 포기할 만큼 도저히 손을 쓸 수 없는 암들. 환자들에게 사형선고와도 같은 암들. 그렇지만 스타니스와프 버진스키는 포기하지 않았다. 그는 안티네오플라스톤의 효능을 신뢰했다.

1979년, 주류 의학의 인기 평론가, 게리 널은 잡지 《펜트하우스》에 〈암 치료 탄압〉이라는 기사를 썼다. 널은 뇌까지 암이 전이된 63세 폐암 환자의 사례를 소개했다. 이 환자는 안티네오플라스톤을 복용한 지 6주 후에 폐암이 완치되었다. 몇 주가 더 지나자 뇌에 전이된 암세포도 완전히 사라졌다. 기사에 따르면, 진행 암을 앓는 41명의 환자들이 "86퍼센트의 뚜렷한 호전"을 보이며 치료되었다. 이 기사를 통해 버진스키는 처음으로 언론에 크게 노출되었고, 이를 계기로

그의 사업은 극적으로 확장되었다.[6]

2년 뒤, ABC 방송 〈20/20〉의 기자, 헤랄도 리베라는 '암과의 전쟁: 치료냐 이익이냐 정치냐?'라는 프로그램을 방송했다. 이번에도 버진스키는 제대로 가치를 인정받지 못하는 영웅의 역할을 맡았다. 리베라는 생존자들의 희망적인 이야기로 시청자를 사로잡았다.

- 리베라는 이렇게 이야기했다. "1979년 초 스티브 힙은 청천벽력 같은 소식을 들었습니다. 암에 걸린 거지요. 미시간 주에 있는 주치의는 그의 상태를 한마디로 이렇게 요약했습니다. '우리는 그가 떠날 날을 기다리고 있었습니다.' 그러나 최근 스티브의 주치의는 〈20/20〉을 통해 그의 종양이 줄었다고 밝혔습니다."
- 알 스웨이즈랜드는 캐나다 출신이다. 1978년 후반에 알은 방광암에 걸렸다는 사실을 알게 됐다. 여섯 차례 수술을 받았고 마지막으로 시도할 수 있는 방법은 방광을 제거하는 것뿐이었는데, 그렇게 되면 남은 평생 복부에 소변 주머니를 차고 다녀야 했다. 알은 현재 활동성 종양이 모두 제거되었다고 알렸다.
- 조슬린 챈시는 수술이 불가능한 유방암 환자였으며 뼈까지 암이 전이되었다. 그녀의 남편은 이렇게 말했다. "열다섯 명 정도의 의사들과 상담을 해봤는데, 모두가 한결같이 아내의 암이 말기라 손을 쓸 수가 없다고 말했습니다." 하지만 스티브 힙, 알 스웨이즈랜드와 마찬가지로, 조슬린 챈시도 안티네오플라스톤으로 기적적인 효과를 보았다. 리베라는 다음과 같이 말했다. "조슬린 챈시의 뼈 스캔(bone scan) 검사를 보면 그녀에게 부분적으로 차도가 나타난 걸 알 수 있습니다. 보다 최근의 뼈 스캔 검사에서는 그녀의 상태가 크게 회복되었다는 걸 볼 수 있지

요." 조슬린은 이렇게 말했다. "요즘엔 밤에 아주 잘 잔답니다."

스타니스와프 버진스키는 버진스키 연구소를 설립한 지 불과 4년 만에 희망을 잃은 환자들을 치료하기 시작했다. 그러나 안티네오플라스톤은 여전히 주류 의학에 진입하지 못했다. 리베라는 이유를 알고 있었다. "암 연구기관이라는 곳이 있는데, 기본적으로 두 부분으로 나뉩니다. 한 부분은 아주 풍족하게 자금을 지원받는 정부 산하의 보건 기구예요. 국립암연구소라고 하는 곳이지요. 다른 하나는 가장 부유한 사설 자선 단체인 미국 암협회입니다. 비평가들이 볼 때, 이 두 기관이 서로 결탁해서 만들어낸 기능은 암 연구와 정보에 관해 일종의 독점권을 만드는 것, 그래서 나머지 다른 기관의 목을 조르는 것입니다." 리베라에 따르면 암 전문의들은 동정심을 갖고 환자를 돌보는 사람들이 아니라 무정한 사업가들이었다. "암은 단순히 질병인게 아닙니다. 연간 300억 달러의 산업을 낳는 정치적, 경제적 현상입니다." 이 현상에 스타니스와프 버진스키 같은 부류를 포함시킬 생각은 전혀 없는 것 같았다. 버진스키는 리베라에게 이렇게 말했다. "누군가 개인이 암과의 사투에서 이길 수 있는 새롭고 획기적인 방안을 가지고 오면, 마침내 미국 국민들은 대형 기관들에 이렇게 따질 겁니다. 당신들은 그 많은 돈으로 뭘 했냐고. 어떤 결과를 내놓을 수 있냐고. 마지막으로, 국민들에게 뭔가 답을 내놓아야 하지 않느냐고!"[7]

버진스키의 기적은 계속되었다. 뇌종양을 앓던 일곱 살의 더스틴 쿤나리는 안티네오플라스톤을 복용한 지 6주 후에 종양이 완치되었다. 진행형 뇌종양을 앓던 토리 모레노는 5개월 후에 완치되었다. 안티네오플라스톤은 패멀라 위닝햄, 크리스틴 시프, 재커리 매코널, 토머스 웰본 등 뇌종양 환자들도 치료했다. 랜디 고스의 신장암도 치료

했다.[8]

1995년, CBS 방송의 〈CBS 디스 모닝〉 진행자, 해리 스미스는 안티네오플라스톤으로 병을 치료한 환자들 몇 명을 자신의 프로그램에 출연시켰다. 로스앤젤레스에 사는 닐 더블린스키는 방송에서 이렇게 말했다. "제가 암에 걸린 적이 있었나 하는 생각이 들 정도예요. 휴스턴은 제 생명을 구한 도시였습니다."[9] 2001년에 토머스 일라이어스(Thomas Elias)는 《버진스키의 획기적인 발명품: 가장 희망적인 암 치료제와 그것을 억누르려는 정부의 캠페인》를 출간했다. 일라이어스는 의료계의 박해를 받고 있는 버진스키에 대한 이야기를 썼다. 암 전문의들이 그들 앞에 놓인 기적을 외면하려고 그렇게 애를 썼음에도 불구하고, 결국 안티네오플라스톤으로 생명을 구한 환자들 이야기도 했다.

2010년에는 다큐멘터리 영화 〈버진스키〉가 전국에 방영되었다. 에릭 메롤라가 각본과 감독을 맡은 〈버진스키〉는 뇌암에서 회복한 조디 펜턴과 제시카 레셀, 부신암에서 회복한 켈시 홀의 사례를 주로 다루었는데, 모두가 소위 암 전문의들의 암울한 예측에도 불구하고 안티네오플라스톤 덕분에 완치되었다. 영화는 스타니스와프 버진스키의 활동을 방해하기 위해 FDA 국장 데이비드 케슬러가 어떤 공세를 퍼부었는지도 보여주었다. 하원의원 리처드 버(Richard Burr, 노스캐롤라이나 공화당)는 이렇게 말했다. "지금까지 목격한 형사사법제도 가운데 그야말로 최악의 남용 사례 가운데 하나라고 할 수 있습니다." 버진스키는 이 커다란 소용돌이 한가운데에 조금의 흔들림도 없이 차분하고 의연하게 앉아 있었다. 그는 손을 씻는 것만으로도 세균의 확산을 막을 수 있다는 사실을 아무리 입증해 보여주어도 동료들에게 번번이 무시만 당했던 현대판 제멜바이스였다. 줄리언 휘테이커

(Julian Whitaker) 박사는 이렇게 말했다. "버진스키 박사가 암에 대해 대단히 중요한 발견을 했음은 분명한 사실입니다."[10]

2011년, 텍사스 주 스탠퍼드에 위치한 버진스키 연구소는 4천 2백 제곱미터 이상의 규모 — 소규모 생명공학회사 규모 — 에 안티네오플라스톤 생산 설비를 갖추었고, 네 명의 화학자와 네 명의 생물학자, 세 명의 약사가 그곳에서 연구하고 있었다.[11]

그런데 왜 안티네오플라스톤은 일반적인 암 치료제가 될 수 없었을까? 환자들이 이야기를 꾸며냈을 리는 없다. 완치되지도 않았는데 말기 암이 치료됐다고 말한다거나, 이미 세상을 떠난 사람이 다시 살아나 아직도 거뜬하다고 말할 리도 없다. 그러나 내막을 자세히 들여다보면, 스타니스와프 버진스키의 안티네오플라스톤 치료는 알려진 내용과 전혀 일치하지 않는다는 걸 알 수 있다.

1982년 11월, 안티네오플라스톤을 복용한 몇몇 캐나다 주민들이 보험회사에 보험금 지급을 요구했다. 진상을 조사하기 위해 캐나다 연구자인 마틴 블랙스테인(Martin Blackstein)과 다니엘 베르사겔(Daniel Bergsagel)이 휴스턴으로 향했다. 이렇게 해서 버진스키 프로그램에 대해 처음으로 독자적인 검토를 실시하게 되었다. 블랙스테인과 베르사겔은 버진스키에게 네 가지 정보를 요구했다. 1) 환자가 암에 걸렸음을 입증하는 조직검사 2) 안티네오플라스톤 치료 이전의 치료 기록 3) 안티네오플라스톤을 이용한 치료 기록 3) X-선 촬영, CT 스캔 같은 방사선학적 검사 자료. 버진스키는 가장 성공적인 사례 14건의 데이터를 제공했다.

블랙스테인과 베르사겔은 자신들이 원하는 바가 명확했음에도, 막상 받아본 자료들을 보니 실망하지 않을 수 없었다. 기록들은 부족하고 불완전했다. 두 명의 환자는 안티네오플라스톤 치료 전과 후에 CT 스캔 검사를 실시했다. 둘 사이에 아무런 차이가 없었다. 두 명의 다른 환자들은 버진스키가 진료하기 前에 표준 치료를 통해 이미 치료된 상태였다. 블랙스테인과 베르사겔은 안티네오플라스톤이 암 치료에 효과가 있다는 어떠한 객관적인 증거도 찾을 수 없었다. 그들은 이렇게 기록했다. "우리는 버진스키가 상당히 미심쩍은 사례들을 제시한 데 대해 크게 놀랐다. 우리는 그가 암에 대해 거의 아는 바가 없거나 (…) 아니면 우리가 굉장히 멍청하다고 생각하고 우리를 속이려 한 게 아닌가 하는 인상을 받고 그의 연구소를 나왔다."[12]

블랙스테인과 베르사겔은 버진스키에게 그가 1977년에 한 의학 저널에 제시했던 다른 환자들에 대한 기록도 보여달라고 요구했다. 이번에도 결과는 실망스러웠다. 환자들 가운데 세 명이 당시 앓고 있던 암으로 사망했던 것이다. 네 번째 환자는 외과적 수술을 통해 방광의 종양을 절제함으로써 암을 치료했다.[13]

버진스키에 대한 두 번째 독자적인 검토는 1985년에 역시 캐나다에서 이루어졌다. 이번에는 캐나다의 처방약품 단속국(Canadian Bureau of Prescription Drugs) 소속 연구자들이 36명의 환자에 대한 기록을 검토했다. 그 가운데 32명은 안티네오플라스톤의 혜택을 보지 못한 채 암으로 사망했다. 남은 네 명의 환자 가운데 한 명은 상태가 경미하게 퇴보된 후 사망했고, 한 명은 1년 동안 안정된 상태를 보이다가 사망했으며, 나머지 두 명은 조사 당시 아직 생존해 있었다. 아직 살아 있는 두 사람 가운데 한 사람은 전이성 폐암을, 다른 한 사람은 자궁경부암을 앓고 있었는데 둘 다 치료는 되지 않았다.[14]

1988년에는 인기 토크쇼 사회자 샐리 제시 래피얼이 버진스키에게 치료받은 네 명의 환자와 인터뷰를 했다. 샐리는 그들을 '기적'이라고 묘사했다. 4년 뒤 CBS의 교양 프로그램 〈인사이드 에디션〉에서 후속 방송을 내보냈는데, 네 명 가운데 두 명이 암으로 사망했고 세 번째 사람은 암이 한창 재발된 상태였다. 네 번째 사람은 방광암이 치료되었고 예후도 대단히 좋았다.[15]

1990년, 미국 의회 기술평가위원회(United States Congressional Office of Technology Assessment)는 버진스키가 발표한 학술지 논문을 검토한 후 다음과 같은 결론을 내렸다. "수많은 예비조사에도 불구하고 이 치료가 암 환자들에게 이롭다고 판단할 만한 근거 있는 정보는 여전히 부족하다."[16]

환자들의 추천사가 쌓이자 독자적인 연구자들이 안티네오플라스톤을 테스트하겠다고 나섰다. 그 중 한 사람은 NCCAM의 전신이며 당시 새로 설립된 대체의학사무국(Office of Alternative Medicine, OAM)의 국장, 조지프 제이콥스(Joseph Jacobs)였다. 버진스키는 이에 저항했다. 제이콥스는 이렇게 말했다. "대체의학 사무국은 (버진스키가) 훌륭한 실험 계획안을 설계하고 데이터 모니터링 위원회를 세우도록 연구 지원을 할 용의가 있다. 지금까지 많은 기회가 있었다. 그런데 저 어릿광대들, 즉 그의 지지자들은 이 기회들을 망가뜨리기 위해 최선을 다해왔다."[17]

1991년에 국립암연구소의 두 연구자들은 버진스키 연구소를 방문해, 일곱 명의 환자들에 대한 임상 병력, 병리학 슬라이드, 방사선학적 검사 등을 검토한 후, 버진스키가 뭔가 대단한 걸 이뤄낼지 모른다고 결론을 내렸다. 그들은 뇌종양에 걸린 환자들을 대상으로 임상실험 기금을 지원하기로 동의했다. 이것은 버진스키가 FDA를 설득해

약품 판매 허가를 얻을 수 있는 단 한 번의 절호의 기회였다.

어떤 환자들을 포함시켜야 하느냐를 놓고 버진스키와 몇 년간 실랑이를 벌인 끝에, 국립암연구소는 연구 결과를 발표했다. 이 공동 작업에는 미네소타 주 로체스터에 위치한 메이요 클리닉, 뉴욕 시에 위치한 메모리얼 슬론-케터링 암 센터, 메릴랜드 주 베데스다에 위치한 국립암연구소 등, 세계에서 가장 유명한 세 군데 암연구소 연구원들이 참여했다. 안티네오플라스톤에 관해 스타니스와프 버진스키의 이름이 오르지 않은 최초의 의미 있는 발표였다. 결과는 실망스러웠다. 안티네오플라스톤으로 치료를 받은 아홉 명의 환자들이 모두 사망했으며, 누구도 치료에 반응이 있었다는 어떠한 증거도 보여주지 못했다. 게다가 버진스키는 그렇지 않다고 주장했지만 안티네오플라스톤은 유독한 화학약품이었다. 어떤 환자들은 메스꺼움, 구토, 두통, 근육통에 시달렸고, 어떤 환자들은 과도한 수면, 혼란, 발작으로 고통을 호소했다.[18] 버진스키는 노발대발 화를 냈다. 그는 국립암연구소가 고의적으로 자신의 업적을 파멸시켰다고 믿으며 이렇게 말했다. "그들은 고의로 내 실험을 방해했다. 그들은 가령 2주 혹은 2개월 정도의 아주 짧은 기간 동안만 치료를 제공하려 했다. 그러니 그 기간 이후에 환자가 사망하는 건 당연하지 않겠는가. 이건 완벽하게 비윤리적이다. 끔찍한 일이 아닐 수 없었다."[19]

1992년, 생화학자 솔 그린(Saul Green)은 《미국 의학협회지》에 발표한 한 논문에서 안티네오플라스톤 AS2.1과 A10에 관해 알려진 내용을 요약했다. 그는 AS2.1은 정상적으로 신진대사가 이루어지는 동안 잠재적으로 독성 물질을 분비하는 페닐아세트산(phenylacetic acid, PA)이라고 설명했다. 보통 페닐아세트산은 간에서 해독 — 간에서 페닐아세틸글루타민(phenylacetylglutamine, PAG)이 된다 — 된 다음 소변으로 배출된다. A10은 본질적으로 PAG다. 버진스키는 AS2.1과 A10이 자체적으로 DNA에 삽입되어 암 유발 유전자 변이를 일으킴으로써 활동한다고 주장해왔다. 그러나 PA와 PAG는 DNA에 들어가기에는 너무 크다. 그린은 다음과 같이 결론을 내렸다. "안티네오플라스톤이라고 하는 물질을 이용한 암 치료제는 시중에서 접할 수 있는 단순한 유기화합물 PA와 PAG와 관련이 있다. 어디에도 펩타이드는 없고, 종양 세포를 '정상화'한다는 걸 조금도 입증하지 못했으며, 실제로 DNA에 [삽입]된다는 것 또한 전혀 확인되지 않았을 뿐만 아니라, 실험적인 종양 테스트 시스템에서 암에 적극적으로 대항하는 흔적이 전혀 보이지 않았다."[20]

연구를 거듭할수록 실망은 점점 커졌다.

1990년대에는 세 명의 독자적인 심사자들이 안티네오플라스톤을 이용한 경험이 있는 963명의 환자를 평가했다. 세 명의 심사자들은 피츠버그에 있는 앨러게니 대학 암 센터(Allegheny University Cancer Center) 소장 하워드 오저(Howard Ozer), 듀크 대학 소아과 교수이며 소아 종양학 그룹(Pediatric Oncology Group)의 뇌종양 위원회 회장 헨리 프리드먼(Henry Friedman), 그리고 캘리포니아 주 마린 카운티에서 개업의로 활동하고 있는 종양학자 피터 아이젠버그(Peter Eisenberg)로 모두 암 전문의들이었다. 세 사람 모두 버진스키의 실험 계획안이 형편없이 설계되었고, 그의 데이터는 해석이 불가능하며, 안티네오플라스톤의 유독성이 잠재적으로 생명을 위협할 수 있다는 데에 동의했다. 그리고 세 사람 모두 버진스키가 약물 사용을 중단해야 한다는 데에 동의했다. 가장 화나는 일은 충분히 치료 가능한 뇌종양을 앓고 있는 네 살 남자아이가 버진스키의 치료법을 이용하고 있었다는 사실이다. 아이의 암 상태는 안티네오플라스톤만 이용하면서 더욱 악화되었다.[21]

1995년, 참을 만큼 참은 FDA는 법정 모욕죄, 우편 사기, 식품 의약품 및 화장품 법 위반 등 75건의 죄목으로 스타니스와프 버진스키를 기소했다. 텍사스 주 하원의원 조 바튼(Joe Barton)은 자기들 편 입장을 이야기할 수 있도록 청문회를 마련하는 등 서둘러 버진스키를 돕기 위해 나섰다. 환자들과 부모들은 "화학요법 반대"를 선언하는 플래카드를 들고 다니면서 'FDA는 물러가라! 내 생명을 연장시켜라!'라는 구호를 외쳤다. 1997년, 정부는 유죄 판결을 내리기 위해 두 차례나 시도했지만 실패했다. 한 번은 배심원단의 의견이 엇갈리는 불일치 배심으로 끝났고, 또 한 번은 무죄로 판결이 내려졌다.[22]

많은 암 환자들에게 스타니스와프 버진스키는 반체제 문화의 영웅이 되어 있었다. 하지만 모두가 그렇게 생각한 건 아니었다. 전국 유방암연합(National Breast Coalition) 회장 프랜 비스코(Fran Visco)는 이렇게 말했다. "이것은 운동가로서 우리가 지금까지 싸워왔던 모든 것을 어쭙잖게 흉내 내고 있습니다. 이런 연구가 계속되도록 허용된다면, 이것은 우리의 생명을 위협하고 과학의 지속적인 지지를 위협할 것입니다. 그런데도 그가 무사할 수 있겠습니까?" 전국 암극복연합(National Coalition for Cancer Survivorship)의 상임이사 엘런 스토벌(Ellen Stovall)도 같은 의견이었다. "이 순간부터 우리는 그를 편하게 놔두지 않을 겁니다. 그는 자신의 치료법을 무독성이니 대체의학이니 부르며 미국 국민의 지성을 모욕하고 있습니다. 나는 의회에서 일하는 버진스키 박사의 지지자들이 미국 국민 앞에서 정중히 사과하길 바랍니다."[23]

1980년대와 1990년대에 이탈리아의 시그마 타우 제약회사(Sigma Tau Pharmaceuticals), 일본의 추가이 제약회사(Chugai Pharmaceuticals), 그리고 아일랜드의 엘란 제약회사(Elan Pharmaceuticals) 등 세 개의 제약회사가 안티네오플라스톤에 관심을 보였다. 그러다가 하나씩 발을 빼기 시작했다. 시그마 타우의 의학 책임자는 다음과 같은 글을 썼다. "1991년 1월 31일, 시그마 타우는 안티네오플라스톤 개발을 진행할 의사가 없음을 버진스키 박사에게 통보했다. 우리는 인간과 [쥐]의 종양 세포주에 있는 (…) 안티네오플라스톤 A10과 AS2.1을 연구했으며 (…) 그 결과를 바탕으로 프로젝트를 중단하기로 결정했다."[24] 버진스키는 이러한 거절들을 경력을 지키기 위해 기꺼이 거짓말을 일삼는 암 전문가들의 음모로 받아들였다. 버진스키는 이렇게 말했다. "대부분의 종양학자들 — 나는 지금 평판이 좋은 종양학자들을 말하고 있는 것입니다 — 은 제약회사를 위해 일합니다. 그들은 임상실험을 합니다. 그들은 제약회사로부터 다양한 형태의 장려금을 받습니다. 그들은 거짓말을 하기 위해서라면 무슨 짓이든 할 겁니다. [우리는] 이처럼 정직하지 않은 의사들, 거짓말쟁이 의사들, 속임수를 쓰는 의사들에 관한 증거는 정말 많습니다."[25]

사실, 새로운 암 치료법들이 효과가 있는지 증명하는 건 그렇게 어렵지 않다. 워싱턴 D.C.에 본사를 두고 암 연구와 신약 개발을 다루는 의학 전문지 《캔서 레터》의 편집장 폴 골드버그(Paul Goldberg)는 스타니스와프 버진스키가 제시한 이상한 사례에 대해 논평했다. "약품이 승인되기까지 상당히 많은 기술과 시간, 비용이 소모된다. 그렇더라도 버진스키 박사가 실험을 착수한 이후로 수십 년 동안 수천 개의 항암물질이 효과가 있어 보였다가 효과가 없는 것으로 확인되어 사라져갔다." 버진스키의 데이터를 독자적으로 검토했던 듀크 대학교 종양학자, 헨리 프리드먼(Henry Friedman)도 같은 의견이었다. "수천 명의 환자들이 안티네오플라스톤으로 치료를 받았으며, 그럼에도 불구하고 이 치료가 효과가 있다는 것을 (…) 납득할 만하게 보여준 사람은 아직 한 사람도 없다. 이것이 얼마나 말도 안 되는 일인지 알고 있어야 한다. 그도 그럴 것이, 암 연구를 할 때 보통은 겨우 30~40명의 환자만 대상으로 할 수 있으니 말이다."[26]

한 암 치료제에 대한 이야기는 대단히 교훈적이다. 2002년에 과학 잡지《네이처》에 게재된 한 기사는 악성 흑색종 세포에 BRAF라고 하는 비정상적인 유전자가 포함되어 있다고 밝혔다. 과학자들은 이 유전자로 만들어진 단백질 차단 약물이 효과가 있을 거라고 판단했다. 캘리포니아 주 버클리에 위치한 플렉시콘(Plexxikon)이라는 작은 ― 버진스키 연구소 정도 규모의 ― 생명공학 회사가 이 기사를 보고 관심을 가졌다. 그들은 PLX4032라는 약을 만들었고, 폴 채프먼(Paul Chapman) ― 메모리얼 슬론-케터링 암 센터의 종양학자 ― 의 후원을 받아 진행성 흑색종을 앓는 32명의 환자들을 대상으로 약물 테스트를 실시했다. 모두가 종양이 줄어드는 것을 확인했다. 당시 표준 화학요법 약물인 다카르바진(dacarbazine)을 2개월 동안 이용하면 환자의 15퍼센트가 종양 성장이 억제되었다. 반면 PLX4032를 8개월 동안 이용하면 환자의 80퍼센트가 종양 성장이 멈추었다. 여기에 고무된 회사 연구진은 최종적으로 실험에 돌입했다. 그들은 680명의 환자들에게 무작위로 다카르바진 혹은 PLX4032를 이용하게 했다. 결과는 확연하게 나타났다. PLX4032를 이용한 환자들이 더 오래 살았다. 2011년 8월 17일, FDA는 PLX4032를 악성 흑색종 치료제로 승인했다. PLX4032가 약품으로 승인을 받기까지 불과 몇 년이 걸리지 않았

고 참여한 환자도 1천 명이 채 안 되었다.[27]

스타니스와프 버진스키는 수십 년 동안 수천 명의 환자들에게 안티네오플라스톤을 투여했지만, 그의 약물과 표준 치료를 비교하는 결정적인 연구는 한 번도 실시한 적이 없었다. 필라델피아 어린이 병원의 소아 종양학 그룹 회장이며 펜실베이니아 대학교 페렐먼 의과대학의 소아학 및 약리학 교수인 피터 애덤슨(Peter Adamson)은 다음과 같이 말했다. "그는 따로 연구할 필요가 없다고 설득하더군요. 하긴, 연구를 해봤자 그에게 득 될 건 하나도 없고 위험만 감수하는 셈이니까요. 그곳에 오는 사람들이 모두 그에게 연구를 하라고 돈을 지불하고 있는 건데, 연구를 하게 되면 그는 전부 잃을 것들뿐 얻을 건 하나도 없어요."[28]

암 치료 대체요법 분야에서 스타니스와프 버진스키는 특이한 경우다. 그는 똑똑한 사람일 뿐 아니라 — 그의 조국 폴란드에서 의학 박사학위(MD)와 박사학위(PhD)를 동시에 취득한 최연소자 가운데 한 명이다 — 스스로를 세심한 남자라고 소개한다. 《휴스턴 포스트》지의 크레이그 맬리소(Craig Malisow)는 이런 글을 썼다. "환자들의 추천서에는 거의 항상 '가족처럼 치료를 받았다'는 말이 포함되어 있다. 그와 그의 직원들이 환자를 대하는 따뜻한 태도는 종종 주류 병원에서 환자들이 일반적으로 경험하는 것과 극명한 대조를 이룬다."[29] 이런 이유들 때문에 토머스 일라이어스 같은 작가들이나 에릭 메롤라 같은 영화감독, 샐리 제시 래피얼과 헤랄도 리베라 같은 유명인, 해리 스미스 같은 기자들이 버진스키에 대해 제대로 가치를 인정받지 못하는 영웅으로 색칠한다. 하지만 스타니스와프 버진스키에게는 앞뒤가 맞지 않은 것이 너무나 많다. 그는 자신이 암을 치료할 수 있는 약을 가지고 있다고 주장하면서도, 막상 대체의학 사무국에서 테스트를 하자고 제안하면 멈칫거렸다. 국립암연구소의 연구자들이 그의 아이디어를 주류 의학에 도입할 기회를 제공했을 땐, 그들에 대해 제대로 일을 할 줄 모르는 사람들이라고 주장했다. 결국 이런 식으로 40년이 흘렀고, 안티네오플라스톤의 효과에 대해 여전히 아무런 증거도 확보하지 못한 상태다. 우리가 아는 것이라곤 그들은 연구를 하고 있다고 주장하고 있지만 정작 연구 결과를 발표한 사람은 스타니스와프 버진스키 단 한 사람뿐이라는 사실이다.

그렇지만 이렇게 따질 수도 있을 것 같다. 해가 될 건 없지 않느냐고. 버진스키는 치료 가능한 암 환자는 거의 돌보지 않는다. 그는 주로 빌리 베인브리지처럼 예후가 좋지 않은 환자들을 상대한다. "그는 백혈병이나 빌름스 종양(Wilm's tumor, 신장에서 발생하는 악성 종양으로 소아에게 주로 발생한다 — 옮긴이)을 앓는 어린이들은 치료하지 않아요." 피터 애덤슨이 말한다. 그렇지만 애덤슨은 헛된 희망은 선물이 될 수 없다고 주장한다. "우리는 치유할 방도가 없는 암 환자 가족을 만나면, 어떻게 하면 최대한 많은 가능성을 열어둘 수 있을까에 대해 논의합니다. 실험적인 방안이 뭔가 가능성을 보여주면 우리는 그것을 목록에 올리지요. 하지만 실험적인 방안 — 가령 버진스키의 치료법 같은 — 이 효과가 없으면 즉시 목록에서 삭제시킵니다. 어떤 치료법이 효과가 없는지 알기 위해 그렇게 많은 아이들이 필요하지는 않습니다."[30] 필라델피아 어린이 병원 종양학과 과장, 존 매리스(John Maris)도 그의 말에 동의한다. "[빌리 베인브리지처럼] 뇌간 신경교종으로 진단을 받으면 치료를 받을 기회가 매우 낮지요. 그렇지만 생명을 연장시키고 삶의 질을 향상시켜줄 치료사들이 있습니다. 우리처럼 난치성 암 치료에 종사하는 많은 의사들은 AIDS의 패러다임을 따르려고 노력하고 있습니다. 다시 말해, 우리는 난치성 암을 만성 질환으로 관리하기 위해 노력하고 있으며, 과학이 현실적인 치료법 개발에 몰두하고 제시하기를 바라고 있어요. 저는 증거를 바탕으로 연구되고 있는 치료법들에 도움을 받을 수 있는 환자들이, 이런 치료에서 손을 떼고 [버진스키에게 치료를 받기 위해] 휴스턴으로 날아갈 때 정말 걱정됩니다. 과학자로서 저는 안티네오플라스톤이 전혀 쓸모가 없다는 걸 깊이 확신합니다. 또한 이 질병으로 사망한 아이들을 질리도록 지켜보며 오랜 기간 새로운 암 치료제들을 고대해온 사람으로서 확신을 갖고 말할 수 있습니다."[31]

2011년 9월, 빌리 베인브리지는 안티네오플라스톤 치료를 시작했다. 처음 다섯 주 동안 투여량을 점차 크게 늘렸는데, 그동안 빌리의 병세는 점점 악화되었다. 빌리는 입맛을 잃었고 구토를 하기 시작했다. 한번은 하는 수 없이 텍사스 어린이 병원에 입원해야 했다. 빌리가 심각한 탈수증, 영양실조, 체중 감량을 겪고 있어, 위장에 영양분을 전달하는 영양공급 튜브를 삽입해야 했다. 버진스키 클리닉에는 병상 시설이 없기 때문에, 그리고 버진스키는 텍사스 어린이 병원에 입장할 권한이 없었기 때문에, 빌리의 간호는 그가 어떻게 손쓸 수 있는 일이 아니었다.

어쩌면 베일러 의과대학 부교수이며 텍사스 어린이 병원 소아중환자실 실장, 제닌 그라프(Jeanine Graf)만큼 버진스키의 전략을 자세하게 들여다본 사람도 없을 것이다. 그라프는 버진스키의 환자들 가운데 생명이 꺼져가는 일부 환자들을 돌본 경험이 있다. "대체 왜 이러는 걸까요?" 그라프는 이렇게 물으며 버진스키의 약속들이 더 큰 비극을 부를 뿐이라고 주장한다. "가족들을 집에 돌아가지도 못하게 붙잡아놓고 엄청난 스트레스를 주고 있잖아요. 저는 가족들에게 어쩔 수 없이 이렇게 말해요. 더 이상 우리가 해줄 게 아무것도 없다고. 그런데도 지금 당신 아이를 중환자실에 입원시켜 낯선 공간에서 가족 하나 없이 생판 모르는 사람들에 둘러싸여 죽음을 맞게 하고 싶으냐고. 그건 생을 마감하는 적절한 방법이 결코 아니니까요."

이따금 그라프는 무일푼이 된 부모가 위독한 아이를 데리고 집으로 돌아가 가족과 친구들에게 둘러싸여 지낼 수 있도록 방법을 모색해야 하는 과제를 맡기도 한다. 그는 이렇게 말한다. "이런 어린이 환자들의 경우, 집으로 돌아갈 수 있도록 우리가 대신 병원비를 치르기도 합니다. 대개 그들은 아주 멀리서 온 데다 돈이 완전히 바닥난 상태거든요. 다행히 우리는 튼튼한 자선 단체가 있어요. 이것이 가족들을 위로하기 위해 우리가 할 수 있는 일이라고 말할 수 있으며 실제로 그렇게 하고 있습니다."[32]

2011년 10월, 빌리는 영국으로 돌아왔고, 이후로도 계속해서 정맥 주사를 이용해 안티네오플라스톤을 투여했다. 그리고 약물로 인해 상태는 점점 악화되었다. 테리는 이렇게 말했다. "빌리는 점점 피로를 느끼고 있고, 그 바람에 음식을 충분히 섭취하기가 힘들어요." 10월 말엔 다시 시작된 구토가 심하게 악화되어, 빌리는 치료를 중단하고 탈수증으로 지역 병원에 입원해야 했다.

빌리 베인브리지에게 여전히 전 국민의 관심이 집중되고 있는 영국에서는 아동보호 운동가들과 블로거들이 연일 빌리의 사례를 언급했다. 한 과학 블로거가 이 사례를 가장 잘 요약했는데, 그는 스타니스와프 버진스키에게 치료비로 쓰도록 베인브리지 부부 앞으로 걷힌 20만 파운드의 성금에 대해 언급하면서 다음과 같이 주장했다. "피터 케이가 이 가족을 위해 모금을 한 건 잘한 행동이다. 케이에게 행운을 빈다. 그렇지만 이 돈이 결국 절망에 빠진 사람들을 착취하는 것과 다를 바 없는 누군가의 손에 들어간 건 끔찍한 잘못이라고 할 수 있다. 그 정도 돈이면 이 가족에게 큰 도움이 될 수 있었다. 그 돈이면 집을 저당 잡히거나 직장을 구해야 하는 생계 걱정 없이 두 모녀가 편안하게 생활할 수 있었다. 그 돈이면 이 가족이 함께 살 수 있었다. 물론 그 돈이 기적을 일으키지는 않을 것이다. 그 돈이 있다고 고통이 사라지지는 않을 것이다. 하지만 그런 소박한 선물이 사실상 냉소와 헛된 희망을 물리칠 수는 있을 것이다."[33]

2012년 6월 1일, 빌리 베인브리지는 진단이 내려진 지 1년 만에 암과의 사투에서 패배했다. 빌리의 가족들은 이렇게 말했다. "빌리는 믿기 힘들 만큼 용감했습니다. 결코 불평하는 일이 없었고, 자신에게 왜 이런 일이 일어났는지 한 번도 묻지 않았습니다."[34]

버진스키의 최근 행보들은 더욱 더 가관이었다. 그는 요즘 안티네오플라스톤이 암뿐 아니라 파킨슨병, AIDS, 신경섬유종증도 치료한다고 주장한다. 버진스키는 최초의 공식 축제 이후 자잘한 쇼를 보여주며 만병통치약을 팔러 다니는 약장사 대열에 굳건하게 합류하기 위한 단계를 밟고 있는 것이다. 그는 "노화에 대한 유전적 해결 방법"이라고 설명하면서 아미노케어(Aminocare®)라는 상표명을 붙인 크림과 캡슐을 홍보했다. '정상적인 세포분열의 통제를 도와주는' 아미노케어 A10 젤라틴 캡슐은 120달러에, '자연스러운 세포분열을 자극함으로써 노화의 징후를 늦추는' 아미노케어 스킨 크림은 50달러에, '정상적인 뇌 기능 유지를 돕는' 아미노케어 뇌 장수 포르테는 60달러에 구입할 수 있다.[35]

스타니스와프 버진스키의 안티네오플라스톤과 그 밖의 암 대체
요법에 가장 큰 무대를 제공한 사람은 단연 수전 소머즈였다. 그녀는
자신의 저서들 외에 CNN, MSNBC, 폭스 등의 방송을 통해 이 약물
들을 홍보했다. 그녀의 책《케이오: 암 전문의들과의 인터뷰와 초기
암 예방법》에서 소머즈는 안티네오플라스톤, 커피 관장, 기적의 식이
요법을 홍보했다.[36] 이 책은 싯다르타 무케지(Siddhartha Mukherjee, 미
국의 종양학자이며 의사 — 옮긴이)의 책《암: 만병의 황제의 역사》[37]와 극
명한 대조를 이룬다. 두 책은 동시에 출간되었고 두 책 모두 암에 대
해 이야기한다. 그리고 두 책 모두 판매량이 높다. 그러나 퓰리처상
을 받은 책은 단 한 권, 무케지의 책뿐이다. 그리고 과학적인 관점에
서 암에 대해 이야기한 책 역시 단 한 권, 무케지의 책뿐이다.

무케지는 암 치료에 대해 사정없이 비판한다. 고대부터 현대에 이
르기까지 암 치료는 부차적인 피해를 낳고 있다. 수술은 암 조직뿐만
아니라 정상적인 조직까지 파괴한다. 방사선 치료와 화학요법은 암
세포뿐만 아니라 정상적인 세포도 함께 죽인다. 그렇지만 무케지의
책은 암 치료의 새로운 경향인 특수성에 대해 설명한다.

지난 몇 십 년 동안 과학자들은 암유전자(oncogenes)에 대해 밝히고
있다. 그리고 이런 유전자 생성에 영향을 미치는 허셉틴(Herceptin),
글리벡(Gleevec) 같은 약물을 개발하는 등 큰 진전을 보였다. 이런 약
물들은 암세포를 겨냥한 것이어서, 일반 화학요법에 비해 부작용이
훨씬 적다. 예를 들어, 글리벡은 한때 성인에게 사형선고로 여겨지던
한 종류의 만성 백혈병에 대한 인식을 바꾸어주었다. 이제 환자들은
수십 년 동안 생존이 가능해졌다.

소머즈의 책 어디에도 암유전자라든지 그것의 생성에 대해 찾아볼
수 없는 반면, 무케지의 책 어디에도 커피 관장이라든지 기적의 식이

요법에 대해 찾아볼 수 없다. 두 책은 마치 두 개의 평행우주에서 쓰인 것 같다. 무케지의 우주에서 약물은 과학을 기반으로, 철저한 검증을 거쳐 효과가 입증된 후 FDA의 승인을 받아야 한다. 그러나 소머즈의 우주에서는 사람이 치료법을 만들어 추천서를 이용해 홍보하고 웹사이트에서 판매한다.

어쩌면 가장 실망스러운 점은, 텔레비전 프로듀서들이 시청자들을 교육시키기 위해 무케지보다는 소머즈를 지속적으로 출연시키는 것일지도 모른다. 싯다르타 무케지는 로즈 장학생에, 콜롬비아 대학교 메디컬 센터 부교수이며, 스탠퍼드 대학교와 옥스퍼드 대학교, 하버드 의대를 졸업했다. 그는 암 환자를 돌보고 암 치료법을 연구하는 데 평생을 바쳐왔다. 수전 소머즈는 인기 TV 시리즈 〈스리스 컴퍼니〉에서 크리시 역으로 출연했고, 유명한 '사이마스터'를 광고했다. 그녀는 자신의 책에 가짜 약들을 극찬하고 자신의 웹사이트에 그 약들을 파는 것으로 인생의 많은 시간을 보냈다. 프로듀서들에게는 무케지보다 소머즈를 선택하는 것이 더 쉬운 일이었을 것 같기도 하다.

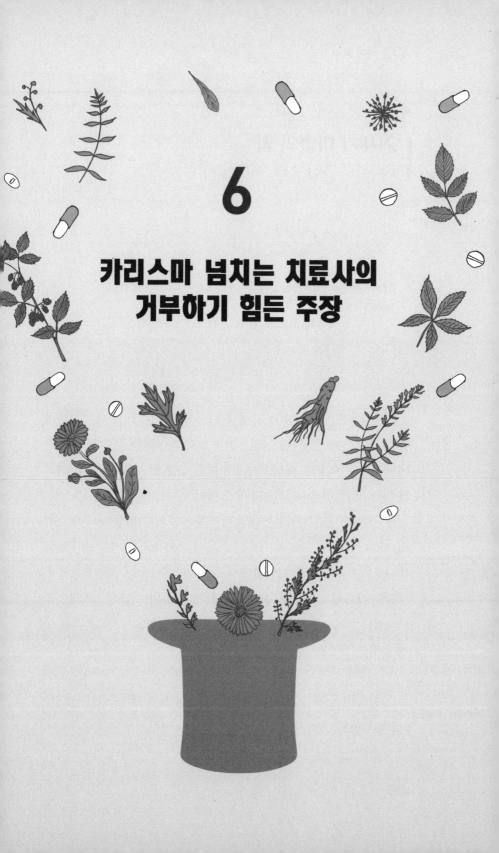

6

카리스마 넘치는 치료사의
거부하기 힘든 주장

10 장

21세기 마법의 약
라시드 부타르와 개인숭배

"나랑 슈렉이랑 마법의 약을 좀 먹었지. 덕분에 우리 지금 섹시하잖아!"
-〈슈렉 2〉의 동키

내 아버지는 남성 셔츠를 판매하는 영업부 부장이었다. 6개월마다 전국의 영업사원들이 볼티모어에 모였고, 아버지는 그들에게 판매 방법을 가르쳤다. 아버지의 가르침은 분명했다. 영업사원은 셔츠를 파는 것이 아니라 자기 자신을 팔아야 한다는 것.

내가 아주 어린 나이었는데도 아버지는 모임이 열릴 때마다 나를 데리고 다녔다(나는 맛있는 음식을 먹기 위해 따라다녔다). 대부분의 영업사원들 이름을 지금도 기억한다. 나는 그 아저씨들을 정말 좋아했다. 그들은 재미있고 붙임성 좋고 친절했다. 그들의 이야기가 허풍이거나 꾸민 거라는 걸 알았지만 그런 건 중요하지 않았다. 그냥 그들 주변에 있는 것만으로도 재미있었다.

사랑스러운 장사꾼에 대한 또 하나 어린 시절 기억은 1959년 7월 9일에 방영된 〈환상특급〉의 한 에피소드의 형태로 찾아왔다. 이 '저승사자에게 물건을 판 장사꾼' 에피소드에는 두 명의 노련한 배우가 출연했다. 한 사람은 영화 〈장난감 나라〉(1961)에서 장난감 제작자로, 〈안네의 일기〉(1959)에서 뒤셀 씨로 출연한, 천의 얼굴을 가진 코미디언 에드 윈이었고, 또 한 사람은 1975년 영화 〈죠스〉에서 아미티 마을의 시장 역할로 가장 잘 알려진 머리 해밀턴이었다.

에피소드는 윈이 나무 스탠드에 기대 세운 서류 가방 뒤에 서 있는 장면으로 시작된다. 윈은 소리친다. "신사 숙녀 여러분, 왔어요, 왔어, 청소도구 7월 특별 세일이 왔어요!" 〈환상특급〉의 진행자 로드 설링은 이렇게 분위기를 잡는다. "거리에 서 있는 이 남자를 소개하지요. 이름: 루 북맨, 나이: 예순 정도, 직업: 장사꾼."

북맨이 서류 가방을 천천히 닫고 스탠드를 접고서 본래의 구부정한 자세로 돌아오자 여러 명의 아이들이 그에게 와락 달려든다. "오늘은 뭘 팔고 있나요, 루 아저씨? 장난감인가요?" 여덟 살 매기가 이렇게 물으면, 아이들을 사랑하는 북맨 아저씨는 태엽으로 움직이는 로봇을 아이들에게 하나씩 나누어 준다.

자기 아파트로 돌아온 북맨은 의자에 앉아 작은 메모장을 훑어보는 머리 해밀턴을 발견한다. 해밀턴은 저승사자다. 저승사자는 북맨의 나이, 고향, 경력, 부모의 이름을 확인하더니 이렇게 말한다. "당신의 사망 시간은 오늘 자정이오." "내 사망 시간이라고요?" 북맨이 두려움에 떨면서 묻는다. 저승사자는 자신의 정체를 북맨이 더 이상 의심하지 못하도록 꽃 한 송이를 만졌는데, 그 즉시 꽃이 시들어 죽어버린다.

북맨은 제발 살려달라고 간청한다. "하지만 난 아직 이루지 못한 일들이 있어요. 우리끼리 하는 말인데, 난 하늘이 열릴 만큼 제대로 크게 한 건 올려본 적이 없단 말이에요. 음, 그러니까 저승사자님들한테 제대로 상술을 발휘해보고 죽을 수 있다면 여한이 없겠어요."
북맨의 말에 마음이 약해진 저승사자는 북맨이 마지막으로 딱 한 번
상술을 발휘할 기회를 준다. 하지만 북맨은 약속을 지킬 의사가 없
다. 저승사자는 북맨이 자신을 속였다는 걸 깨닫고, 북맨 대신 저승
에 데리고 갈 사람을 선택한다.

북맨의 아파트 바로 앞 도로에서 끼익 하는 타이어 미끄러지는 소
리와 함께 비명 소리가 들린다. 매기가 의식을 잃은 채 바닥에 쓰러
져 있다. 북맨은 자신의 행동이 어떤 결과를 낳았는지 깨닫고 계획을
철회한다. "날 데려가요!" 북맨이 애원한다. "매기는 아직 어린 꼬마
란 말이에요. 이제 겨우 여덟 살밖에 안 됐다고요." 하지만 너무 늦었
다. 저승사자는 매기의 목숨을 앗아가기 위해 자정에 다시 돌아오겠
다고 북맨에게 말한다.

자정이 되기 15분 전, 저승사자는 매기의 아파트 현관 앞에 도착한
다. 저승사자를 기다리고 있던 북맨은 자신의 서류 가방을 열더니 면
으로 만든 볼품없는 띠 하나를 꺼내 들고 이렇게 말한다. "이 아름다
운 띠를 봐주십시오. 자, 이 띠가 무엇으로 보이나요?" "그냥 띠 같
군." 저승사자가 무표정하게 말한다. "자, 신사 숙녀 여러분." 북맨이
자세하게 상품을 설명한다. "괜찮으시다면 아마도 원자력 에너지 이
후 가장 흥미진진한 이 발명품을 관심 있게 봐주시기 바랍니다. 그
옛날 비단 짜던 중국인들마저 감쪽같이 속일 만큼 기가 막히게 아름
다운 가짜 비단입니다. 자, 보세요, 디테일 하나하나까지 믿을 수 없
을 정도로 정성을 기울였지요. 게다가 무척이나 섬세하고 부드러워
여기에 또 한 번 반하지 않을 수 없답니다." 북맨의 말솜씨에 빨려 들
어간 저승사자는 얼른 띠를 구입한다.

다음으로 북맨은 평범한 실타래 하나를 들어 올린다. "자, 이 근사

한 실을 보십시오, 상점에서는 구입할 수 없습니다." 그가 말을 잇는
다. "바다를 건너도록 특별히 훈련받은 동양의 새들을 통해 몰래 들
여온 것이지요. 다홍색 목덜미 아래에 작은 가방을 걸어두면 새들이
그 안에 작은 실 한 오라기씩을 넣어 온답니다. 한 타래를 다 두르는
데 새들이 횡단하는 횟수는 832번. 하지만 오늘밤은 특별 출시 기념
으로 7월 중순 한여름 세일가로 모시겠습니다. 이 기가 막히게 멋진
실을 한 타래에 25달러도 아니고, 10달러도 아니고, 5달러도 아닌,
말도 안 되게 싼 가격, 단돈 25센트에 드립니다." 저승사자는 눈 깜짝
할 사이에 지갑에 손을 댄다. "내가 전부 다 사겠소." 저승사자가 말
한다.

북맨은 계속해서 말을 잇는다. "바느질 바늘, 근사한 플라스틱 신
발 끈, 라디오 잡음 제거장치, 선탠오일, 습진에 바르는 파우더, 면도
기, 무좀약도 있습니다. 가짜 캐시미어 양말은 어떠신가요?" 저승사
자는 넋을 놓은 채 북맨의 이야기에 귀를 기울였다. "좋아요, 좋아.
내가 다 사겠소!"

바로 그때 시계가 자정을 울렸고, 저승사자가 매기를 데리고 가기
에는 이미 너무 늦었다.

저승사자: 12시 1분이군요, 북맨 씨. 당신 때문에 약속을 지키지
　　　　　못했소!
북맨: 네, 굉장한 장사 솜씨였지요, 효과 만점이었어요. 지금까지
　　　 장사 경력 중 최고였다니까요. 내가 늘 꿈꾸어오던 대단한
　　　 솜씨였어요. 하늘도 감동시킬 현란한 장사 솜씨였다고요.
저승사자: 저승사자들도 안 사고는 못 배길 솜씨였소.
북맨: 그래요. 저승사자들도 안 사고는 못 배길 솜씨였어요. (북맨

은 물건을 주섬주섬 주위 모아 자신의 서류 가방에 넣는다.) 저
위에서 뭐가 필요할지 모르니까. 자, 이제 위로 가볼까요?

(북맨이 하늘을 가리키며 묻는다.)

　저승사자: 위로 올라갑시다, 북맨 씨. 당신이 해냈소.

　방송은 설링의 음성으로 끝이 난다. "루이스 J. 북맨. 나이: 예순
살 가량. 직업: 장사꾼. 생전에 여름 한철 장사를 했고, 무더운 7월에
는 팔 만한 물건이 별로 없었음. 그러나 평생 어린이들의 사랑을 받
아온 남자. 그리고 그렇기에 가장 소중하고 의미 있는 삶을 살다 간
남자. 정말로 이런 일이 있었냐고요? 대부분의 장소에서는 있을 수
없겠지요. 그러나 〈환상특급〉에서는 일어납니다."[1]

　루이스 북맨이 현란한 말솜씨로 한창 장사에 열을 올리고 있을 때
— 매기를 살리려면 저승사자의 정신을 딴 곳으로 돌려야 한다는 걸
알고서 — 그는 고음의 콧소리로 속사포처럼 빠르게, 마치 오리가 꽥
꽥거리듯이 말을 이어갔다. 17세기 네덜란드어에는 이런 특징을 본
딴 'kwakzalver'라는 이름이 있었다. 오리(kwak)처럼 꽥꽥 지껄이면
서 고약(zalve)이나 연고를 팔러 다니는 사람을 의미했다.[2] 이 단어가
영어로 'quacksalver'가 되었고 나중에 'quack'으로 이름이 짧아지면
서 가짜 약을 강매하는 사람을 일컫는 말이 되었다(우리말로는 돌팔이
의사, 사기꾼이라는 의미다 — 옮긴이). 경우에 따라 이 단어는 어떤 목적
을 암시하기도 한다. 다시 말해, 돌팔이 의사(quack)들은 부를 추구하
기 위해 고의적으로 사기를 친다. 물론 항상 그러는 건 아니지만.

　여러 모로 북맨은 전형적인 돌팔이 의사다. 그는 아이들을 굉장히
사랑해서 그들을 보호하길 원했던 열정적인 장사꾼이었다. 그는 상

당 부분 자신에게 확신이 있었기 때문에 사람들을 설득할 수 있었다. 실타래 하나를 감으려면 동양의 새들이 832번 바다를 건너야 한다고 주장했을 때, 북맨은 적어도 그 순간만큼은 자신이 하는 말을 굳게 믿었다. 비록 그것이 순전히 환상일지라도 말이다. 그리고 그가 파는 습진약과 무좀약은 국소 스테로이드제와 항진균 크림 같은 치료제가 시중에 널리 판매되기 전까지 누구나 쉽게 구할 수 있는 약물이었다. 1800년대 돌팔이 의사들은 인슐린이 개발되기 전에는 딜의 당뇨 치료제를, 항발작제가 나오기 전에는 피블의 간질 치료제를, 디프테리아 면역혈청이 개발되기 전에는 슈프의 디프테리아 치료제를, 소염제가 나오기 전에는 데천의 류머티즘 치료제를, 기관지 확장제가 개발되기 전에는 아즈마시드를, 항생제가 개발되기 전에는 라담의 미생물 킬러를, 화학요법이 개발되기 전에는 캔서린을 판매했다.

돌팔이 의사들은 더 똑똑하고(하퍼의 두뇌용 건강식), 더 어려 보이고(젊음의 연지), 덜 불안하게 하고(클라인 박사의 위대한 신경 회복제), 더 성공하고(웬델의 야망 알약), 기미를 옅어지게 하고(베리의 주근깨 연고), 불임을 치료하는(베킷의 불임 회복 드롭스) 묘약을 팔았다. 시중에 판매되는 약들에는 놀라운 생명 에센스, 스카이어의 위대한 명약, 햄린의 마법사 오일, 키커푸 인디언 사그와(연재만화 〈릴 애브너〉에서 죽은 스컹크와 낡은 신발을 갈아 만들고는 '키커푸 맥주'라며 풍자하기도 했다)[3] 같은, 도저히 사지 않고는 못 배길 만큼 멋지고 화려한 이름이 붙었다.[4] 그리고 일반인은 물론이고 유명인들까지도 이런 선전 문구를 의심 없이 믿었다. 라디오 엑스패드 같은 약물은 앨 졸슨을 더 좋은 가수로 만들어주었고, '넉세이티드(nuxated)' 철분제는 잭 뎀프시를 더 강한 권투 선수로, 타이 콥을 더 힘 좋은 타자로 만들어주었다.[5] 적어도 그들 말에 따르면 그렇다는 소리다.

우리는 지금 이들 판매원과 그들의 재미있는 약들을 흐뭇하게 회상하고 있다. 이처럼 엉뚱했던 지난 시대는 쉴 새 없이 달리는 과학의 발전에 의해 완전히 자취를 감추었다. 그렇다고 향수에 젖을 필요는 없다. 약장사들과 그들의 경이로운 만병통치약은 아무 데도 가지 않았으니까. 그 가운데 한 사람은 현재 노스캐롤라이나 주 샬럿 바로 외곽의 작은 마을에서 열심히 활동 중이다. 그리고 사실상 그를 보기 위해, 그리고 그가 발명한 마법의 물약을 사기 위해 전 세계 각지에서 사람들이 몰려오고 있다.

라시드 부타르(Rashid Buttar)는 세인트루이스 워싱턴 대학교에서 생물학과 신학을 전공한 다음 아이오와 주 디모인에 위치한 정골(整骨)의과대학에서 응급의학을 전공했다. 그는 엄청난 인기로 36개 주 42개 지역의 환자들을 사로잡았다.

부타르는 《백세 인생도 건강해야 축복이다》라는 책을 출간했고 〈중금속의 유독성: 숨은 살인자〉, 〈자폐증: 미래 세대의 오진〉, 〈암: 밝혀지지 않은 진실〉과 같은 교육용 비디오도 만들었다. 부타르는 작가이자 연설가로서 자신의 메시지를 열정적이고도 명확하고 설득력 있게 전달한다. 그는 ABC 방송의 〈20/20〉, PBS 방송의 〈프론트라인〉, CBS 방송의 〈월드 뉴스〉 등에 출연했고, 그가 언급한 말들은 《월스트리스트 저널》, 《US 뉴스 앤드 월드 리포트》, 《뉴욕 타임스》에 인용되었다. 2004년 5월, 부타르는 자폐증의 새로운 치료법을 조사하는 미국 의회 위원회 앞에서 자신의 의견을 진술했다.[6]

부타르의 메시지는 단순하다. 수은과 납 같은 환경 독소들은 만성 질환을 일으키므로 킬레이션 약물로 치료되어야 한다는 것. (킬레이션 chelation은 집게라는 의미의 그리스어 'chele'에서 유래한다. 킬레이션 요법은 킬레이션 물질을 이용해 중금속을 집게발로 잡듯이 꽉 잡아 체외로 배출시키는 치료법을 말한다.) 라시드 부타르는 사람들을 두렵게 만드는 것이 무엇인지 알고 있다. 생물학자 레이첼 카슨(Rachel Carson)의 1962년 저서 《침묵의 봄》(살충제 DDT의 위험성을 경고하는 내용이다)에서부터 환경 독소에 대한 최근의 우려에 이르기까지, 우리는 스스로를 해치고 있다는 생각에 쉽게 동요된다. 그리고 모든 주요 종교의 경전에도 나와 있듯이 몸을 청결하게 유지해야 한다는 개념은 수세기 동안 이어져 왔다. 부타르는 저서 《백세 인생도 건강해야 축복이다》에서 이렇게 주장한다. "신이 창조한 형태에 속하는 것이라면 좋은 것이다. 그렇지 않은 것이라면 그대로 두어라. 신이 주신 것은 곧 좋은 것이다. 인간이 만든 것은 곧 광기다."[7] 수십만의 미국인들이 보이지 않은 독소를 제거하기 위해, 매년 주로 정맥주사를 이용해 킬레이션 약물을 투여받는다.

많은 사람들이 알고 있는 내용과 달리 인간에 의해 만들어진 독성 물질이 만성 질환을 일으킨다는 두려움은 거의 사실무근이다. 그리고 여러 연구들이 진행되었지만 다이옥신, 라돈, 비스페놀 A, 6가 크롬(영화 〈에린 브로코비치〉의 주범), 트리클로로에틸렌(영화와 책 〈시빌 액션〉의 토대), 심지어 DDT 같은 특정한 환경 오염물질이 치명적인 질병을 일으킨다는 우려를 뒷받침할 근거를 아직 발견하지 못했다.[8] 그리고 킬레이션 요법은 유용하긴 해도 만병통치약은 아니다.[9] 오래된 집의 납 페인트라든지 오염된 생선의 메틸수은 같은 중금속에 다량으로 노출된 사람들에 한해서만 필요한 치료법이다.

그러나 라시드 부타르는 그렇게 생각하지 않는다. 암에 걸린 환자들이 그를 찾아오면 그는 킬레이션 요법으로 그들을 치료한다. 관절염, 자폐증, 당뇨병, 심장질환, 파킨슨병, 루게릭병, 호르몬 이상으로 찾아오는 환자들에게도 마찬가지다. 2008년 4월, 의료 행위 승인에 관한 공청회 기간에 샬럿 출신의 마취과 의사 아트 매컬로크 박사(Art McCulloch)는 부타르의 임상 간호사 제인 가르시아(Jane Garcia)에게 모든 환자가 한 명도 빠짐없이 중금속에 중독되었다는 건 좀 이상한 것 같다고 물었다.

매컬로크: 병원 문을 들어서는 환자들이 100퍼센트 모두 특정한 같은 질환을 가지고 있다는 건 당신이 생각하기에도 특이한 것 같지 않나요?

가르시아: 글쎄요, 우리를 둘러싼 환경 안에서 우리가 어떻게 살아 가고 있는지, 유독 폐기물을 우리가 어떻게 처리하는지, 오염물질들을 우리가 어떻게 처리하는지, 그것들이 모두 어디로 들어가는지 생각해보신다면 얘기가 달라지겠 지요. 그런 물질들은 상수도로 흘러 들어가요. 우리가 먹는 음식에도 포함되어 있고요. 이런 상황에서 우리가 어떻게 하겠어요? 그냥 그걸 삼키는 수밖에요.

매컬로크: 그러니까, 전혀 이상할 게 없다는 말씀인가요?

가르시아: 당연히 없습니다.[10]

라시드 부타르는 경력 초기만 해도 아이들을 많이 치료하지 않 았다. 그러던 어느 날 그에게 중요한 사건이 발생했다. 부타르는 당 시 상황을 눈물을 삼키며 이야기했다. "1999년 1월에 내 아들 에이비 가 태어났어요. 생후 10개월이 되니 말을 하기 시작하더군요. 열 개, 열두 개 정도 단어를 말할 줄 알았어요."[11] 그런데 생후 14개월에 에이비는 퇴행을 시작하더니 더 이상 말을 할 수 없었다. 제일 처음 배운 말을 제일 먼저 잊어버렸다. 그 말은 아버지라는 의미의 아랍어 '아부(abu)'였다.

곧이어 부타르는 아들이 자폐증에 걸렸으며 신이 이 일을 계기로 자신에게 무언가를 요구하고 있다는 걸 깨달았다. 그는 이렇게 회상했다. "[에이비]가 태어나기 10개월 전, 그러니까 에이비를 임신하기 1개월 전에 나는 자폐증 환자와 발달지체 환자들을 더 이상 진료하지 않겠노라고 결심했습니다. 지금 돌이켜보니, 신은 나를 위해 특별한 계획을 가지고 계셨던 게 분명해요. 하지만 나는 올바른 길에서 벗어나고 있었던 겁니다. 사실 내 이름은 아랍어로 '인생의 정도를 걷는 사람'이라는 의미입니다. 이제 나는 이 경험이 나에게 분명한 메시지를 전달하기 위해 신이 마련한 수단에 불과하다는 걸 깨닫게 됐습니다. '본래 너에게 주어졌던 일, 네가 태어난 목적을 이제 실천하게 되리라!'는 신의 메시지를 말입니다."[12]

부타르는 자신의 운명을 알게 된 것이다. 이후부터 그는 자폐증 치료를 연구하기 시작했다. 부타르는 이렇게 썼다. "그 후로 나는 공부하고 연구하고 학습하면서, 내 아들을 다시 되돌려달라고 울고 기도하면서 수천 시간을 보냈다. 밤을 새우며 보낸 날은 많지 않았지만 가끔은 밤을 꼬박 새우기도 했다. 나는 신에게 매달리고 애원하고 협박도 했다. 내 두 팔과 다리를 줄 테니 내 아들을 돌려달라고 협상하면서 창조주와 거래를 하려 했다. 이런 시련을 겪는 동안에도 에이비는 언제나 '걱정 마요, 아빠. 난 아빠가 알아낼 거라고 믿어요'라고 말하는 듯 밀크초콜릿 색깔의 눈동자로 부드럽게 나를 바라보았다."[13]

몇 년 안에 부타르는 새로운 킬레이션 요법을 개발했다. 실제 중금속 중독 치료약으로 FDA의 승인을 받기 위한 요건으로서, 그가 개발한 신약은 주사를 맞거나 섭취할 필요가 없었다. TD-DMPS (trans-dermal dimercaptopropanesulfonic acid)라는 부타르의 킬레이션 요법은 그냥 피부에 문지르기만 하면 됐다. 부타르에 따르면 결과는 경이로웠다. 부타르는 다음과 같이 썼다. "해독 치료를 시작한 지 5개월이 지나자, 한 마디도 하지 못했던 에이비가 5백 개 이상의 단어를 말하게 됐다. [현재] 에이비는 매우 뛰어난 성적을 거두고 있다. 모든 과목에서 학교 친구들보다 우수하고, 수학과 영어는 두세 학년 월반을 하고 있으며, 시도하는 운동마다 믿을 수 없는 실력을 자랑한다."14

2006년 4월 무렵, 부타르는 그가 개발한 경이로운 자폐증 치료 크림으로 250명 이상의 자폐아를 치료했다. 부타르는 자신의 약이 효과가 있는지 확인하기 위해 자폐아를 대상으로 소변 검사를 실시한 결과 소변에 상당량의 수은과 납이 함유되어 있음을 확인했다. 독소가 쏟아져 나오자 자폐아들은 꽤 극적일 정도로 빠르게 회복되었다. 많은 부모들에게 라시드 부타르는 영웅이었고, 그의 약은 기적이었다. 그러나 유감스럽게도 라시드 부타르와 그의 치료법, 그의 진단 테스트들은 알려진 사실과 다르다. 미국 전역을 휩쓸고 유튜브를 통해 널리 알려진 한 일화에서 그의 모순들이 드러났다. 심각한 질환을 앓는 프로 미식축구 연맹(NFL)의 한 치어리더 이야기다.

2009년 8월 23일, 미식축구팀 워싱턴 레드스킨스의 대표 치어리더인 25세의 데지레 제닝스(Desiree Jennings)는 독감 예방주사를 맞았다. 2주 후 데지레에게 특이한 증상들이 나타났다. 걸을 때마다 팔다리가 마구 흔들렸고 로봇처럼 말이 툭툭 끊겼다. 데지레는 걸을 수는 없지만 뛸 수는 있어서 8킬로미터 경주를 완주했다. 옆으로도 뒤로도 걸을 수 있었지만 앞으로는 걸을 수 없었다. 데지레는 전화벨

소리나 힙합 음악, 테크노 음악처럼 깜짝 놀라게 하는 소리를 들으면 증상이 악화된다고 말했다.[15] 그렇지만 콜드플레이(영국의 얼터너티브 록 밴드)의 음악을 들으면 증상이 호전되었다.[16] 데지레는 미국 오하이오 주에서 나고 자랐지만 영국 억양도 나타나기 시작했다.[17]

데지레는 버지니아 주 리즈버그에 있는 병원과 페어팩스에 있는 병원에 입원했다가 결국 볼티모어에 있는 존스 홉킨스 병원으로 옮겼다. 이곳에서 내과 의사, 물리치료사, 언어치료사, 신경과 전문의, 신경심리학자, 정신과 전문의들에게 혈액검사, 정밀검사, 신진대사 검사 등 현기증이 날 정도로 수많은 검사를 받아야 했다.[18] 이런 광범위한 검사에도 불구하고 그들은 아무도 어떠한 이상도 밝히지 못했다. 마침내 한 물리치료사가 데지레에게 그녀가 받아들일 수 있을 만한 병명을 되는 대로 갖다 붙였다. 일종의 운동 장애인 근육긴장이상(dystonia)이라는.[19]

2009년 10월 13일, 워싱턴 D.C.에 있는 폭스 방송사 계열 WTTG-5에 이 이야기가 전해졌다. 사흘 뒤 〈인사이드 에디션〉이 이 이야기에 관심을 보이며 다음과 같은 말로 프로그램을 열었다. "미모의 치어리더인 그녀의 가슴 아픈 이야기가 미국 전역에 충격을 주고 있습니다!"[20] 〈인사이드 에디션〉의 동영상이 유튜브에 올라갔고 독감 백신이 끔찍한 장애형 질병을 일으켰다는 사실이 이내 수십만의 사람들에게 전달되었다.

예방접종 반대 운동가들이 데지레를 돕기 위해 몰려들었다. 제니 매카시와 제너레이션 레스큐(Generation Rescue) — 백신에 들어 있는 수은이 함유된 방부제가 자폐증의 원인이 될 수 있다는 견해를 지지하는 단체 — 를 도와주던 당시 매카시의 남자친구 짐 캐리(Jim Carrey)는 데지레를 치료할 수 있을 거라며 노스캐롤라이나에 있는 그들이 잘 아는 유명한 내과 의사를 소개했다.[21] 2009년 11월, 부타르는 그의 병원에서 데지레를 검사했다. 그가 내린 진단명은 예상대로 독감 주사를 통한 '수은 중독'이었다. 부타르는 정맥주사를 이용한 킬레이션 요법을 시작했다. "우리는 그녀의 몸에서 모든 독소를 배출했습니다." 부타르는 이렇게 선언하면서 데지레가 완벽하게 회복될 거라고 자신 있게 예견했다.[22] 그리고 몇 시간도 안 되어 데지레의 상태가 호전되고 있었다. 믿기지 않는 일이었다. 너무나 놀란 ABC 방송의 〈20/20〉 촬영팀은 지금까지 일어난 일들을 상세히 보도하기 위해 노스캐롤라이나로 날아갔다. 그러나 불행히도 카메라에 잡힌 데지레의 모습은 예상과 달리 악화되어 있었다. 데지레는 이제 걸을 수조차 없어서 휠체어를 탄 채 부타르의 병원을 빠져나와야 했다.[23]

데지레의 이야기는 서서히 실패로 끝나갔다. 처음에 존스 홉킨스 병원의 신경과 전문의들은 데지레의 질병을 정신과적으로 진단했었다.[24] 나중에 예일대 신경학자 스티븐 노벨라(Steven Novella) 박사와 합류한 다른 내과 의사들은 이렇게 기록했다. "데지레의 움직임들〔과〕 점차 변하는 말투는 익히 알려진 신경 손상에 의한 패턴과 일치하지 않는다. 오히려 이 모든 특징들은 심인성(心因性) 증상이라고 할 수 있다. 아마도 사람들이 가장 쉽게 알아볼 수 있는 특징은 제닝스의 말투에서 어렴풋하게 느껴지는 영국식 억양일 것이다. 말투가 신경학적으로 비정상적이 되는 방법은 무수히 많은데 ― 그 가운데 어느 것도 영국식 말투처럼 들리는 예는 없다."[25] 최근 메릴랜드 의과대학의 신경학자들은 심인성 운동 장애가 어떤 식으로 나타나는지 설명하기 위해 데지레의 유튜브 비디오를 이용한다.[26]

〈인사이드 에디션〉 프로듀서들은 자신들이 속았다는 걸 깨닫고 후속 방송을 내보냈다. 2010년 2월 5일, 그들은 데지레가 쇼핑몰 밖으로 나오는 모습을 포착했다. 기자는 이렇게 말했다. "처음에 데지레가 상점 밖으로 나와 쇼핑센터 주차장으로 걸어 들어갈 땐 정상적으로 걷는 것 같았습니다. 그런데 차에 타려고 지나가면서 〔우리 카메라를 보자〕 갑자기 옆으로 걷기 시작하더군요."[27]

데지레 제닝스를 돕는다는 미명하에 라시드 부타르는 문제의 진짜 원인을 묵살했다. 데지레는 킬레이션 요법이 아니라 심리학적인 도움이 필요했던 것이다. 노벨라는 이렇게 주장했다. "나는 지금도 데지레 제닝스에게 동정심을 느낍니다. 그녀는 언론과 확신 없는 의사들과 예방접종 반대 운동에 부당하게 이용당하고 있는 불행한 여자예요. 데지레에게 필요한 건 그녀와 같은 사례들을 어떻게 다루어야 하는지 잘 아는, 과학적 지식을 바탕으로 한 의사들의 세심한 관리입니다."[28] 나중에 데지레는 이렇게 말했다. "중국으로 건너가 실험적인 수술을 하면 잃어버린 〔제 인생을〕 되찾을 길이 보일 거예요. 시간이 걸릴지 모르지만 모든 것을 원래대로 되돌려놓을 거예요. 나는 방법을 찾을 겁니다."[29]

부타르는 데지레 제닝스 같은 사람들에게 킬레이션 약물이 영향을 미친다고 믿고 있다. 치료 후 소변에서 중금속이 검출되니 말이다. 그러나 유감스럽게도 부타르의 테스트와 결론은 몇 가지 이유에서 오해의 소지가 있다.

첫째, 수은과 납 같은 금속은 지구 표면에 존재하는 것이어서 누구나 혈류 안에 소량의 금속이 있다. 이 정도 미량은 해롭지 않다.

둘째, 모든 사람은 혈류 안에 소량의 중금속을 지니고 있기 때문에 킬레이션 약물을 투여받으면 거의 모두가 소변으로 중금속이 배출된다.

셋째, 킬레이션 치료 후 소변에 나타나는 중금속의 참고 범위가 존재하지 않는다. 그러므로 부타르가 환자들의 체내에 지나치게 많은 양의 중금속이 있다고 주장할 때, 사실상 그는 어둠 속을 더듬거리는 거라고 할 수 있다. 실제로 부타르가 이용하는 테스트 회사의 인쇄문구에는 작은 글씨로 다음과 같이 명시되어 있다. "참고 범위는 **어떠한 공격이나 자극을 받지 않는 상태의** 건강한 모집단을 나타낸다."[30] 부타르가 의회 분과위원회에서 기적과 같은 자신의 킬레이션 요법을 설명하며 자폐아의 소변에서 검출된 수은을 보여줄 때마다 의회 의원들은 만족스럽게 고개를 끄덕였다.[31] 그러나 의원들을 대상으로 킬레이션 요법을 실시했더라도 똑같은 결과를 얻었을 것이다. 실제로 연구자들이 자폐증을 앓는 아동과 그렇지 않은 아동에게서 배출된 수은을 비교해보았을 때, 자폐아와 보통 아동의 체내에 똑같은 양의 수은이 있음을 확인했다.[32]

넷째, 부타르의 킬레이션 요법이 효과가 없는 것은 말할 것도 없고, 그것이 효과가 있을 거라는 생각부터가 말이 안 된다. 수은 같은 중금속에 세포가 손상을 입을 경우 세포는 영구 손상된다. 의사들이 정말로 수은에 중독된 환자들을 킬레이션 요법으로 치료하는 경우, 이 치료법을 이용하는 이유는 한 가지이다. 수은이 인체에 더 큰 해를 입히기 전에 체내에 돌아다니는 수은을 한데 묶어 체외로 배출시키기 위해서다. 그러니까 라시드 부타르는 정맥주사로 킬레이션을 주입해 데지레 제닝스를 치료해 그녀의 증상을 거의 즉시 역전시킬 수 있다고 주장했지만, 사실상 킬레이션 치료 때문에 증상이 역전될 수는 없었다는 의미다. 데지레가 눈에 띄게 회복되었다는 첫 번째 보도 뒤 스티븐 노벨라는 이런 글을 썼다. "뇌 손상은 일단 그 원인이 제거되더라도 증상이 당장 역전되지는 않는다. 그런데 지금 제닝스와 부타르 박사는 제닝스가 의자에 가만히 앉아 킬레이션 치료만 받았는데 건강이 나아지기 시작했으며, 36시간 안에 증상이 완전히 사라졌다고 발표한다. 먼저 나는 제닝스 양의 증상이 해결되어 매우 다행이라고 말하고 싶다. 아무쪼록 그녀가 앞으로도 건강하게 살길 바란다. 그러나 믿기 어려울 정도로 빠른 이 회복 과정이 나에게는 그녀의 증상들이 무엇보다 심인성이었다는 단적인 증거로 보인다."**33**

자폐 치료 크림의 효과를 증명하기 위해 크림을 테스트해보았느냐는 질문을 받았을 때 라시드 부타르는 이렇게 대답했다. "아니오, 우리는 그런 거 안 합니다. 본래 성질상 효과가 있을 수밖에 없다는 걸 이미 알고 있는데, 새삼스럽게 증명을 한답시고 뭐하러 시간을 낭비합니까?"**34**

기적의 자폐증 치료제를 테스트하지 않기로 결정함으로써 라시드 부타르는 수세기 동안 이어져 내려온 약장사들의 야심찬 전통을 이어가고 있다. 주장은 언제나 똑같다. 내가 효과를 알고 있으니 효과가 있다. 내 환자들이 효과가 있다고 말하고 있으니 효과가 있다. 부타르는 이렇게 말한다. "이 작은 병이 이 아이들이 반드시 낫는다는 걸 입증시켜준 유일한 증거다."**35** 잠시 이런 상황을 한번 생각해보자. 자폐증은 미국 어린이 88명에 1명꼴로 많은 아이들이 걸리는 질병인데, 이 자폐증의 치료약을 당신이 방금 발명했다 치자. 그리고 당신은 자폐증을 치료할 수 있는 약은 이 약뿐이라고 굳게 믿고 있다. 그렇다면 당신은 이 약의 효과를 증명하기 위해 맨 앞줄에 서지 않겠는가? 이 질병을 앓고 있는 모든 어린이의 약품 선반에 놓여도 좋다는 걸 증명하기 위해 당장 테스트를 하고 싶지 않겠는가? 에드워드 제너는 우두를 주사하면 천연두를 예방할 수 있을 거라는 생각을 해냈을 때, 한시 바빠 테스트를 해보고 싶었다. 그리고 1796년에 마침내 자신이 발명한 백신이 효과가 있다는 사실을 증명했고, 곧이어 이 백신은 전 세계 곳곳에서 이용되었다. 프레더릭 밴팅(Frederick Banting)과 찰스 베스트(Charles Best)는 1921년에 인슐린을 분리시켰을 때, 이것이 효과가 있는지 증명하기 위해 당장 소아 병동으로 뛰어갔다. 오늘날 인슐린은 당뇨병 환자들의 표준 치료가 되어 고통받는 환자들의 생명을 연장시켜주고 있다. 하워드 플로리(Howard Florey)와 언스트 체인(Ernest Chain)은 1940년대 초에 페니실린을 분리하고 정제하고 대량으로 제조했을 때, 보스턴 나이트클럽 화재 사건의 희생자들을 대상으로 당장 테스트를 실시했다. 그런데 라시드 부타르는 왜 자폐증에 효과가 있는 유일한 치료법이라고 믿는 약을 테스트하길 주저하는 걸까? 일단 연구를 하게 되면 자신의 주장들이 전부 허황된 것임을 인정할 수밖에 없으니 그런 것 아닐까.

데지레 제닝스는 라시드 부타르가 내민 어마어마한 청구 내역에 난처해하며 결국 그를 떠났다. 하지만 그 정도 액수로 그렇게 놀라면 안 된다. 우리는 부타르가 어떤 식으로 영업을 하는지 알아보기 위해 그의 자폐증 치료 방법을 살펴볼 필요가 있다. 처음 12개월 동안 아이들은 작은 약병 하나에 150달러인 부타르의 킬레이션 크림을 이틀에 한 번씩 발라야 한다. 부타르는 부모들에게 다른 대용물을 이용해서는 안 된다며 반드시 자기 제품만 이용하게 한다. 그는 이렇게 주장한다. "많은 조제약국에서 국소적으로 바르는 형태의 DMPS를 만들어 이미 TD-DMPS 복제를 시도하고 있다. 우리의 연구를 이용해 TD-DMPS인 척 가장하는 이런 질 낮은 화합물이 버젓이 시중에 유통되고 있다."[36]

부타르의 자폐증 치료 크림이 날개 돋친듯 팔렸지만, 부타르가 발명한 또 하나의 묘약이자 가장 많이 팔린 경피형 호르몬제 트랜스-D(Trans-D)에 비하면 아무것도 아니다. 자폐증 치료제와 마찬가지로 이 치료제의 효과 역시 한 번도 시험대에 오른 적이 없는데, FDA의 승인을 받지 못한 데에는 부분적으로 그런 이유도 있다. 부타르는 이렇게 주장한다. "처음 트랜스-D를 이용하고 며칠에서 2주 정도 지나면, 대부분의 환자들은 수면 시간은 짧아지지만 수면의 질은 더 좋아지는 걸 경험한다. (…) 그리고 주름이 줄어들고 피부가 탄탄해지며, 근력과 근지구력이 느는 데다, 회복도 빨라진다. 성욕이 강해지고, 머리카락은 다시 자라며, 정서적으로 한층 안정되고, 활력도 좋아질 뿐 아니라, 몸매도 달라지고, 만성 통증이 줄어드는 등 (…) 시간이 지날수록 다양한 변화를 경험하게 될 것이다. 많은 경우 수십 년간 달고 살아온 쑤시고 아픈 통증과 상처들이 사라지기 시작한다! 여러분이 트랜스-D를 이용할 필요는 없지만, 수명 연장과 기능 향상, 더 건강한 신체를 가꾸는 데 관심이 있다면 트랜스-D를 직접 체험할 필요가 있다."[37] 부타르에 따르면 트랜스-D는 이렇게 우리를 더 근사하게 보이게 하고, 더 오래 살게 하며, 숙면을 취하게 하고, 성생활을 더 많이 즐기게 한다 — 햄린의 마법사 오일, 스콰이어 박사의 위대한 명약, 키커푸 인디언 사그와 등 어째 1800년대 약장사들이 별의별 종류의 만병통치약을 팔러 다니며 큰 소리로 외치던 선전 문구들이 떠오르지 않는가.[38] 트랜스-D는 한 병에 약 200달러에 판매된다. 1998년 이후에는 200달러 이상으로 팔리고 있다.[39] 그의 자폐증 치료 크림과 마찬가지로, 트랜스-D는 라시드 부타르를 엄청난 부자로 만들어주었다.

결정적으로 역설적인 점은 부타르가 자신은 효과가 입증되지 않아

허가도 받지 못한 약품을 팔아 큰돈을 벌고 있으면서 대형 제약회사를 비난한다는 사실이다. 그는 이렇게 말한다. "대부분 제약회사들의 동기는 연구개발에 자금을 대는 것입니다. 그래야 독점권을 챙길 수 있고 또 그래야 거액의 돈을 벌 수 있으니까요."[40] 《뉴요커》의 전속 기자 마이클 스펙터(Michael Specter)는 사람들의 모순된 행동에 대해 이렇게 논평했다. "우리는 대형 제약회사를 싫어한다. 그러면서 대형 플라시보의 품 안으로 뛰어든다."[41]

라시드 부타르는 사무실 직원들에게 한 가지 선서를 하도록 요구한다. "나는 세상이 기다리는 변화를 꾀하기 위해 나에게 주어진 역할 이상을 수행할 것을 맹세한다." 자신의 아이들에게도 같은 선서를 하도록 요구한다.[42] 부타르는 자신이 킬레이션 화합물을 만듦으로써 세상을 더 건강하게 할 수 있다고 믿는다. 이것은 단순히 철학을 넘어 사명 — 거의 사이비 종교 집단에 가까울 만큼 위태로운 사명 — 에 가깝다. 이 광신적 집단의 중심에는 의사들은 모두 사악하고 주류 의학은 신뢰할 수 없다는 인식이 뿌리박혀 있다. 부타르는 이렇게 말한다. "의사들은 대개 자기가 무슨 말을 하든 환자가 무조건 믿기를 바랍니다. 바로 여기에 첫 번째 가르침이 있습니다. 여러분이 더 많은 정보를 요구한다는 이유로 의사가 화를 낸다면, 혹은 '내 말대로 하라'는 의사의 말을 여러분이 신뢰하지 못할 때 그 의사가 불안해한다면, 여러분은 곧바로 새 의사를 찾아야 합니다. 뛰십시오. 걷지 마십시오. '치료 기준' 범위 내에서 승인된 방법을 이용하는 한 의사들은 생사에 대해 오류를 저지르도록 허가받은 한 인간에 불과합니다."[43]

반면에 부타르는 자신을 절대적으로 신뢰해야 한다고 주장한다.

"나는 나에게 와서 이렇게 말하는 사람을 원합니다. '나는 진실이 무엇인지 압니다. 그 밖에 다른 것에는 관심 없습니다'라고. 나는 당신이 당장 나를 신뢰하길 원합니다. 내가 이상적으로 생각하는 환자는 바로 그런 사람입니다. 나에게 와서 이 치료 방법이 뭔지 모르겠다는 둥 어떤 부작용이 있냐는 둥 하는 사람이 있는데, 그런 사람은 그냥 자기 길을 가는 게 좋겠습니다. 나는 이미 알고 있는 사람들을 위해 이곳에 있는 거니까." 부타르는 환자들에게 자신의 철학을 철저하게 지키길 요구한다. "그곳에서는 생각할 필요가 없어요. 나는 그들에게 내가 대장이라고 말합니다. 그들이 경주에서 이기려면 내가 고삐를 꽉 쥐어야 한다고 말합니다. 내가 그들에게 요구하는 것은 무엇이든 해야 한다고, 네 시간 동안 물구나무 서서 만트라를 외라고 지시하면 그렇게 해야 한다고 말합니다."[44]

부타르는 사이비 교단의 입지를 공고히 하기 위해 추종자들의 공모의식에 호소한다. 이 의료 광신자들이 외치는 선전 문구는 "당신의 의사가 당신에게 말하지 않는 것"이다. 이 말이 함축하는 의미는 의사들은 자기 자신과 친구들을 위해 좋은 치료법을 따로 챙겨두지만 환자들에게는 절대로 그렇게 하지 않는다는 거다. 부타르는 암에 걸린 의사들 가운데 그들에게 권장된 방사선 치료나 화학요법을 실제로 하는 사람은 기껏해야 10명 중 1명뿐이라고 주장한다.[45] 이런 얘기는 훨씬 더 크고 가증스러운 음모의 사소한 일부에 불과하다. 부타르는 이렇게 말한다. "10월 초에 질병관리센터(Centers for Disease Control)의 모임에 갔습니다. 그곳에서 저는 상당히 고위층인 정부 관리 한 명, 과학자 한 명과 함께 비밀리에 모임을 가졌습니다. 제가 물었지요. (⋯) 질병관리센터가 지금 당장 가장 우려하는 것이 뭐냐고요. 그러자 그가 저를 보더니 아주 예리하게 이렇게 말하는 겁니다.

'라시드, 우리는 공개적인 자리에서는 이 사실을 부인할 겁니다. 아무도 이 사실을 인정할 수 없다는 걸 당신도 이해할 거예요. 그렇지만 우리가 가장 우려하는 건 바로 수은입니다.'"[46]

부타르가 전하려는 메시지는 분명하다. 나를 믿어라. 다른 사람들은 죄다 당신들을 해치려 하니 나를 믿어라. 당신들처럼 나도 형편없는 취급을 받고 있으니 나를 믿어라. 아무런 이의도 제기하지 말고 무조건 나를 믿어라. 진리가 당신들을 자유롭게 하리니, 나를 믿어라. 부타르는 짐 존스(Jim Jones, 인민사원의 교주로 1978년 남미 가이아나의 밀림에서 그가 이끄는 913명의 추종자들과 함께 집단 자살을 했다 — 옮긴이), 데이비드 코레시(David Koresh, 종말론을 주장하며 자신이 메시아라고 주장한 다윗교의 교주로 1993년에 89명의 추종자가 정부와 대치 끝에 집단 자살을 했다 — 옮긴이)와 한통속이다. 근거도 없고 비논리적이며 위신까지 깎여 결국 아무에게도 득이 될 게 없는 견해로 추종자들을 몰고 다니는 사이비 교주와 같다.

그럼에도 불구하고 우리는 여전히 이렇게 주장할 수 있다. 도대체 무슨 해가 있다는 거냐고. 부타르의 증명되지 않은 테스트와 마법의 묘약을 부모들이 믿겠다는데, 그들이 부타르의 사이비 종교를 받아들이겠다는데, 부타르의 자폐 치료 크림과 트랜스-D 같은 중요한 치료법들을 정부가 허락하지 않는 건 정부의 음모 때문이라는 걸 믿겠다는데, 그들이 힘들게 번 돈의 대부분을 제 손으로 여기에 갖다 바치겠다는데, 그들이 알아서 결정하도록 내버려 두어야 하지 않겠느냐고. 그러나 문제는 부타르의 충고가 어쩌면 굉장히 위험할 수 있다는 데 있다.

부타르의 가장 중요한 전제는 '의료기관'은 부자연스럽고 위험한 치료법을 제공한다는 것이다. 반면에 자신의 치료법들은 자연스럽고 해롭지 않다고 주장한다. 하지만 킬레이션 요법은 결코 무해하지 않다. 정말로 중금속 중독으로 고통을 받는 어린이들은 병원에서 심장 박동과 혈액의 화학 분석 등으로 수시로 상태를 점검받으면서 킬레이션 치료를 받는다. 킬레이션 약물이 수은과 납만 묶어서 배출시키는 것이 아니라 심장의 전기전도 유지에 필요한 칼슘 같은 기타 체내 성분들도 같이 잡아내기 때문에 병원의 관찰이 필요하다. 2006년 3월 3일, 질병관리센터는 킬레이션 요법으로 인해 사망한 어린이와 성인 여러 명에 대한 사례를 게재했다. 질병관리센터의 과학자들은 이 보고서 결말 부분에 허가받지 않은 킬레이션 약물 사용에 대한 그들의 견해를 분명하게 밝혔다. "일부 건강 치료사들은 수은 및 기타 중금속이 자폐증 증세를 일으킨다고 믿고 자폐증 치료를 위해 킬레이션 치료법을 이용해왔다. 이처럼 허가되지 않은 킬레이션 요법 사용은 **일반적으로 통용되는 과학적 증거가 뒷받침되어 있지 않다.**"[47]

라시드 부타르가 주류 의학을 거부함으로써 발생하는 위험한 양상은 이뿐만이 아니다. 제니 매카시와 마찬가지로, 이 양상은 아들이 자폐아가 된 과정을 그가 어떻게 이해하고 있느냐와 관계가 있다. 부타르는 이렇게 말한다. "내가 모르는 사이에 내 전 부인이 에이비에게 정기 예방접종을 맞혔더군요. 에이비를 출산할 때 병원에서 소아과 전문의들과 다른 의사들을 통해 공포심을 조장하는 허위 정보를 들었기 때문이지요."[48] 부타르는 아들이 백신 안에 들어 있는 수은이 함유된 방부제 티메로살에 중독되었다고 믿고 이렇게 주장했다. "티메로살은 돈을 위해 인류에게 자행된 가장 극악한 만행이었습니다."[49] 따라서 부타르는 셋째 아이에게 예방접종을 맞히길 거부했고(당시에는 모든 영유아용 백신에서 티메로살을 완전히 제거했음에도 불구하고), 제니 매카시처럼 다른 부모들도 자녀에게 예방접종을 맞히지 못하도록 운동을 벌이고 있다. 부타르는 이렇게 말한다. "아무도 내 아이에게 백신을 맞히지 못할 겁니다. 우리 애가 천연두에 걸릴지, 소아마비에 걸릴지, B형 간염에 걸릴지, 한번 두고 보겠습니다. 우리 아이가 열 살에 의사나 매춘부가 될 거라고 제가 걱정할 것 같습니까?"[50]

모든 질병의 원인이 중금속이라는 주장과 마찬가지로 예방접종 반대론 역시 전혀 근거가 없다. 먼저, 백신에 포함된 티메로살은 자폐증은 물론이고 아주 미세한 수준의 수은 중독 증상조차 일으키지 않았음이 여러 연구를 통해 분명하게 밝혀졌다.[51] 다음으로, 부타르는 천연두에 걸릴 위험을 감수하겠다고 말한다. 그래 좋다. 그런데 천연두 백신은 1972년 이후로 어린이들에게 접종되지 않았다. 천연두가 지구상에서 완전히 자취를 감췄기 때문이다.[52] 반면 소아마비는 여전히 존재해 파키스탄, 아프가니스탄, 나이지리아 같은 나라들에서 꿋꿋이 생명을 이어가고 있다. 이 세 나라를 여행한 사람들이 다른 20개 나라에 소아마비를 퍼뜨리고 있다.[53] 잦은 해외여행 빈도를 감안하면, 바이러스가 더 멀리 확산될 가능성도 충분히 생각할 수 있다. 특히나 많은 사람들이 예방접종을 하지 않을 경우에는 더욱 그렇다. 마지막으로 부타르는 아동이 B형 간염에 얼마나 취약한지 과소평가하고 있다. 질병관리센터가 1991년에 유아의 B형 간염 정기 예방접종을 권고하기 전에는 매년 열 살 미만의 아동 약 6만 명이 B형 간염에 감염되었다. 절반가량은 출산 중에 어머니로부터 감염되었고, 나머지 절반가량은 태어난 후 대개 자신이 감염된 상태인지 모르는 사람들과 우연히 접촉함으로써 감염되었다.[54] 그러므로 대략 100만 명의 미국인이 자신이 B형 간염 바이러스에 감염되어 있다고 증언한다면, 의사나 매춘부만 B형 간염에 걸린다고 볼 수는 없을 것이다.

2009년에 미국이 위기를 맞았을 때 라시드 부타르는 생명을 앗아갈 수도 있는 위험한 충고를 던진 초창기 인물 가운데 한 사람이었다. 그는 이렇게 말했다. "사실을 있는 그대로 받아들이십시오. 현재 신종플루로 사망한 사람보다 신종플루 백신으로 사망한 사람이 더 많습니다. 아마 앞으로도 신종플루 자체로 사망하는 사람보다 신종플루 백신 때문에 사망하는 사람이 더 많을 겁니다. 이 변종 바이러스는 유카탄 반도를 지나 멕시코를 건너 미국으로 들어오는 동안 그 독성을 모두 잃었습니다. 그들이 만들어낸 엄청난 과대 선전은 전부 교묘한 속임수입니다. 순전히 국민들을 겁주려는 환상입니다."[55] 신종플루가 멕시코에서 진출해 2009년 4월 미국으로 유입되었다는 사실에 대해서는 부타르의 말이 옳았다. 그러나 바이러스가 독성을 잃었다는 주장은 잘못됐다. 부타르의 당당한 주장 후 몇 달 동안 4700만 명의 미국인이 신종플루에 감염되었고 25만 명이 병원에 입원했으며 1만 2천 명이 사망했다. 사망자 가운데에는 아동이 1100명이었는데, 일반적인 독감철 사망자 수의 열 배에 달하는 수이다.[56] 더구나 백신 때문에 사망한 사람은 없었다.[57] 부타르의 조언은 단순한 잘못이 아니라 대단히 심각한 잘못이었다. 그리고 그의 말에 귀를 기울인 사람들은 모두가 불필요한 위험을 감수해야 했다.

라시드 부타르의 환자들이 모두 그의 치료 방법에 만족하는 건 아니다. 2008년 4월, 노스캐롤라이나 의료위원회는 그들의 불만을 심리했다. 위원회의 변호사 마커스 지미슨(Marcus Jimison)이 사례를 소개했다. "이 증거를 통해 부타르 박사가 가장 절망적인 시기에 가장 어두운 순간에 놓인 환자들을 먹잇감으로 삼고 있음을 확인하게 될 것입니다. 부타르 박사는 어떤 방법으로도 효과를 보지 못한 채 죽어가는 환자들에게 치료법을 제공하고, 그들에게 도움이 되지 않으리라는 걸 스스로 잘 알고 있으면서도 이 치료에 하루에 수천 달러를 청구합니다. 자기 집 벽에 노스캐롤라이나 의사 면허증을 걸어놓고 말입니다."

지미슨은 불만을 품은 환자들의 사례를 요약해 설명했다.

- 부타르는 자궁경부암에 걸린 환자를 입증되지도 않았을뿐더러 위험할 수도 있는 치료법인 과산화수소 정맥주사로 치료했다. 부타르는 초기 진료 비용으로 1만 2천 달러를 청구했다. 이후 환자는 다음 한 달 동안 19차례 이상 주사를 맞았는데, 한 번에 1천 달러였고 총 3만 1천 달러의 비용이 들었다. 환자가 사망하자 부타르 측은 가족들에게 2500달러를 환불해 주었다.

- 부타르는 난소암에 걸린 환자를 비타민 정맥주사, 킬레이션 요법, 필버트 박사의 인프라 호흡반사 절차, 온다메드 바이오피드백을 이용해 치료했다. 2개월간의 치료비는 3만 달러였다. 환자는 사망하기 전에 부타르에게 1만 달러를 지불했다. 환자가 자신의 부동산을 처분하고도 남은 치료비 2만 달러를 지불하지 못하자, 부타르는 이 사안을 미수금 처리 대행회사에 넘겼다.

- 부타르는 부신암에 걸린 환자에게 효과도 없는 치료를 제공하고 3만 2천 달러를 청구했다. 환자의 아내는 부타르와의 첫 만남을 이렇게 기억했다. "그는 어떤 종류의 암이든 문제되지 않는다고 말했습니다. 모든 암을 치료할 수 있다면서 말이에요. 자신의 치료법은 성공률이 100퍼센트라고 줄곧 반복해서 말하더군요." 남편이 죽은 후 환자의 아내는 부타르에게 지급할

6700달러의 수표를 취소했다. 부타르는 미지급 부분과 이자, 25퍼센트의 징수 수수료까지 청구해 이 사안을 미수금 처리 대행 회사에 넘겼다.

■ 2007년 10월, 부타르는 대장암에 걸린 환자에게 "전통적인 의사들이 지시하는 내용을 지킨다면 바보도 그런 바보가 없다"라고 말했다. 부타르는 그에게 일주일에 5천 달러의 비용이 드는 킬레이션 요법과 오존 치료를 받으라고 조언했다. 2개월 뒤 환자는 사망했다.

심리가 끝날 때쯤 지미슨은 부타르에게 그의 치료들이 치료 기준에 미달되지 않느냐고 물었다. 부타르는 이렇게 말했다. "치료 기준에 맞지 않습니다. 치료 기준 이상이지요."

지미슨은 의료위원회에 올바른 결정과 행동을 간곡히 권고하며 말을 마쳤다. 그는 환자들에게 해를 끼치는 한 남자, 아니 최소한 환자들에게 도움이 될 수 있는 치료법으로부터 등을 돌리게 만든 한 남자의 면허 정지를 촉구했다. 그는 이렇게 말했다. "우리 주변 어딘가에서 우리가 사랑하는 사람이 부타르 박사의 사무실을 찾아가는지도 모릅니다. 그들은 죽어가고 있고, 그래서 한 가닥 희망이나마 찾으려 할 것입니다. 그리고 부타르 박사는 그들에게 아주 기꺼이 그 한 가닥 희망을 보여주고도 남을 사람입니다. 지금이야말로 과학을 기반으로 한, 증거를 기반으로 한 의학을 옹호해야 할 때입니다. 위원회가 가장 빛을 발할 때입니다."[58]

하지만 그렇게 되지 않았다. 위원회는 다만 환자들에게 그의 치료법이 효과가 없을 수도 있으며 FDA의 허가를 받지 않았다는 걸 알리라는 명령을 내렸을 뿐이다.[59] 부타르는 암 환자와 자폐증 환자를 계속 치료할 수 있었다. 그의 주장을 반박할 증거가 있는데도 부타르는 환자들이 마치 중금속에 중독된 것처럼 치료하고 있다. 효과가 전혀 입증되지 않은 기적의 자폐증 치료 크림과 노화방지 약들을 계속해서 판매하고 있다. 부타르는 여전히 웹사이트에 자신의 치료법들이 '대단히 효과가 높다'고 설명하고, 20만 명의 환자들에게 킬레이션 요법을 수행해왔지만 단 한 건도 부작용이 없었다고(불가능한 일이다) 큰소리치고 있다. 동의서 내용을 변경하는 것만으로는 그의 병원을 향해 걸음을 옮기는 절망적인 환자와 부모의 대열을 막기 어려울 것 같다.

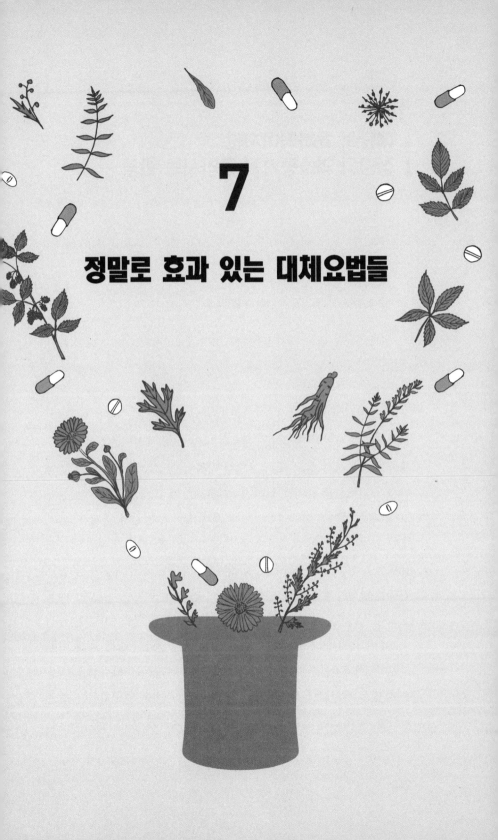

7

정말로 효과 있는 대체요법들

11장
대단히 효과적이지만
상당히 과소평가된 플라시보 반응

"우리가 그런 척하는 모습이 바로 우리 자신이다."
-커트 보네거트(Kurt Vonnegut), 《마더 나이트》 중에서

에키네시아와 비타민 C가 감기를 치료하지 않고, 황산콘드로이친과 글루코사민이 관절염을 치료하지 않으며, 세인트존스워트가 우울증을 치료하지 않고, 은행나무가 기억력을 향상시키지 않으며, 톱야자가 전립선을 줄어들게 하지 않는다면, 왜 그렇게 많은 사람들이 그 효과를 믿는 걸까? 인간의 신경계가 중국의 강들과 관계가 없고, 모든 질병의 원인이 어긋난 척추에 있지 않으며, 묽게 희석된 약물에 효과적인 성분이 함유되어 있지 않다면, 침술사, 척추지압사, 동종요법사를 열렬하게 신봉하는 추종자들이 어떻게 생길 수 있을까? 메멧 오즈와 스티븐 노벨라의 열띤 논쟁에서 그 해답을 찾을 수 있다.

2011년 4월에 메멧 오즈는 〈닥터 오즈 쇼〉에서 침술에 대해 이야기했다. 연구자들은 침술이 효과가 있다고 주장하는 사람들을 대상으로 많은 시간과 돈을 들여 연구를 해왔다. 먼저, 연구자들은 침을 정확한 혈 자리에 놓을 때와 부정확한 혈 자리에 놓을 때 나타나는

결과를 비교했다. 아무런 차이가 없었다. 그다음, 일반 바늘과 누르면 원 위치로 들어가는 바늘 — 환자들은 바늘의 따끔한 느낌은 알지만 바늘이 피부 속으로 들어갔는지 어떤지는 알지 못했다 — 을 이용했다. 이번에도 아무런 차이가 없었다.[1] 이 같은 연구들에도 불구하고, 메멧 오즈는 아무런 의심 없이 전적으로 침술을 받아들인다. 그는 자신의 환자들에게 침술을 권한다. 자신의 가족과 친구들에게도 침술을 권한다. 그러나 침술에 대해 토론하던 어느 날, 오즈는 어쩌다 자신의 쇼에 스티븐 노벨라 박사를 초대했다. 사실 이 문제에 대해 스티븐 박사만큼 회의적인 초대 손님도 없었을 텐데 말이다.

스티븐 노벨라는 예일대 신경외과 전문의이기도 하지만, 뉴잉글랜드 회의론자 협회(New England Skeptical Society)의 설립자이자 회장이고, 제임스 랜디 교육재단(James Randi Educational Foundation)의 과학 중심 의학 프로젝트 책임자이며, 인기 있는 과학 팟캐스트 〈우주를 여행하는 회의론자들을 위한 안내서〉의 진행자이기도 하다.[2] 노벨라는 침이 잘못된 위치에 삽입되거나 전혀 삽입되지 않더라도 침술의 효과가 마찬가지라고 설명했다. 오즈는 크게 화를 내며 반박했다. "건강을 지키기 위해 침술을 이용하는 사람이 전 세계 수십만이 넘습니다. 우리는 서로 다른 해석 방식에서 나온 박사님의 견해를 받아들일 수 없고, 침술을 서구식 사고방식에 억지로 끼워넣을 수도 없기 때문에 박사님의 침술이 효과가 있을 리 없다는 말씀은 침술을 상당히 무시하는 것이라고 생각합니다."[3]

노벨라는 침술이 그 자체로 가짜, 속임수, 사기라고 믿긴 했지만, 침술이 효과가 없다고 말한 적은 단 한 번도 없다. 오히려 그는 침술이 왜 효과가 있는지 의문을 가졌다. 그는 이렇게 말했다. "침술은 치료사의 위로와 보살핌이라는 긍정적인 치료적 상호작용을 중심으로 한 일종의 의식이다. 환자들은 30분 내지 1시간 동안 긴장을 이완시킨다. 바로 이때 치료의 효과가 나타나는 것이지, 사실상 피부 속에 침을 찔러 넣기 때문에 효과가 있는 것은 아니다."[4] 다시 말해 다분히 플라시보 효과라는 것이다.

플라시보 효과를 사소한 것이라며 무시하는 사람도 있지만 사실은 그렇지 않다. 플라시보 효과가 얼마나 강력할 수 있는지 최초로 증명한 사례로 제2차 세계대전 당시 전장의 예를 들 수 있다. 모르핀이 다 떨어졌는데 간호사는 부상당한 병사에게 통증을 가라앉히기 위해 해줄 것이 아무것도 없다는 말을 차마 할 수가 없어서, 식염수를 모르핀이라고 하며 주입했다. 그러자 놀랍게도 병사의 통증이 사라졌다.[5] 이때 우리한테 필요한 의문은 플라시보 효과가 작용을 하느냐 마느냐가 아니라 어떻게 작용을 하느냐다. 침술 같은 플라시보 치료들이 실제로 통증을 완화시키는 걸까, 아니면 사람들이 통증을 똑같이 느끼는데도 그저 꾹 참고 견디는 걸까? 플라시보 효과는 생리적으로 작용하는 걸까, 아니면 심리적으로 작용하는 걸까?

우선, 의사들은 플라시보 효과가 지각과 밀접한 관련이 있으며 실제 현상과는 전혀 관계가 없다고 주장하면서 부당하게도 플라시보 효과를 무시했다. 예를 들어, 종종 비싼 치료는 실제로 도움이 되지 않을지라도 비용 이상의 가치가 있다고 인식된다. 이 범주에 들어가는 치료법은 그야말로 유니콘의 뿔처럼 만병치료제로 간주된다. 가루로 만든 유니콘 뿔은 젊음을 오래 유지하고 기억력을 강화시키고 기운을 북돋을 뿐만 아니라 간질, 발기부전, 기생충, 전염병, 천연두, 광견병까지 전부 치료할 수 있다고 요란하게 알려지면서 8세기 이상 동안 비싼 값으로 팔렸다. 유니콘은 뿔이 하나 달린 실제로 존재하지 않는 상상 속의 동물이지만, 그런 사실은 판매에 아무런 지장을 주지 않는다. 고래의 이빨을 갈아서 만든 '유니콘 뿔'은 실제 가치의 10배에 해당하는 금액에 판매되어, 뿔 분말 4킬로그램에 5만 5천 달러를 주어야 한다. 유니콘 뿔을 살 여력이 안 되는 사람들은 유니콘 음료를 살 수도 있다.[6]

보다 최근의 예는 비타민 O를 들 수 있겠다. 1998년에 《USA 투데이》에 기적의 신제품 비타민 O 광고가 실렸다. 부자연스럽게 미소를 짓고 있는 매력적인 사람의 사진 밑에는 이런 광고 문구가 박혀 있었다. "눈에 넣어도 될 정도로 안전합니다. 지구에서 가장 풍부한 영양성분이 함유되어 있을 정도로 천연에 가깝습니다. 복용 후 감동적인 결과를 경험한 사람들의 자발적인 추천서를 읽는 데만 몇 시간이 걸릴 정도로 대단히 효과적입니다." 이 문구를 믿은 사람들은 이렇게 말했다. "비타민 O를 몇 달 동안 먹었더니 기운과 활력이 좋아지고 감기나 독감에도 걸리지 않았어요." 비타민 O가 뭐길래? 어쨌든 광고 내용은 거짓말이 아니었다. 비타민 O는 "증류수와 염화나트륨 용액에 들어 있는 안정된 상태의 산소분자들", 다른 말로 하면 식염수였다. 그러나 비타민 O 홍보담당자들은 이것은 그냥 식염수가 아니라고 재빨리 바로잡았다. 이것은 산소를 강화한 식염수여서 구매자들에게 꼭 필요한 활력을 제공한다는 것이다. 하지만 유감스럽게도 비타민 O 구매자들에게는 물에서 산소를 추출하기 위해 필요한 한 가지, 아가미가 없었다. 제조업체는 광고를 낸 후 한 달 만에 6만 병의 약을 판매했다. 한 병당 가격은 20달러였다.[7]

심리학자들은 플라시보 효과가 단순히 갈등 해결을 위한 과정이라고 주장하기도 한다. 침술을 이용하는 사람들은 두 가지 상충되는 사실에 부딪친다. 1) 침술은 인습적이지 않다. 2) 침술은 비싸다 — 한

번 침을 맞는 데 65달러에서 120달러의 비용이 들고, 자주 여러 차례 맞아야 하며, 종종 현금으로 지불해야 한다. 이 갈등을 가장 잘 해결하는 방법은 침술이 효과가 있다고 믿는 것이다. 미국의 사회심리학자 레온 페스팅거(Leon Festinger)는 그의 책《예언이 틀렸을 때》에서 이런 현상을 '인지부조화 이론'이라고 불렀다. 이 이론에 대한 가장 좋은 예로 이솝 우화의 〈여우와 신포도〉를 들 수 있다. 여우는 나무에 달려 있는 포도송이를 발견하고 두 가지 대립되는 생각에 부딪친다. 1) 나는 포도를 무척 좋아한다. 2) 나는 포도를 딸 수 없다. 여우는 포도가 실 거라고 스스로를 납득시킴으로써 이 갈등을 해결한다.

플라시보 효과는 '평균 회귀(regression to the mean)'라는 현상으로도 설명할 수 있는데,《스포츠 일러스트레이티드》잡지 표지의 징크스가 가장 좋은 예가 될 것이다. 수년 동안 스포츠팬들 사이에서는 프로 운동선수가《스포츠 일러스트레이티드》표지 모델이 된다는 건 죽음의 입맞춤을 하는 것과 다름없다는 소문이 기정사실화되고 있다. 이야기는 늘 같은 패턴이다. 어떤 운동선수가 최고의 시즌을 맞아 잡지의 표지모델이 되면 그다음부터 그저 그렇거나 형편없는 시즌을 맞는다는 식이다. 하지만 사실 이건 징크스가 아니다. 운동선수가 한 시즌에서 최고의 성적을 거두고 다음 시즌에서 그만한 성적을 거두지 못하는 건 놀라운 일이 아니다. 수년 동안 운동을 하다 보면 기복이 있기 마련이니까. 통증도 마찬가지다. 약해질 때가 있으면 심해질 때도 있다. 사람들은 대개 통증이 가장 심할 때 침술사를 찾아간다. 따라서 최악의 통증이 지나고 나면 상태가 조금 나아진다고 느낄 가능성이 있다. 운동선수의 경력처럼 통증의 정도도 수시로 변동을 보일 수 있기 때문이다.

메멧 오즈와 논쟁하며 노벨라는 치료사의 연출이라는 말로 플라시보 효과에 대한 설명을 추가했다. 많은 연구 결과들이 치료사의 복장, 표정, 태도, 말투 등이 치료에 영향을 미친다는 사실을 보여주고 있다. "곧 좋아질 겁니다"라든가 "이 약이 도움이 될 겁니다"라고 말하는 치료사들은 "당신이 어떤 상태인지 모르겠다"라든가 "이 약이 도움이 될지 모르겠다"라고 말하는 치료사들보다 환자들에게 더 도움이 된다. 그리고 치료사가 환자와 함께하는 시간이 길수록 환자들에게 더 많은 도움이 된다.[8] 매사추세츠 주 케임브리지의 대체의학 치료사 테드 캡척(Ted Kaptchuk)은 독특한 분위기가 주는 치유력을 인정하며 이렇게 말한다. "나는 정말 좋은 치료사입니다. 믿기 어렵겠지만 사실입니다. 당신이 도움이 필요해서 나를 찾아왔다면 당신은 곧 낫게 될 겁니다. 수많은 사람들이 그래왔습니다. 결국 이건 사실상 침술과는 관련이 없기 때문입니다. 치료는 사람과 관련이 있습니다."[9] 블로(J. N. Blau)는 이렇게 썼다. "환자들에게 플라시보 효과를 주지 못하는 의사는 병리학자가 되어야 한다."[10]

아마도 치료사의 영향력을 가장 잘 표현한 예는 〈오즈의 마법사〉에서 찾을 수 있을 것이다. 마법사는 허수아비에게 뇌를 줄 수 없기 때문에 그다음으로 좋은 것을 준다. 허수아비가 더 똑똑하다고 느끼게 해준 것이다. 마법사는 이렇게 말한다. "내가 온 곳에는 대학들이 있었어. 인간이 훌륭한 사상가가 되기 위해 찾아가는 위대한 학문의 전당. 그곳을 졸업하면 사람들은 심오한 생각을 하게 되지. 자네처럼 그들도 뇌가 없기는 마찬가지야. 하지만! 그들에게는 자네에게 없는 것이 한 가지 있어! 바로 졸업장!" 허수아비는 졸업장을 받은 후 더 똑똑해져서 피타고라스의 정의를 죽 읊는다. "아, 좋아라, 이렇게 황홀할 수가." 허수아비가 말한다. "나에게도 뇌가 생겼어."

어떤 면에서 모든 사람이 플라시보 효과를 이용하지만, 부모만큼 많이 이용하는 사람도 없을 거다. 존 다이아몬드는《엉터리 만병통치약과 그밖에 집착하는 것들》에서 이렇게 쓴다. "나에게는 네 살 된 아들이 있다. 여느 네 살짜리 사내아이들과 마찬가지로 우리 아들도 아무 데나 올라갔다가 떨어지기 일쑤고, 내려오다가 살갗이 까져서 피가 나는 일이 비일비재하다. 아이가 다쳐서 울면서 나에게 달려와 까진 상처를 보여줄 때마다 — 평균 일주일에 네 번 정도는 그러는데 — 나는 엄밀히 말해 대체 치료법을 이용한다. 나는 독한 약을 써서 아이의 통증을 없애거나 출혈을 멈추는 대신, 경미한 상처를 깨끗이 닦아주고, 어쩌다 그렇게 됐는지 물어봐주며, 심술궂은 중력과 꺼칠한 벽돌을 탓하면서 아이를 위로하고, 내 무릎 위에 아이를 앉혀 물한 잔을 마시게 한 다음, 아이에게 입을 맞추고 상처를 살살 문질러준다. 이 방법은 언제나 효과가 좋다." 다이아몬드는 썩 특별할 것도 없는 자신의 치료 방법에 이름을 붙이려고 했다. 그는 이렇게 쓴다. "자, 이 기술을 뭐라고 부르면 좋을까? 아빠의 치료법? 기능적인 부모학? 아이와 차분히 이야기하고 아이를 조용히 앉혀 살살 문질러줌으로써 경미한 문제들을 다루는 것은 대체 치료법에서 이용하는 방식과 상당히 유사하니 말이다."[11]

1970년대에 심리학자들은 전말을 이해하지 못했던 것을 확실히 알게 되었다. 대체의학 치료사들이 말하는 '마음과 몸의 연관성'은 분명 생리학적으로 근거 있는 주장이었다. 이때부터 플라시보 효과(placebo effect)는 플라시보 반응(placebo response)이 됐다. 사람들은 단순히 통증이 덜하다고 믿는 것이 아니었다. 실제로 통증이 완화되었다. 통증 완화가 '순전히 생각 속에서 이루어지는 것'이라던 플라시보 효과를 무시하는 듯한 개념은 이제 통증이 어떤 식으로 작용하는지에 대한 올바른 이해로 대체되었다. 더불어 플라시보 반응이 왜 무시될 수 없고 무시되어서도 안 되는지에 대해서도.

1990년에 상영된 영화 〈헐리웃 스토리〉에서 두 여자(이블린과 수전)가 같은 남자와 잤다는 사실을 알게 된다. 수전은 몹시 당황하지만 이블린은 그렇지 않다.

> 수전: 잭을 마지막으로 본 게 언제야?
>
> 이블린: 음, 토요일. 토요일 밤.
>
> 수전: 난 토요일 오후에 그와 함께 있었어. 하루에 두 여자를 만났단 말이지.
>
> 이블린: 그것도 서로 아주 잘 아는 여자들을 말이야. 네가 인공위성을 띄운다 해도 잭이 뭘 하고 다니는지 속속들이 알 수는 없을 걸.
>
> 수전: 넌 지금 웃음이 나오니? 이건 정말 역겨운 일이라고. 더구나 요즘 같은 시대에 말이야.
>
> 이블린: 너 되게 조신한 여자처럼 말한다. 너무 속상해하지만 말고 콘돔이나 좀 사둬. 아마 잭은 정말로 널 좋아할걸. 잭이 너랑 있는 걸 즐기는 것처럼 너도 잭과 함께 있는 시간을 그냥 즐길 수 있다면 말이야. 나도 그러는걸. 엔돌핀(endolphin)이 마구 분비되거든.
>
> 수전: 엔도르핀(endorphin)이겠지.
>
> 이블린: 그거나 저거나.[12]

여기서 이블린은 플라시보 반응의 심리학적 근거에 대한 단서를 제기한다.

가장 강력한 단 하나의 진통제는 모르핀이다. 양귀비에서 추출되는 모르핀은 그 어떤 진통제보다 진통 효과가 강하다. 1970년대 초, 라비 시만토브(Rabi Simantov)와 솔로몬 스나이더(Solomon Snyder)는 뇌 속에 모르핀을 붙잡는 수용체가 있다는 사실을 발견했다. 이 발견은 놀랍지 않았다. 놀라운 건 모르핀과 똑같이 작용하면서 모르핀 수용체에 귀속되는 화학물질도 함께 발견되었다는 사실이다. 이 화학물질은 식물에서 얻어지거나 제약회사에서 합성되는 것이 아니라, 인간의 뇌하수체와 시상하부에서 만들어지는 것이었다. 시마토브와 스나이더는 이 화학물질을 '몸에서 생성되는(endogenous)'과 '모르핀(morphine)'을 합쳐 엔도르핀(endorphin)이라고 불렀다. 나중에 이 엔도르핀이 통증, 매운 음식, 운동, 흥분, 오르가슴(이블린이 말한 '엔돌핀이 마구 분비되는' 현상)에 반응하여 분비된다는 사실이 밝혀졌다.

엔도르핀을 연구하면서 과학자들은 침술 같은 치료법들이 어떻게 효과를 발휘하는지 보다 명확하게 밝힐 수 있었다. 1978년에 존 레빈(Jon Levine), 뉴턴 고든(Newton Gordon), 하워드 필즈(Howard Fields)는 치과 수술을 받은 사람들을 두 집단으로 나누었다. 두 집단 모두 디아제팜(상품명 발륨, 진정제의 일종 — 옮긴이), 아산화질소(속칭 '웃음가스'), 국소 신경차단제(mepivicaine)를 투여받았다. 통각상실 효과가 모두 사라진 후 한 집단은 플라시보 알약을 받았다. 그리고 플라시보 집단에 속한 많은 사람들이 진통 완화를 경험했다. 더 중요한 사실은 엔도르핀을 차단하는 화학물질인 날록손을 투여했더니 플라시보 반응이 사라졌다는 것이다. 이 연구자들은 〈플라시보 통각상실의 메커니즘〉이라는 논문에서 다음과 같은 결론을 내렸다. "이 데이터는 엔도르핀 분비가 치과 수술 후의 통증에 플라시보 무통을 가능하게 한다는 가설과 일치한다."[13] 다른 집단들도 같은 결과를 보여주었다.[14]

같은 결과들이 속속 나타났다. 플라시보 통증 완화는 실제로 생리적인 반응일 수 있었다. 사람들이 침을 맞은 후 통증이 가라앉는 걸 느낀다고 말했을 때 그 반응은 '순전히 상상 속에서' 만들어진 것이 아니라, 천연약물에 의해 몸에서 실제로 반응이 일어난 것이었다. (연구자들은 침술을 통한 통증 완화가 날록손에 의해 차단될 수 있다는 사실도 증명했다.)[15] 이 사실을 알고 있는 대체의학 치료사들은 침술 덕분에 간혹 중요한 부작용을 일으키기도 하는 진통제를 장기간 이용하지 않아도 된다면 침술이 무슨 문제가 되느냐고 주장했다. 자연스럽게 엔도르핀을 유도하는 것이 약물에 의존하는 것보다 더 낫지 않겠느냐고 말이다.

그러나 침술을 경시하는 사람들은 세 가지 반론을 제기한다.

첫째, 침술은 속임수다. 침술사들이 정직하다면 환자들에게 이렇게 말해야 할 것이다. "침술을 시작하기 전에 먼저 2천 년 동안 내려온 선조들의 지혜의 산물을 모두 무시하자. 사실 중국인들은 해부학을 믿지 않았고 신경계의 해부학적 구조에 대해 아는 바도 없었다. 그래서 인간의 몸이 중국의 강과 음력에 기반을 둔다는 그릇된 가정을 하게 되었고, 피부 속으로 되는대로 침을 찔러 넣게 된 것이다. 기(氣)나 음과 양, 경락을 무시하라. 피부를 살짝 찔렀다가 다시 나오는 침을 사용해도 침술의 효과에는 변화가 없다. 침술이 효과가 있는 이유는 그것이 효과가 있다고 생각하기 때문이다. 그리고 생각만으로도 엔도르핀은 충분히 분비될 수 있다." 그러나 이런 말을 뱉는 순간 플라시보 반응이 사라질 게 분명하기 때문에 침술사들은 이런 말을 하지 않는다. 음, 양, 기에 대한 심상이 치료 과정에서 매우 중요하기 때문에, 이런 말은 플라시보 반응을 사라지게 만들 것이다. 혹은 어쩌면 환자들은 현대 과학의 경고보다는 고대의 지혜가 주는 확신에 더 빠르게 반응하는지도 모른다. 이유가 무엇이든 치료의 필수 요소가 속임수임에는 틀림없는 것 같다.

뉴욕 대학교 랭곤 메디컬 센터(Langone Medical Center)의 생명윤리학 교수 아트 캐플런(Art Caplan)은 플라시보 약물의 윤리적 측면에 대해 연구하고 있다. 그는 이렇게 주장한다. "위험성이 낮은 상태에서 저렴한 비용과 낮은 부담으로 환자를 속이는 것은 윤리적이다. 의학이 척추지압사에게, 침술사에게 배울 수도 있다. 그렇지만 먼저 그들은 의학 보고서에 자신들의 의료 행위를 보고할 의무가 있다. 그들은 플라시보 효과가 강력하다는 사실을, 어떤 것들이 플라시보 효과를 유발할 수 있는지를, 그리고 의학이 플라시보 효과를 가장 잘 유도할 수 있는 방법을 연구해야 한다고 보고해야 한다."[16]

공평하게 말하면 모든 의사들 — 주류 의사든 아니든 — 은 어떤 형태로든 환자를 속인다. 그들은 긍정적인 태도, 안심시키는 표정, 용할 것 같은 분위기가 중요하다는 걸 알고 있다. 캐플런은 이렇게 말한다. "우리는 늘 플라시보 효과를 이용합니다. 나는 나비넥타이를 맵니다. 흰색 가운도 입고요. 환자들은 꽤나 인상적으로 보이는 커다란 건물에 들어섭니다. 우리 병원에 아주 큰 기계가 있다는 광고가 도시 곳곳에 걸린다면, 기계가 아주 시끄러운 소리를 내고 우리는 그걸 작동하는 법조차 모른다 해도 환자들은 이 기계로 진료를 받으려고 우리한테 오게 될 거예요."[17]

사실 주류 의사들이 좀 더 솔직하다면 병실에 들어와 이렇게 말해야 할 것이다. "음, 지금부터 100년쯤 뒤에는 틀림없이 더 많은 치료법을 알게 될 거예요. 솔직히 말해, 미래의 의사들이 요즘 우리가 하고 있는 몇몇 의료 행위를 보면 아마 큰소리로 웃을지도 모릅니다. 많은 질병에 정통한 현대 의학이 대단히 훌륭하긴 하지만, 어떤 질병에 대해서는 여전히 제자리걸음이고 또 어떤 질병에 대해서는 전혀 이해하지 못하고 있으니까요." 그렇지만 어떤 임상의도 (제정신으로는) 이렇게 말하지 않는다. 샤머니즘과 마법사 시대의 의사들부터 현대의 내과 의사에 이르기까지 모든 의사들은 나름의 버팀목인, 환자를 속이는 수단을 갖고 있으니까.

침술에 대한 두 번째 반박은 침술이 비싸다는 거다. 그러나 적어도 인지부조화 이론에 따르면 비쌀수록 더 좋다. 이 개념은 1960년대에 한 경마장에서 처음으로 검증되었다. 연구자들은 돈을 건 사람들에게 자신이 건 말이 마권 매표소를 향해 다가왔다 사라질 때 말에 대해 평가하게 했다. 돈을 건 사람들은 모순에 부딪혔다. 1) 어떤 말이든 경주에서 이길 수 있다, 2) 나는 딱 한 마리 말에 많은 돈을 걸었다. 이 모순을 해결하기 위해 내기를 하는 사람들은 돈을 건 후에 자신의 말을 훨씬 높게 평가했다. 이 연구의 제목은 '경주 출전 시의 결정 후 부조화(Post-Decision Dissonance at Post Time)'였다.[18] 또 다른 연구에서는 MIT 연구자들이 설탕으로 만든 알약 두 알을 이용해 통증 완화 효과를 검증했다. 이 연구에서 한 집단에게는 알약의 가격을 10센트라고 말하고, 다른 집단에게는 2.5달러라고 말했다. 참가자들은 더 비싼 알약을 먹었을 때 통증이 더 완화되는 걸 경험했다.[19] 캐플런은 이렇게 말한다. "자, 그래서 결국 이런 알약이 효과를 나타내는 것과 같은 방식으로 우리 의사들이 환자들한테 50달러를 청구하고 마치 의료 행위를 하는 척 흉내를 내는 것 아니냐, 통증을 완화시키는 방법이란 게 고작 이런 거냐, 라고 나에게 따지겠다면, 그래요, 괜찮습니다. 그렇지만 우리가 아직 그런 경지까지 도달한 것 같지는 않아요. 우리는 다른 방식으로 플라시보 반응을 유도하는 방법에 대해 아직 충분히 연구한 것 같지 않으니까요."[20]

침술에 대한 마지막 반론은 가장 반박하기 어렵다. 침술용 바늘은 심장, 폐, 간을 찌르기도 하고 HIV, B형 간염, C형 간염 같은 바이러스를 전염시키는 등 위험이 없지 않다. 아마 이와 관련된 가장 유명한 사례는 노태우 한국 전 대통령에 대한 것이 아닐까 싶다. 2011년 5월에 그는 폐에 박힌 침술 바늘을 제거하는 수술을 했다. 수술을 담당한 외과 의사 성명훈 박사는 이렇게 말했다. "바늘이 어쩌다 그 안에 들어가게 됐는지 모르겠습니다. 저에게도 수수께끼예요."[21] 최소 86명이 침술로 인해 사망했다.[22] 진짜 침술뿐만 아니라 엉터리 침술도 효과가 있다면, 그리고 피부 속으로 바늘을 찔러 폐에 구멍이 나서 감염을 일으킬 수 있다면, 피부를 찌른 후 다시 원위치로 들어가는 바늘을 사용하는 건 어떨까? 침술사들은 그런 건 속임수라고 주장할지 모른다. 하지만 침술은 혈 자리가 신경계와 관련이 있다고 이미 속여오지 않았는가? 그러니 한 번 더 속임수를 쓴들 그게 무슨 대수겠는가? 최대한 안전한 방법으로 엔도르핀을 유도할 수 있으면 됐지.

엔도르핀의 발견은 모든 것을 바꾸어놓았다. 이제 명확하고 이성적이며 생리적인 메커니즘이 생겼다. 그로 인해 과거에는 신경계의 해부학적 구조에 기반을 두지 않았던 치료들이 효과를 발휘할 수 있게 되었다. 그러나 대체의학 치료사들은 만성 통증만 다루는 게 아니다. 그들은 면역학적 질환, 신경학적 질환, 대사질환 등의 다양한 질병에 대해서도 이 질병들의 생리학적 기반과 거의 관련이 없는 치료법들을 통해 증상을 완화시킨다. 엔도르핀과 마찬가지로, 1970년대에는 다른 발견을 통해 이런 치료들 가운데 일부가 효과를 나타내는 이유가 밝혀졌다. 이 발견은 너무나 놀라운 것이어서 두 군데 다른 실험실에서 재현될 때까지 아무도 믿지 못할 정도였다.

1975년에 로체스터 대학교 의과대학의 로버트 에이더(Robert Ader)와 니컬러스 코언(Nicholas Cohen)은 〈행동과 관련된 조건 면역 억압〉이라는 논문을 발표했다. 실험 의도는 단순했다. 에이더와 코언은 한 무리의 쥐에 양의 적혈구를 주입했다. 예상대로 쥐들은 양의 적혈구에 대해 항체를 만들었다. 두 번째 무리에는 같은 적혈구를 주입하는 동시에 사카린 맛이 나는 물을 주었다. 첫 번째 무리와 마찬가지로 이 쥐들에도 면역 반응이 나타났다. 세 번째 무리에는 사카린 맛이 나는 물에 시클로포스파미드(cyclophosphamide, 면역 억제제)와 양의 적혈구를 첨가해 여러 차례 접종했다. 당연히 면역 반응이 억제되었다. 이제 에이더와 코언은 이 세 번째 무리에게 시클로포스파미드를 **넣지 않은** 사카린 맛 나는 물에 적혈구를 주입했다. 그 결과 설명할 수 없는 현상이 발견되었다. **사카린 맛 나는 물만으로 면역 반응이 억제된 것이다.** 면역 억제제와 특정한 맛을 결합시킴으로써 세 번째 집단의 쥐들은 자신의 면역 체계를 억제시키는 법을 **배우게 된** 것이다. 놀라운 일이 아닐 수 없었다.[23]

어떻게 보면 에이더-코언 실험은 그렇게 놀라운 일도 아니었다. 1896년에 J. N. 매켄지(J. N. MacKenzie)는 꽃가루에 노출되면 가려움, 재채기, 눈물에 시달리는 사람들, 즉 히스타민에 영향을 받는 알레르기 반응을 일으키는 사람들 몇 명을 대상으로 연구를 했다. 《미국 의학회지》에 발표한 논문에서 매켄지는 조화(造花)에는 꽃가루가 없는데도 조화에 대해서도 같은 증상을 유도했다고 보고했다. 사람들 스스로 알레르기 반응을 일으키는 법, 즉 스스로 히스타민을 유발하는 법을 배운 것이다.[24]

1957년에는 존스 홉킨스 의대의 과학자들 — 존 임보든(John Imboden), 아서 캔터(Arthur Canter), 레이튼 클러프(Leighton Cluff) —

이 또 하나의 획기적인 실험을 했다. 그들은 메릴랜드 주 프레더릭에 위치한 포트 디트릭(Fort Detrick, 미 육군의 세균전 연구소 — 옮긴이)에서 군 복무를 하는 장병들에게 일련의 심리 테스트를 실시했다. 테스트를 마친 지 몇 달 후, 유행성 인플루엔자가 훈련소를 휩쓸었다. 임보든과 동료들은 우울증을 앓는 신병들이 그렇지 않은 신병들보다 더 오래 더 심하게 독감 증상을 보였음을 발견했다. 기분이 병에 결정적인 요인이 된 것이다. 이 연구 결과는 아프고 싶다고 하면 정말 아프게 된다는 속담에 신빙성을 부여해주었다.[25] 존 밀턴(John Milton)은 《실낙원》에서 이렇게 썼다. "마음은 천국을 지옥으로도, 지옥을 천국으로도 만들 수 있다."

다음 질문은 이 연구 결과들을 실제로 활용할 수 있을까? 하는 것이었다. 연구자들은 사람들 스스로 자신의 면역 반응을 억압하거나 향상시키도록 가르칠 수 있을까? 로버트 에이더는 제일 먼저 이 연구에 앞장선 사람들 가운데 하나였다. 에이더는 자가면역질환인 루푸스(lupus)에 걸린 한 십대 소년을 대상으로 연구하면서, 시클로포스파미드에 독특한 맛(대구 간유)과 냄새(장미향)를 결합했다. 쥐들과 마찬가지로 이 소년도 면역 반응을 억압하는 법을 알게 되었고 자신의 병을 통제하기 위해 필요한 약물 복용 횟수를 줄여달라고 요구했다.[26] 다른 연구자들도 에이더와 같은 결과를 보여주었다. 마르지오 사비오니(Marzio Sabbioni)는 건강한 남성들은 부신에서 분비되는 천연 스테로이드 호르몬인 코르티솔을 스스로 만들어낼 줄 안다는 사실을 발견했다.[27] 그리고 이것은 양쪽으로 효과가 있었다. 다시 말해, 사람들은 스스로 면역 반응을 억압하는 법을 배울 수 있을 뿐 아니라, 그것을 향상시키는 법도 배울 수 있었다.[28]

만일 사람들이 스스로 면역 반응을 자극하거나 억압하는 법을 배울 수 있다면, 플라시보가 다양한 질병들에 영향을 미칠 수 있다는 믿음은 비약이 아니다.[29] 비록 대부분의 대체요법이 플라시보보다 나을 게 없다 해도 일부 플라시보는 효과가 있다. 그러니 플라시보를 이용해도 좋지 않을까?

예를 들어, 울프 스톨은 길가의 잡초인 산토끼꽃이 만성 라임병을 치료할 수 있다고 주장한다. 만성 라임병은 존재하지 않는다 하더라도 만성 통증과 피로는 존재한다. 그러므로 경우에 따라 산토끼꽃이 박테리아를 죽인다는 심상이 통증과 피로를 덜 느끼게 하는 역할을 할 수 있는 것이다. 마찬가지로, 음양이 조화를 이룬다는 이미지로 기를 발산할 수도 있다. 이처럼 정신적으로 만들어진 복합 심상들이 통증을 완화시키는 역할을 한다면 딱히 해가 될 것도 없지 않을까? 산토끼꽃은 값도 쌀 뿐 아니라 장기간 진통제를 복용하는 것보다(더 최악은 장기간 항생제를 복용하는 것이지만) 낫다. 그렇게 치면 브라이언 로스너가 라이프 기계 요법을 홍보하는 것도 아무 해가 되지 않는다. 이 방법이 라임병 박테리아를 죽인다는 주장이 터무니없긴 하지만, 어쨌든 다른 걸 죽이는 건 아니니까(설마 이 기계장치에서 만들어진 전류가 피부를 관통하지는 않을 테니까). 전통적인 치료 방법을 따르지 않을 문제라면, 자석이나 크리스털, 사우나, 아로마테라피, 에뮤 오일, 기도 등으로 만성적인 증상을 치료하는 것에 대해서도 똑같은 주장을 할 수 있을 것이다.

뿐만 아니라 많은 대체요법 치료사들은 만성 관절 통증에 황산콘드로이친과 글루코사민을 권한다. 이런 치료법들이 플라시보 알약 이상의 효과가 있는 건 아니지만, 그렇다고 해가 되지도 않는다. 그리고 이런 방법을 통해 간혹 심각한 부작용을 일으키는 진통제를 피할 수 있다면 시도해봐도 괜찮지 않을까? 비록 황산콘드로이친과 글루코사민이 플라시보 알약보다 나을 게 없다 할지라도, 플라시보 효과조차 없는 건 아니니 말이다.

플라시보 효과의 잠재적 가치에 대한 또 다른 예로 동종요법 치료를 들 수 있다.

2011년 3월, 메멧 오즈는 러스 그린필드(Russ Greenfield)라고 하는 동종요법 치료사를 자신의 쇼에 초대했다. 오즈는 아내가 아이들을 치료할 때 항상 동종요법을 이용한다는 말로 대화를 시작했다. "아내는 그 방법으로 효과가 없으면 그제야 나를 부른답니다." 오즈가 말했다. 동종요법은 특정한 약물에 대해 그것의 단일 분자가 남아있지 않을 정도까지 약물을 희석시켜도, 물은 여전히 약물이 있는 것으로 '기억한다'는 개념을 기반으로 한다. (지구상에 물의 양이 한정되어 있다는 사실을 고려하면, 실제로 물이 약물의 존재를 기억하지 않는다는 사실은 얼마나 다행인지 모른다.) 그린필드는 "약물의 정신이 그곳에 있다"라고 설명했다. 이건 모두에게 이익이 되는 상황이다. 사람들은 약물의 부작용에 전혀 시달리지 않고(더 이상 약 성분이 남아 있지 않으니까) 약물의 혜택만 즐기면 되니까 말이다.

오즈는 동종요법에 대해 "희석된 극히 소량의" 약물이라고 표현했다. 다시 말해 "약물의 분자조차 찾을 수 없을 만큼" 상당히 묽게 희석된다는 것이다. 그는 시청자들에게 용액이 담긴 커다란 항아리 두 개를 보여주었다. 섬뜩할 정도로 새빨간 물이 담긴 항아리에는 '일반 약'이라는 이름표가 부착되었다. 물만 담긴 다른 항아리에는 '동종요법 약물'이라는 이름표가 부착되었다. 오즈가 '일반 약' 항아리의 붉은색 용액을 점적기에 채운 다음 이것을 '동종요법' 항아리에 떨어뜨렸더니 항아리가 연분홍색이 되었다. 그는 이것이 바로 동종요법의 원리라고 말했다. 합리적인 시청자라면 동종요법 약물이 일반 약물을 약하게 조제한 것이 아니겠냐고 생각할 것이다. 하지만 그렇지 않다. 차라리 오즈가 점적기에 공기를 가득 채우고 그것을 '동종요법' 항아리에 넣은 다음 동종요법 약물에 일반 약은 전혀 포함되지 않았다고 말했더라면 더 정확했을 것이다.[30] 당연하게도, 동종요법 치료 약들은 설탕으로 만든 알약이나 설탕물 이상의 효과가 있다고는 밝혀지지 않았다(설탕으로 만든 알약이거나 설탕물이니까). 다섯 건의 훌륭한 연구를 통해 동종요법 치료가 암이나 주의력 결핍 장애, 천식, 치매, 감기와 유사한 증상 등을 치료하지 못했다는 사실이 밝혀졌다.[31] 그러나 다시 말하지만, 어떤 약이 플라시보 약물보다 나을 게 없다고 해서 효과가 없다는 의미는 아니다. 단지 플라시보 반응보다 나을 게 없을 뿐이지.

예를 들어, 인기 동종요법 치료제 오실로코시넘은 감기 치료제로 널리 홍보되고 있다. 동종요법 치료사들은 오리의 심장과 간을 혼합해 균질화시킨 다음 100배의 물에 희석시키고, 이 100배 희석 과정을 200번 반복해 마침내 오실로코시넘을 만든다. 이렇게 희석된 용액에는 단 하나의 오리 분자도 함유되지 않는다. 사실 이 약물은 매우 묽게 희석되어 최종적으로 만들어진 약물이 우주를 채울 정도라 해도 이 약물에서는 단 하나의 오리 분자도 찾을 수 없다. 오리는 없다. 과학자의 견지에서 오실로코시넘은 단지 설탕 1그램에 지나지 않는다.

그렇지만 오실로코시넘이 약리 작용을 보이지 않는다 하더라도, 상당히 유해한 다른 많은 치료법들에 비하면 훨씬 훌륭하다. 2007년에 FDA는 어린 자녀에게 기침감기약을 주지 말라고 경고했다. 진작 했어야 했던 경고다. 2004년과 2005년 사이, 미국 질병통제 예방센터는 1500명 이상의 어린이들이 슈도에페드린(pseudoephedrine) 같은 홍분제가 함유된 기침약에 의해 환각, 발작, 심장질환을 겪었음을 확인했다. 이로 인해 세 명의 어린이가 사망했다. 더 나쁜 점은 이런 기침감기약이 증상 개선에 거의 도움이 되지 않는다는 사실이다.[32]

반면 오실로코시넘은 이런 문제들을 전혀 일으키지 않는다. 설사 설탕 1그램보다 더 나은 효과는 없다 할지라도, 아마 플라시보 반응으로 도움을 받았을 많은 사람들은 약효를 확실하게 믿는다. 그리고 무엇보다 중요한 사실은, 처방전 없이 구입할 수 있는 너무나 많은 약물들로 인한 피해를 오실로코시넘이 막아준다는 것이다.

이런 치료법들은 종종 '뉴에이지 의학'이라고 불리지만, 그 안에 '새로운(new)' 건 아무것도 없다. 치료사들은 5천 년 동안 플라시보 반응을 판매해왔다. 기원전 1500년에 쓰인 에버스 파피루스(Ebers Papyrus)에는 무기질, 채소, 동물을 원료로 한 700개 이상의 약물이 기록되어 있다. 치료법에는 문에서 벗겨낸 먼지와 파리똥자국, 도마뱀과 고양이의 피, 거위와 황소, 뱀, 쥐, 하마, 거세된 남자의 지방, 돼지, 개, 양, 가젤, 펠리컨, 파리의 똥(이건 구하기 쉽지 않았을 거다), 숫양의 털, 거북이 등껍질, 돼지 이빨, 당나귀 발굽, 곱게 간 인간의 두개골이 포함되었다.[33] 그리고 이 경우에도 마찬가지로, 펠리컨 똥에 진짜 약물이 함유되어 있지 않다고 해서 3500년 전 통증, 피로, 속 쓰림을 치료하는 데 효과가 없었다는 의미는 아니다. 플라시보 반응은 강력한 것이다. 그리고 당시 사람들로서는 할 수 있는 방법이 이것밖에 없었다. 지금은 플라시보 약물보다 훨씬 좋은 약들이 있기 때문에 우리는 종종 플라시보 반응을 무시한다. 용케도 대체의학 치료사들은 플라시보 반응을 중요하게 여겨왔다. 그러나 우리가 알약이나 침술용 바늘, 전기 장치 없이 마술적인 사고에 호소하지 않고도 플라시보 반응을 배울 수 있었다면, 플라시보 반응은 제대로 가치를 인정받지 않았을까.

대체의학의 최대 지지자 가운데 한 사람은 오랫동안 《새터데이 리뷰》지의 편집장을 지낸 노먼 커즌스(Norman Cousins)였다. 오랫동안 관절통과 근육통에 시달리던 커즌스는 살겠다는 불굴의 의지를 갖고 막스 형제(Marx Brothers, 4형제로 이루어진 미국의 코미디언들 — 옮긴이)의 영화들을 보면서 많이 웃은 덕분에 치료되었다고 믿었다. (미국의 유머 작가 조시 빌링스는 이런 글을 썼다. "약에는 재미가 별로 없어요. 하지만 재미 속에는 엄청나게 많은 약이 있지요.") 아트 캐플런처럼 커즌스도 플라시보 알약 없이도 플라시보 반응을 끌어낼 수 있다고 판단했던 것이다. 그는 1970년대 후반, 전국적인 베스트셀러가 된 그의 저서 《웃음의 치유력》에서 자신의 경험에 대해 이렇게 썼다. "플라시보는 실체가 없는 것을 불편하게 여기는 세대, 모든 내적인 결과에는 반드시 외적인 원인이 있어야 한다는 생각을 선호하는 세대에 꼭 필요한 유형의 물체에 불과하다. 플라시보는 크기와 형체가 있고 손으로 쥘 수도 있기 때문에, 눈에 보이는 메커니즘과 눈에 보이는 해답을 찾는 현대인의 갈망을 만족시킨다. 그러나 우리가 따지고 파고들기 시작하면, 플라시보는 우리 자신에 대해 깊이 생각해야 할 의무를 덜어주지는 못한다는 말을 남긴 채 스르르 사라진다. 그러니까 플라시보는 살려는 의지와 신체 사이에 존재하는 밀사(密使) 같은 존재다. 그리고 이 밀사는 임무가 완료되면 조용히 자취를 감춘다."[34]

12장
대체의학이
엉터리 치료가 될 때

"그러므로 우리는 우리가 척하는 모습에 주의해야 한다."
-커트 보네거트, 《마더 나이트》 중에서

대체요법들이 매우 유용하긴 하지만, 뚜렷한 기준에 의해 플라시보 의료를 실행하는 사람과 엉터리 치료를 하는 사람이 구분된다. 그 기준은 아래 네 가지 경우에 해당하는지 여부이다.

첫 번째로 대체의학 치료사들은 유용한 종래의 치료법들을 이용하지 않도록 권장함으로써 기준을 넘긴다.

예를 들어, 신앙요법으로 암을 치료할 수 있다는 이삼 네메 박사의 주장을 지지한 메멧 오즈의 행위는 대단히 무책임한 것이었다. 기도로(항생제가 아니라) 세균성 뇌수막염을 치료할 수 있고, 기도로(인슐린이 아니라) 당뇨성 혼수를 치료할 수 있으며, 기도로(방사능 치료나 화학요법이 아니라) 암을 치료할 수 있다고 믿은 부모들 때문에 많은 아이들이 사망했다.[1]

앤드루 웨일은 효과적인 치료를 받지 못하도록 이따금 사람들을 선동하기도 했다. 웨일은 이런 글을 썼다. "AIDS에 대해 아무런 효과를 발휘하지 못하는 것만 봐도, 서양 의학이 바이러스 감염에 얼마나 무력한지 확실하게 알 수 있다. AIDS 바이러스에 감염된 사람들을 위해서는 중국의 한방 치료가 훨씬 가능성이 높은 것 같다."[2] 그러나 웨일의 충고는 유감스러운 결과를 초래했다. 항바이러스 약물이 AIDS 바이러스 복제를 감소하고, 혈류의 AIDS 바이러스 양을 줄이며, AIDS 환자의 수명을 연장시킨다는 사실이 밝혀졌다.[3] 반면, 한방 치료는 이런 내용들 가운데 어느 하나도 밝히지 못했다. 따라서 항바이러스 약물 대신 한방 치료를 선택한 환자들은 생명을 단축시키는 선택을 하고 있는 것이다.

천식 환자들도 피해를 보고 있다. 2011년 7월, 하버드 의대의 연구자들은 39명의 천식 환자에게 알부테롤(기관지 확장제), 플라시보 약물, 엉터리 침술을 제공하거나 아무것도 제공하지 않았다. 알부테롤은 플라시보 약물보다 호흡 통로를 훨씬 편안하게 확장시켰다. 심각한 천식에 기관지 확장제 대신 플라시보 약물을 권장하는 대체의학 치료사들은 환자들을 불필요한 위험에 빠뜨리고 있는 것이다.[4] 2006년에 심각한 천식을 앓고 있던 여섯 살 남자아이가 생명을 구할 수 있었을 기관지 확장제 대신 동종요법을 이용해 치료를 받았다.[5] 동종요법 치료사들은 그 밖에도 암, 말라리아, 콜레라, AIDS 같은 치료 가능한 질병에 대해 자신들의 약물을 권장하고 있다.

척추지압사들도 내과적 질환을 치료하려고 시도함으로써 환자를 부당한 위험에 빠뜨린다. 예를 들어, 마빈 필립스(Marvin Phillips)라는 한 척추지압사는 눈에 종양이 있는 어린 소녀 린다 에핑의 부모에게 린다가 수술을 할 필요가 없다고 설득했다. 린다의 경우는 비타민과 영양보충제, 완하제를 복용해 신체의 '화학적 균형'을 찾아주기만 하면 된다는 것이다. 그러나 3주도 안 되어 종양이 테니스 공만 해졌

고 수술을 하기에는 이미 너무 늦었다. 린다 에핑은 3개월 만에 사망했다.[6]

현대 의학을 멀리하도록 조장하는 인물로 메멧 오즈의 '슈퍼스타들' 가운데 또 한 사람, 조 머콜라(Joe Mercola)만큼 무책임한 사람도 없을 것이다. 시카고 외곽에서 접골사로 활동하는 머콜라는 저온살균(섭씨 56도에서 30분 동안 가열하는)이 우유의 영양가를 낮춘다고 주장하며 저온살균을 반대한다. 그러나 사실 저온살균은 우유의 중요한 영양소들을 파괴하지 않는다. 저온살균은 살모넬라균, 대장균, 캄필로박터균, 리스테리아균 같은, 심각하거나 간혹 치명적인 전염병을 일으킬 수 있는 세균들을 파괴한다. 미국에서는 매년 약 200명이 살균하지 않은 우유를 마시거나 저온살균하지 않은 치즈를 먹어 병에 걸린다.[7]

머콜라는 또 백신은 위험하니 피해야 한다고 믿었다. 2011년 4월, 그는 100만 달러를 들여 타임스퀘어에 있는 CBS 뉴스 대형 광고용 차량에 자기 웹사이트와 적의에 찬 예방접종 반대 단체의 웹사이트를 홍보하는 광고를 냈다.[8] 그는 HIV가 AIDS를 일으킨다는 사실도 믿지 않는다. 그는 이렇게 주장한다. "주변의 스테로이드제와 화학물질, AIDS 치료에 쓰이는 약물, 스트레스와 영양 부족이 아마도 진짜 원인일 것이다."[9]

이게 다가 아니다. 머콜라는 베이킹 소다와 커피 관장으로 암을 치료할 수 있다고 제안하는가 하면,[10] 유방 촬영술을 조심하라고 경고하면서 암과 염증, 신경학적 질환들, 혈관 기능 장애 등을 알아내기 위해 자신이 만든 특수 장치를 권한다(이것 때문에 FDA로부터 경고를 받기도 했다).[11] 머콜라는 〈닥터 오즈 쇼〉에서 "우리의 방식은 누구의 목숨도 앗아가지 않는다"라고 말했는데,[12] 백신으로 얼마든지 예방할 수 있는 질병에 걸리거나 저온살균 되지 않은 유제품을 섭취해 감염됨으로써, HIV가 AIDS의 원인임을 부인함으로써, 치료 효과가 있는 약물 대신 베이킹 소다와 커피 관장으로 암을 치료함으로써 사망할 수 있다는 사실을 제외하면, 그의 말이 맞을지도 모르겠다.

두 번째로 대체의학 치료사들은 충분한 경고도 하지 않은 채 잠재적으로 해로울 수 있는 치료들을 홍보함으로써 기준을 넘는다.

앤드루 웨일은 카바(*Piper methrysticum*)가 "근육을 이완하고 기분을 진정시키며 중독성이 없다"[13]라고 주장하는 반면, 심각하거나 간혹 치명적인 간 손상을 일으킬 수도 있다는 사실은 언급하지 않는다. FDA가 카바를 사용하지 못하도록 경고한 이유도 그래서다.[14] 사실 처방전 없이 쉽게 구입할 수 있는 많은 보충제에 부작용이 있을 수 있다는 걸 아는 소비자는 거의 없다.

척추교정지압 역시 위험이 없지 않다. 1980년대에 리처드 스트로버(J. Richard Strober)라는 한 척추지압사는 BNS(Bilateral Nasal Specific) 요법이라는 치료법을 만들었다. 스트로버는 두개골을 바르게 정렬하기 위해 콧구멍에 치료용 풍선을 넣었다. 1983년에 한 아기가 BNS 치료법을 이용하다가 질식사했다.[15] 뉴욕에서 활동하는 칼 페레리(Carl Ferreri)라는 척추지압사는 마치 바이스처럼 양손으로 두개골을 힘껏 죄어 두개골의 위치를 조정하는 치료법을 개발했는데, 1988년에 캘리포니아 주 델 노르테 카운티의 학교 관계자들은 간질, 다운증후군, 뇌성마비, 난독증, 기타 학습 장애가 있는 어린이들에게 그가 개발한 치료법을 이용하게 했다. 척추지압사들은 엄지손가락으로 입천장과 눈을 세게 누르기도 했다. 웬만한 치료법은 다 수행해본 한 척추지압사는 이런 치료들이 "신경계에서 정전기를 제거한다"라고 말했다. 어린이들은 벗어나려고 울고 소리 지르고 발버둥쳤지만 강제로 붙들려 있었다. 어떤 아이는 눈의 위치를 '바로잡는' 동안 발작을 일으키기도 했다.[16] 2010년, 잉글랜드 액세터 대학교의 대체의학 교수인 에드차르트 에른스트는 척추교정지압으로 인한 사망자 수가 26명에 달하며 거의 모두 추골동맥 파열이 원인이었다고 보고했다.[17]

세 번째로 대체의학 치료사들은 환자들의 은행 계좌에서 돈을 빼냄으로써 기준을 넘는다. 아마 이 경우를 가장 잘 입증한 사례는 빌리 베인브리지의 부모에게 안티네오플라스톤에 대해 헛된 희망을 품게 하고 뻔뻔하게도 그 대가로 20만 파운드를 청구한 스타니스와프 버진스키일 것이다.

그러나 대체의학으로 돈벌이를 한 걸 말하자면 메멧 오즈의 '슈퍼스타들'만큼 이득을 챙긴 이들도 드물 거다. 이들 모두가 대체의학 덕분에 한밑천 짭짤하게 챙겼으니까. 앤드루 웨일은 '웨일 박사의 선택'이라는 이름의 보충제 상표를 가지고 있다. 웨일의 웹사이트를 방문하면 은행나무 성분이 함유된 '기억력 강화' 음료를 56.10달러에, 글루코사민이 함유된 '관절 강화' 음료를 72달러에, 대량의 비타민이 함유된 '에너지 강화' 음료를 72.60달러에 구입할 수 있다. 2003년에 웨일은 Drugstore.com과 계약을 맺고 390만 달러의 이익을 챙겼다.[18]

디팩 초프라는 다른 형태의 사업 모델을 이용한다. 그는 '초프라 센터'라는 상표명으로 아유르베다식 보충제, 오일, 마사지, 허브를 홍보한다. 책, 비디오, 옷, 아로마테라피, 보석류, 선물용품, 음악도 판매한다. 고객들은 1천 달러에서 5천 달러의 강의료를 내면 '치유를 향한 여정', '자유롭게 사랑하고 다시 온전함을 느껴라', '내 안의 신성을 일깨우며' 같은 제목의 초프라 박사가 운영하는 강좌를 들을 수 있다. 베다(Veda)의 신들을 기쁘게 하기 위한 제례에 참석하길 원하는 고객들은 3천 달러에서 1만 2천 달러의 비용을 지불한다. 1년 동안 쓸 수 있는 노화방지 약물은 대략 1만 달러 정도다. 기업체의 CEO들이 회사 행사로 디팩 초프라의 강연을 원할 경우 2만 5천 달러의 비용이 든다. (미국의 종합석유업체, 애틀랜틱 리치필드 사는 10년 넘게 초프라를 초청해 강연을 하고 있다.) 초프라 센터는 연간 약 2천만 달러의 수익을 올린다.

초프라는 자신이 개발한 약물과 세미나에 많은 금액을 청구하는 만큼 돈 많은 고객들의 관심을 끌어야 한다. 이 점에서 그는 대가라고 할 수 있다. 초프라는 마이클 잭슨, 엘리자베스 테일러, 위노나 라이더, 데브라 윙거, 마돈나, 미하일 고르바초프, 마이클 밀켄, 힐러리 클린턴 같은 부유한 사업가, 유명 인사, 정치인을 대상으로 그들이 부자가 되는 것에 대해 죄책감을 느끼지 않고 내면세계를 찾도록 도와주고 있다.[19] 초프라는 그의 저서 《성공을 부르는 일곱 가지 영적 법칙》에서 "힘들이지 않고 쉽게 무한한 부를 창조하는 능력을 알려주며"[20] "사실상 돈은 생명력의 상징"[21]이라고 주장한다. 그는 《디팩 초프라의 골프 예찬》이라는 책도 썼다. 고대 인도의 치유법과 자본에 대한 끝없는 사랑이라는 초프라식의 독특한 결합은 쉽게 패러디되고 있다. 1998년, 크리스토퍼 버클리(Christopher Buckley), 존 티어니(John Tierney), 브라더 타이(Brother Ty)는 《하느님은 나의 브로커》를 펴냈다. 이 책에는 "신은 가난한 사람을 사랑하지만 그렇다고 당신이 2등석을 타고 다니길 원한다는 의미는 아니다", "신이 진실을 아는 한, 당신이 그 고객에게 뭐라고 지껄이든 상관없다", "돈은 신이 고마움을 표현하는 방법"이라는 등의 충고가 담겨 있다. 이 책에는 "마음 편히 부를 쌓기 위한 기도문"도 포함되어 있다.

조 머콜라는 대단한 판매사원이기도 하다. 《비즈니스 위크》는 머콜라의 공격적인 마케팅 실무 능력에 대해 다음과 같이 설명했다. "전일론 의학 치료사들은 환자들을 치료하는 데 깊이 전념하는 경향이 있어 유능한 사업가가 되기 어렵다는 견해는 거짓임이 밝혀졌다. 머콜라 자신은 '탐욕에서 비롯된 의료 분야의 모든 과장 광고'와 (전혀 관계가 없다고 주장)하지만, 사실 그는 가짜 약장사로 유명한 1800년대의 불행한 전통인 (…) 자신의 사업을 키우기 위해 전통적인 마케팅이며 인터넷 직거래며 할 것 없이 온갖 수단 방법을 가리지 않는 판매왕이다."[22]

머콜라가 판매하는 상품을 살펴보자.

- 유기농 산자나무 노화방지 세럼 1온스짜리 한 병, 22달러.
- '걱정 없는' 유기농 순면 탐폰 16개들이 1팩, 7.99달러. 당신이 지금까지 사용하던 탐폰은 "째깍거리는 시한폭탄이 될 수도 있어요."
- 머콜라 가정용 필수 태닝 베드, 2997달러("정말 믿을 수 없는 가격!"). "자외선이 피부암의 대표적인 원인이라는 점을 고려하면 놀라운 제품이 아닐 수 없죠."
- 녹차를 주성분으로 한 천연 자외선 차단 크림 8온스짜리 한 병, 15.97달러.
- 그 밖에 크릴새우 오일, 프로바이오틱스, 코엔자임 Q10, 종합비타민, 아스타잔틴(astaxanthin), 관절 보충제 '조인트 포뮬러', 단백질 분말, 항산화제 '퍼플 디펜스', 비타민 K, 클로렐라, 비타민 B_{12} 스프레이, 비타민 D 스프레이, 멜라토닌 수면유도제 스프레이, '시력 강화제', '면역 강화제', '전립선 및 방광 강화

제', 유기농 스킨케어, 목욕 용품, 유기농 바디 버터, 유기농 코코아 카사바 비누, 유청단백질 비누, 툴시 차, 도자기 취사도구, 샴푸와 컨디셔너, '심혈관 강화제', 아사이베리, 비오틴, CLA(공액리놀린산) 보충제, 소화효소, 양모 침구류, '치아 청결 도구', '그리너 세제', 정수기, '소프트 스프레이 비데', 애완동물 용품, 운동기구, 여름 필수용품, 태닝 기구, '차전자를 원료로 한 식이섬유 보충제', 허브 보충제, 차완프라시 허브 잼, '뉴 스타트', 순수 꿀, 로열 마차 녹차, 코코넛 오일, 비타민 E, 히말라야 소금 램프, 히말라야 요리용 소금과 목욕용 소금, 생선 오일, D-만노스, 주방용 칼 16세트, 전구, 공기 정화기, 주서기(그는 과일주스를 마시지 말라고 권장하지만), 과일채소용 세제, 머콜라 터보 오븐, 케피어 스타터, 채소 스타터, 휴대전화 전자파를 차단시키는 페라이트 비즈, 코코넛 분말, 수면 마스크, 해 뜨는 시간에 맞춘 알람시계, 마사지 도구, 그 외에 자신의 상표명을 붙인 별의별 제품들이 있다.[23]

머콜라의 제품들은 연간 약 700만 달러가 판매된다. 희한한 일은 주류 의료인들이 제기하는 비난과 FDA의 경고에 대한 의견을 물으면 그는 이렇게 대답한다는 것이다. "아, 그건 아주 단순한 문제입니다. 정부와 업계 간에 이처럼 거대한 결탁이 있다는 거 아니겠어요."[24] 이것은 이미 하나의 산업이 된 한 남자의 입에서 나온 말이다. 〈닥터 오즈 쇼〉에서 메멧 오즈가 머콜라에게 판매 전략에 대해 물었을 때 머콜라는 "우리는 천연제품만 판매합니다"라고 답했는데, 이 말은 입증되지도 않고 잠재적으로 위험하기까지 한 주장들을 바탕으로 얻은 엄청난 수익을 정당화하는 것이리라.[25]

애석하게도 주류 의료진들도 대체의학 열풍에 편승해 돈을 벌어들이고 있다. 많은 학문 단체들이 이제 대체의학, 통합 의학, 전일론적 의학 등의 분과를 마련하고 있으며, 의료 시장은 흡사 아라비아의 시장통을 닮아가고 있다. 아트 캐플런은 이렇게 말한다. "의학이 증거에 기초하지 않은 대체의학 제품들을 가까이할수록 결국엔 의학에 피해를 입힐 가능성이 높다. 많은 의사들이 환자가 왕이라는 잘못된 전제를 신봉한다. 의료를 식당에 빗대어 내가 가끔 하는 말이 있다. 의료는 식당이 아니고 환자는 고객이 아니며 의사는 웨이터가 아니라고. 물론 나는 의료도 일종의 산업이며 대체의학이 산업이라는 걸 알고 있다. 하지만 의학과 대체의학의 차이점 가운데 하나는 우리는 전문가적인 규범과 전문가적인 가치와 전문가적인 책임을 지녀야 한다는 것이다. 사람들에게 의료는 시장에 불과하고 환자는 고객일 뿐이며 환자를 만족시키기 위해 자율성이 보장되어야 한다고 계속해서 외친다면, 결국 고객의 요구 앞에 전문성이 무너지는 날이 오고 말 것이다. 우리는 환자가 유혹에 약하지 않다는 환상을 갖고 있다. 하지만 그렇지 않다. 우리를 도와줄 전문성으로 똘똘 뭉친 지지자가 없다면 좋은 환자가 되기 어렵다. 우리에게 바가지를 씌울 치료사들만 득실거릴 것이다."[26]

네 번째로 대체의학 치료사들은 마법 같은 사고방식을 홍보함으로써 기준을 넘는다. 그런데 애석하게도 이런 사고방식은 고개만 한 번 돌려도 아무 데서나 찾아볼 수 있다. 미국에서 가장 인기 있는 오락을 예로 들어보자.

많은 야구 선수들이 유니폼, 장갑, 긴 양말, 징이 박힌 운동화 외에 한 가지 더 착용하는 게 있다. 바로 티타늄 목걸이다. 교토에 본사를 둔 화이텐(Phiten) 사가 제조한 이 티타늄 목걸이는 "에너지를 오래 지속시키고 피로를 덜어주며 회복 시간을 단축시키고 근육을 빠르게 이완시켜준다"고 한다. 어떻게 그럴까? 시애틀 지사의 영업 담당자 스콧 맥도널드는 이렇게 설명한다. "모든 사람의 몸에는 전신을 흐르는 전류가 있습니다. 이 제품은 우리가 스트레스를 받거나 피로할 때 이 전류의 흐름을 안정시키는 작용을 합니다. 투수들은 통증이 덜하다는 걸 체험할 겁니다. 부상당한 선수들은 빨리 회복되어 시합에 나갈 수 있다는 걸 경험할 겁니다. 사람들은 의심하겠지만, 한번 착용해보면 믿게 됩니다." 전 필라델피아 필리스 팀의 외야수 엔디 차베즈는 "이걸 차고 있으면 좀 더 많은 에너지를 얻는 것 같아요"라고 말했다.[27]

전기는 전자의 흐름이다. 한 방향으로 흐르는 걸 직류라고 하고, 양방향으로 흐르는 걸 교류라고 한다. 전자는 흘러가면서 원자로 대체될 필요가 있다. 금, 은, 구리 같은 일부 금속들은 전자를 쉽게 포기한다(그래서 전도체로 아주 좋다). 반면에 티타늄 같은 금속들은 전자를 더 꽉 붙잡는다. 금속과 관계없이, 전기에 관해 한 가지 분명한 사실이 있다. **전자는 강제력 없이는**, 주로 화학 에너지(배터리)나 역학 에너지(발전기) 같은 형태가 아니면 **대체될 수 없다는 것이다.** 대부분의 금속들처럼 티타늄도 어느 정도까지는 전기를 전도할 수 있지만, 강제력 없이는 전기를 발생시킬 수 없다. 다시 말해 티타늄 목걸이는 이런 강제력 없이 자체적으로 작용하지 않으며, 따라서 나무나 마늘로 만든 목걸이를 착용하는 것과 다를 게 없다. 아마도 가장 놀라운 사실은 이런 운동선수들이 정기적으로 자기공명 단층촬영 장치, 즉 MRI 기계에 들어가 검사를 받는다는 거다. 이런 기계 안에 있는 자석은 지구의 자기장에서 발견되는 에너지보다 **6만 배나 많은 에너지**

를 발생시킨다. 그러므로 만일 티타늄 목걸이가 운동선수들이 주장하는 그런 정도의 에너지를 발생시킨다면, MRI에 한번 들어갔다간 머리가 죄다 박살이 나버릴 것이다.

티타늄 목걸이는 인터넷으로 약 40달러에 구입할 수 있다.

애석하게도 마법적인 생각은 해가 없지 않다. 치러야 할 대가가 있다. 캐플런은 이렇게 말한다. "내가 사람들 앞에서 검은 고양이 한 마리한테 손을 흔들었다는 이유로 검은 고양이들이 치료에 효과가 있다고들 말하고 다니지 않길 바란다."[28] 미국 탐구 센터(Center for Inquiry)에 글을 기고하는 로버트 슬랙(Robert Slack)도 같은 의견이다. "우리 모두가 두려워하는 의학적 지식의 격차는 에너지장이나 경락이나 점성술이 아니라, 이른바 과학이라고 하는 단 하나의 기준 아래에서 의미 있는 지식을 추구함으로써 채워지는 것 같다. 우리가 나갈 길은 결단력을 갖고 신중하게 과학적 진리를 추구하는 것이다. 가장 낭만적인 오류들 일부를 남겨두는 한이 있더라도."[29] 《은하수를 여행하는 히치하이커를 위한 안내서》의 저자, 더글러스 애덤스(Douglas Adams)는 이런 글을 썼다. "그 밑에 요정들이 있다고 믿지 않더라도, 정원이 아름답다는 걸 아는 것으로 충분하지 않겠어?"

과학에 대한 무지, 더 나아가 과학에 대한 부정을 조장한다면 환자들은 질병에 대해 왜곡된 인식을 갖게 되어 마침내 최악의 돌팔이 의사들에게 쉽사리 걸려들고 말 것이다.

알베르트 슈바이처와 주술사 : 우화

알베르트 슈바이처는 음악가이며 철학자이고 신학자이며 의사였다. 1912년, 그는 자신의 재산으로 아프리카 람바레네(Lambarene, 지금의 가봉)에 병원을 세웠다. 9개월 내에 2천 명이 넘는 원주민들이 그에게 진료를 받으러 왔다. 슈바이처는 말라리아에 걸린 사람에게는 키니네를, 심장질환이 있는 사람에게는 디지털리스를, 매독에 걸린 사람에게는 살바르산(최초의 항생제)을 주었다. 탈장 부위의 장이 꼬이는 교액성 탈장이나 복부 종양이 있는 환자가 찾아오면, 슈바이처는 클로로포름으로 마취를 하고 모르핀으로 통증을 치료했다. 이렇게 알베르트 슈바이처는 아프리카의 작은 마을에 현대 의학을 전해주었다.

《웃음의 치유력》의 저자 노먼 커즌스는 노년에 같은 노년인 알베르트 슈바이처를 만났다. 커즌는 당시를 회상하며 이렇게 썼다. "람바레네에 있는 슈바이처의 병원 식탁에서 나는 이 지역 사람들은 주술사의 초자연적인 현상에 의지할 필요 없겠군요, 슈바이처 선생의 병원에 올 수 있어서 정말 다행이겠습니다, 라고 조심스럽게 말을 꺼냈다. 슈바이처 박사는 나에게 주술사에 대해 얼마나 아느냐고 물었다. 나는 내 무지에 스스로 걸려버렸다. 다음 날, 이 위대한 의사는 나를 근처 밀림의 빈터에 데리고 가 나이 지긋한 한 주술사에게 소개했다."

커즌스는 계속해서 이렇게 썼다. "이후 두 시간 동안 우리는 한쪽에 떨어져 서서 주술사의 행동을 지켜보았다. 주술사는 어떤 환자들에게는 갈색 종이봉지에 허브를 담아 사용법을 알려주었다. 다른 환자들에게는 허브를 주지 않는 대신 사방이 울려 퍼지도록 주문을 외웠다. 세 번째 부류의 환자들에게는 낮은 목소리로 몇 마디 이야기를 나누더니 슈바이처 박사를 가리켰다." 돌아오는 길에 슈바이처는 그들이 본 광경을 설명해주었다. 첫 번째 부류의 환자들은 스스로 해결할 수 있는 가벼운 질병이거나 현대 의학으로도 거의 해결할 수 없는 질병을 앓는 사람들이었다. 두 번째 부류의 환자들은 '아프리카식 심리요법'으로 치료할 수 있는 심리적 질환을 앓는 사람들이었다. 세 번째 부류의 환자들은 심각한 탈장이나 자궁 외 임신, 어깨 탈골, 종양 등을 앓는 사람들이었다. 이런 질병은 주술사가 치료할 수 없는 것이어서 그는 환자들을 슈바이처 박사에게 안내했던 것이다.

슈바이처는 주술사의 가치에 대해 설명했다. "주술사가 치료에 성공하는 이유는 우리가 성공하는 이유와 같습니다. 환자들은 각자 마음속에 자기만의 의사를 갖고 있어요. 그 사실을 모를 때 우리한테 찾아오는 겁니다. 우리가 최고의 실력을 발휘할 때란 각각의 환자 안에 살고 있는 의사에게 일할 기회를 줄 때지요."[1]

가봉에서는 알베르트 슈바이처의 현대 의학과 주술사의 고대 의술이 각각 자신의 역할을 담당하고 있었다. 슈바이처는 치료할 수 있는 질병에 대해 구체적인 치료법을 제공했고, 주술사는 더 이상 어떠한 약도 필요하지 않거나 도움이 되지 않을 때 플라시보 효과를 제공했다. 둘 다 서로의 가치를 인정한 것이다. 오늘날의 주류 의사와 대체의학 치료사들도 마찬가지다. 둘 다 자기만의 고유한 영역이 있다. 주류 의사들이 플라시보 반응을 하찮은 것으로 치부할 때 혹은 대체의학 치료사들이 생명을 구할 의학 대신 플라시보 치료를 제공하거나, 자신들의 치료법에 터무니없는 가격을 청구하거나, 사실은 그렇지 않은데도 자신의 치료법들이 해롭지 않다고 홍보하거나, 결코 그래서는 안 되는 시대에 마법적인 사고방식을 부추기고 과학을 경시하는 분위기를 조장할 때 문제가 생긴다.

소비자로서 우리에게도 분명히 책임이 있다. 우리는 건강에 대해 뭔가 결정을 내릴 때 결코 그릇된 방식에 영향을 받아서는 안 된다. 특히나 주류 의학에 싫증이 났다는 이유로 대체의학에 무임승차권을 준다든지, **천연, 유기농, 항산화** 같은 마케팅 용어에 현혹되어 제품을 구입한다든지, 유명인을 지나치게 신뢰한다든지, 우리 자신과 자녀를 구하기 위해서라면 무엇이든 하겠다는 절박한 심정으로 성급하고 무지한 결정을 내린다든지, 카리스마를 이용해 자신의 치료법이 엉터리라는 사실을 알아보지 못하게 하려는 치료사들의 먹이가 되어서는 안 된다. 그러는 대신 과학적인 연구들을 통해 입증된 내용에 초점을 맞추어야 한다. 그리고 아직 과학적인 연구가 이루어지지 않은 분야에 대해서는 연구를 실행하도록 촉구해야 한다. 그렇지 않다간 상상 속에서나 가능할 법한 주장을 하는 치료법들에 속고 또 속게 될 것이다.

건강에 관한 결정은 엄청난 책임이 뒤따르는 일이다. 그러므로 어떤 결정을 내릴 땐 심사숙고할 필요가 있다. 그렇지 않으면 우리는 '해를 입혀서는 안 된다'는 의학의 가장 기본적인 원칙을 어기게 될 것이다.

주

프롤로그. 대체의학 살펴보기

1 M. Conley, "Vitamins and Vitamin Supplements: Use Increases in America," ABC News, April 13, 2011; A. Abdel-Rahman, N. Anyangwe, L. Carlacci, et al., "The Safety and Regulation of Natural Products Used as Foods and Food Ingredients," *Toxicological Sciences* 123 (2011): 333-48.

2 S. Ananth, "2010 Complementary and Alternative Medicine Survey of Hospitals," Samueli Institute, Alexandria, Va.

3 "Pfizer Acquires Alacer Corp., a Leading Vitamin Supplement Company," press release, Business Wire, February 27, 2012.

서론. 조이 호프바우어 구하기

1 L. J. Lefkowitz, Attorney General, State of New York, by D. K. McGivney, Esq., Appendix on Appeal, *In the Matter of Joseph Hofbauer*, State of New York Supreme Court, Appellate Division, Third Judicial Department, index no. N-46-1164-77, May 17, 1978.

2 E. C. Easson and M. H. Russell, "Cure of Hodgkin's Disease," *British Medical Journal* 1 (1963): 1704-7; V. T. Devita, A. R. Secpick, and P. P. Carbone, "Combination Chemotherapy in the Treatment of Advanced Hodgkin's Disease," *Annals of Internal Medicine* 73 (1970): 881-95; P. P. Carbone, H. S. Kaplan, K. Musshoff, et al., "Report of the Committee on Hodgkin's Disease Staging Classification," *Cancer Research* 31 (1971): 1860-61; S. A. Rosenberg, "Development of the Concept of Hodgkin's Disease as a Curable Illness: The

American Experience," in P. M. Mauch, J. O. Armitage, V. Diehl, R. T. Hoppe, and L. M. Weiss, eds., *Hodgkin's Disease* (Philadelphia: Lippincott Williams & Wilkins, 1999): 47-57; J. O. Armitage, "Current Concepts: Early Stage Hodgkin's Lymphoma," *New England Journal of Medicine* 363 (2010): 653-62.

3 Lefkowitz, "Hofbauer," A49-A74; 411 N.Y.S.2d 416; 47 N.Y.2d 648.

4 Lefkowitz, "Hofbauer," A1546-A1547.

5 411 N.Y.S.2d 416.

6 Lefkowitz, "Hofbauer," A1180-A1181.

7 Ibid., A1031.

8 Ibid., A1043.

9 Ibid., A1028.

10 Ibid., A1271-A1273.

11 411 N.Y.S.2d 416; 393 N.E.2d 1009.

12 J. W. Eisele and D. T. Reay, "Deaths Related to Coffee Enemas," *Journal of the American Medical Association* 244 (1980): 1608-9.

13 V. Herbert, "Laetrile: The Cult of Cyanide: Promoting Poison for Profit," *The American Journal of Clinical Nutrition* 32 (1979): 1149-51; Lefkowitz, Hofbauer, A164.

14 Public Health Law, State of New York, Article 24-A, effective September 1, 1975: Protection of Human Subjects, Sections 2440-46.

15 Ibid., A149.

16 Ibid., A811-A872.

17 Ibid., A782-A900.

18 Herbert, "Laetrile," 1149-51.

19 Lefkowitz, "Hofbauer," A925-A972.

20 Herbert, "Laetrile," 1149-51; L. J. Lefkowitz, Attorney General, State of New York, by D. K. McGivney, Esq., Appendix on Appeal, *In the Matter of Joseph Hofbauer*, State of New York Supreme Court, Appellate Division, Third Judicial Department, index no. N-46-1164-77, May 17, 1978.

21 411 N.Y.S.2d 416; 393 N.E.2d 1009.

22 J. H. Young, *American Health Quackery* (Princeton, N.J.: Princeton University Press, 1992), 218-28; Robert Johnston, *The Politics of Healing: Histories of Alternative Medicine in Twentieth-Century North America* (New York: Routledge, 2004), 237.

23 I. J. Lerner, "Laetrile: A Lesson in Cancer Quackery," *CA: Cancer Journal for Clinicians* 31 (1981): 91-95.

24 V. Herbert, "Laetrile," *New England Journal of Medicine* 307 (1982): 119.

25 B. Lerner, *When Illness Goes Public: Celebrity Patients and How We Look at*

Medicine (Baltimore: Johns Hopkins University Press, 2006), 141.

26 Ibid., 143.

27 S. Watson and K. MacKay, "McQueen's Holistic Medicine Man: Claims He Cured His Own Cancer with His Holistic Treatments," *People*, October 20, 1980.

28 Lerner, When Illness Goes Public, 147; "McQueen Treatment: Laetrile, Megavitamins, Animal Cells," Associated Press, October 10, 1980; C. Sandford, *McQueen: The Biography* (New York: Taylor Trade Publishing, 2001), 427.

29 Sandford, *McQueen*.

30 Ibid., 435.

31 411 N.Y.S.2d 416.

32 F. J. Ingelfinger, "Laetrilomania," *New England Journal of Medicine* 296 (1977): 1167-68.

33 "FDA OK's Testing Laetrile on Humans," *Boston Globe*, January 4, 1980; "U. S. Test of Laetrile on Humans Backed," *New York Times*, January 4, 1980.

34 Young, *American Health Quackery*, 220; J. H. Young, *The Medical Messiahs: A Social History of Health Quackery in Twentieth-Century America* (Princeton, N.J.: Princeton University Press, 1967), 454-57; Herbert, "Laetrile," 1137; Anonymous: "Lopsided 161-58 Vote Defeats Legalizing Laetrile," *Boston Herald American*, May 19, 1978.

35 393 N.E.2d 1009.

36 W. Waggoner, "Boy, 10, in Laetrile Case Dies," *New York Times*, July 18, 1980.

37 Sandford, *McQueen*, 438.

38 Ibid., 442-43.

39 C. G. Moertel, T. R. Fleming, J. Rubin, et al., "A Clinical Trial of Amygdalin (Laetrile) in the Treatment of Human Cancer," *New England Journal of Medicine* 306 (1982): 201-06.

40 Young, *American Health Quackery*, 226.

41 Lefkowitz, "Hofbauer," A0.17.

42 Ibid., A184.

43 Schachter Center for Complementary and Alternative Medicine, Two Executive Boulevard, Suite 202, Suffern, NY, obtained October 2009.

1장. 과거의 재발견

1 W. Kosova, "Live Your Best Life Ever!" *Newsweek*, May 30, 2009; D. Gorski, "The Oprah-fication of Medicine," *Science-Based Medicine* blog, www.sciencebased-medicine.org/?p= 497.

2 H. Dreher, "Medicine Goes Mental," New York, May 11, 1998, http://nymag.com/

nymetro/health/features/2664/#ixzz0fds1lbrm.

3 R. Shapiro, *Suckers: How Alternative Medicine Makes Fools of Us All* (London: Harvill Secker, 2008), 10-11; C. Wanjek, *Bad Medicine: Misconceptions and Misuses Revealed, from Distance Healing to Vitamin O* (Hoboken, N.J.: John Wiley & Sons, 2003), 7-10; Bob McCoy, *Quack! Tales of Medical Fraud from the Museum of Questionable Medical Devices* (Santa Monica, Calif.: Santa Monica Press, 2000), 25-27; S. Singh and E. Ernst, *Trick or Treatment: The Undeniable Facts About Alternative Medicine* (New York: W. W. Norton, 2008), 7-14; D. Morens, "Death of a President," *New England Journal of Medicine* 341 (1999): 1845-49.

4 J. H. Young, *The Toadstool Millionaires: A Social History of Patent Medicines in America Before Federal Regulation* (Princeton, N.J.: Princeton University Press, 1972), 4.

5 Singh and Ernst, *Trick or Treatment*, 14-24.

6 R. Tallis, *Hippocratic Oaths: Medicine and Its Discontents* (London: Atlantic Books, 2005), 22; National Center for Health Statistics, *Health, United States, 2010: With Special Feature on Death and Dying* (Hyattsville, Md.: CDC, National Center for Health Statistics, 2011); available at www.cdc.gov/nchs.

7 "Is This Man a Faith Healer?" *The Dr. Oz Show,* www.doctoroz.com/videos/man-faith-healer-pt-1.

8 P. Miles, Reiki: *A Comprehensive Guide* (New York: Penguin, 2006), 32.

9 L. Rosa, E. Rosa, L. Sarner, and S. Barrett, "A Closer Look at Therapeutic Touch," *Journal of the American Medical Association* 279 (1998): 1005-10; G. Kolata, "A Child's Paper Poses a Medical Challenge," *New York Times,* April 1, 1998; M. D. Lemonick, "Emily's Little Experiment," *Time,* April 13, 1998; D. Krieger, *Accepting Your Power to Heal* (Rochester, Vt.: Bear & Company Publishing, 1993); Emily Rosa, Linda Rosa, and Larry Sarner, interviewed by the author, September 23, 2011.

10 "Are Psychics the New Therapists?" *The Dr. Oz Show,* www.doctoroz.com/videos/are-psychics-new-therapists-pt-1.

11 Orac, "When Faith Healing Isn't Woo Enough for Dr. Oz," *ScienceBlogs,* http://scienceblogs.com/insolence/2011/03/when_faith_healing_isnt_enough_woo_for_d.php.

12 "Are Psychics the New Therapists?" *The Dr. Oz Show.*

13 D. Hurley, *Natural Causes: Death, Lies, and Politics in America's Vitamin and Herbal Supplement Industry* (New York: Broadway Books, 2006), 236-40; M. Specter, *Denialism: How Irrational Thinking Hinders Scientific Progress, Harms the Planet, and Threatens Our Lives* (New York: Penguin Press, 2009), 149-51.

14 S. Barrett and W. T. Jarvis, eds., *The Health Robbers: A Close Look at Quackery in America* (Buffalo: Prometheus Books, 1993), 243-45; Singh and Ernst, *Trick or*

Treatment, 256.

15 L. Silver, *Challenging Nature: The Clash Between Biotechnology and Spirituality* (New York: Ecco, 2006), 250-53.

16 Singh and Ernst, *Trick or Treatment*, 156-66.

17 Ibid., 166-67.

18 "Dr. Andrew Weil: The Future of Medicine," *The Dr. Oz Show*, www.doctoroz.com/videos/dr-andrew-weil- future-medicine-pt-1.

19 "Controversial Medicine: Alternative Health," *The Dr. Oz Show*, www.doctoroz.com/videos/alternative-medicine-controversy-pt-1.

20 Ibid.

21 *2012*, directed by Roland Emmerich (2009; Culver City, Calif.: Sony Pictures Digital, 2010).

22 Tallis, *Hippocratic Oaths*, 29.

23 J. Diamond, *Snake Oil and Other Preoccupations* (London: Vintage, 2001), 27.

24 R. Slack, "Acupuncture: A Science-Based Assessment," position paper, Center for Inquiry, 2010.

25 Diamond, *Snake Oil*, 26-27.

26 R. Park, *Superstition: Belief in the Age of Science* (Princeton, N.J.: Princeton University Press, 2008), 5.

27 "Controversial Medicine: Alternative Health," *The Dr. Oz Show*, www.doctoroz.com/videos/alternative-medicine-controversy-pt-1.

2장. 비타민 열풍

1 C. Gann, "Should You Take a Multivitamin?" ABC News, October 12, 2011.

2 T. Goertzel and B. Goertzel, *Linus Pauling: A Life in Science and Politics* (New York: Basic Books, 1995), 1, 35; D. Newton, *Linus Pauling: Scientist and Advocate* (New York: Facts on File, 1994), 20, 35; T. Hager, *Force of Nature: The Life of Linus Pauling* (New York: Simon & Schuster, 1995), 50; C. Mead and T. Hager, *Linus Pauling: Scientist and Peacemaker* (Corvallis: Oregon State University Press, 2001), 79.

3 Goertzel and Goertzel, *Linus Pauling*, 77; Newton, *Linus Pauling*, 30-38; Hager, *Force of Nature*, 52-60, 157-62; B. Marinacci, ed., *Linus Pauling in His Own Words: Selections from His Writings, Speeches, and Interviews* (New York: Simon & Schuster, 1995), 79-88.

4 Hager, *Force of Nature*, 332-34; Hager, Linus Pauling, 87-89; Newton, *Linus Pauling*, 69; Goertzel and Goertzel, *Linus Pauling*, 90.

5 Goertzel and Goertzel, *Linus Pauling*, 91-94; Mead and Hager, *Linus Pauling*, 14.

6 Hager, *Force of Nature*, 540-46; Mead and Hager, *Linus Pauling*, 169-76; Hager,

Linus Pauling, 119-20; M. F. Perutz, "Linus Pauling: 1901-1994," *Structural Biology* 1 (1994): 667-71.

7 Mead and Hager, Linus Pauling, 13-17; Serafini, *Linus Pauling*, 186-90; Newton, *Linus Pauling*, 59-83; Goertzel and Goertzel, *Linus Pauling*, 143-47; Marinacci, *Linus Pauling*, 184.

8 Serafini, *Linus Pauling*, xxii; Mead and Hager, *Linus Pauling*, 16, 18; Newton, *Linus Pauling*, 69, 109; Goertzel and Goertzel, *Linus Pauling*, 111.

9 Goertzel and Goertzel, *Linus Pauling*, xvi.

10 Marinacci, *Linus Pauling*, 246.

11 Barrett and Jarvis, *Health Robbers*, 386.

12 Marinacci, *Linus Pauling*, 246.

13 L. Pauling, *Vitamin C and the Common Cold* (San Francisco: W. H. Freeman and Company, 1970), 6.

14 Hager, *Linus Pauling*, 126; Hager, *Force of Nature*, 583.

15 Goertzel and Goertzel, *Linus Pauling*, 203.

16 Hager, *Force of Nature*, 582.

17 S. Barrett, *Health Schemes, Scams, and Frauds* (Mount Vernon, N.Y.: Consumer Reports Books, 1990), 57.

18 Hurley, *Natural Causes*, 172.

19 S. Barrett, W. London, R. Bartz, and M. Kroger, eds., *Consumer Health: A Guide to Intelligent Decisions* (New York: McGraw-Hill, 2007), 246.

20 Hager, *Linus Pauling*, 126; Goertzel and Goertzel, *Linus Pauling*, 203; Hurley, *Natural Causes*, 165-66; Hager, *Force of Nature*, 578.

21 Goertzel and Goertzel, *Linus Pauling*, 201.

22 Hager, *Force of Nature*, 583-86; Newton, *Linus Pauling*, 105-6.

23 Hager, *Force of Nature*, 585-86.

24 Barrett and Jarvis, *Health Robbers*, 386.

25 Newton, *Linus Pauling*, 106.

26 Pauling, *Live Longer*, 243.

27 John Maris, interviewed by the author, September 28, 2011.

28 E. T. Creagan, C. G. Moertel, J. R. O' Fallon, et al., "Failure of High-Dose Vitamin C (Ascorbic Acid) Therapy to Benefit Patients with Advanced Cancer: A Controlled Trial," *New England Journal of Medicine* 301 (1979): 687-90.

29 Goertzel and Goertzel, *Linus Pauling*, 215.

30 C. G. Moertel, T. R. Fleming, E. T. Creagon, et al., "High-Dose Vitamin C Versus Placebo in the Treatment of Patients with Advanced Cancer Who Have Had No Prior Chemotherapy: A Randomized Double-Blind Comparison," *New England Journal of Medicine* 312 (1985): 137-41.

31 Goertzel and Goertzel, *Linus Pauling*, 216-17.

32 Ibid.

33 Ibid.

34 G. van Poppel and H. van den Berg, "Vitamins and Cancer," *Cancer Letters* 114 (1997): 195-202; S. J. Padayatty, A. Katz, Y. Wang, et al., "Vitamin C as an Antioxidant: Evaluation of Its Role in Disease Prevention," *Journal of the American College of Nutrition* 22 (2003): 18-35.

35 Barrett et al., *Consumer Health*, 246.

36 Goertzel and Goertzel, *Linus Pauling*, 204; I. Stone, *The Healing Factor: Vitamin C Against Disease* (New York: Grosset & Dunlap, 1972), ix-x.

37 Young, *American Health Quackery*, 260.

38 A. Toufexis, J. M. Horowitz, E. Lafferty, and D. Thompson, "The New Scoop on Vitamins," *Time*, April 6, 1992.

39 Barrett, *Vitamin Pushers*, 369-70.

40 Ibid., 370.

41 Alpha-Tocopherol, Beta-Carotene Cancer Prevention Study Group, "The Effect of Vitamin E and Beta-Carotene on the Incidence of Lung Cancer and Other Cancers in Male Smokers," *New England Journal of Medicine* 330 (1994): 1029-35.

42 G. E. Goodman, M. D. Thornquist, J. Balmes, et al., "The Beta-Carotene and Retinol Efficacy Trial," *Journal of the National Cancer Institute* 96 (2004): 1743-50.

43 G. Bjelakovic, D. Nikolova, R. G. Simonetti, et al., "Antioxidant Supplements for Prevention of Gastrointestinal Cancers: A Systematic Review and Meta-Analysis," *Lancet* 364 (2005): 37-46 (italics mine).

44 E. R. Miller III, R. Pastor-Barriuso, D. Dalal, et al., "Meta-Analysis: High-Dosage Vitamin E Supplementation May Increase All-Cause Mortality," *Annals of Internal Medicine* 142 (2005): 37-46.

45 G. Kolata, "Large Doses of Vitamin E May Be Harmful," *New York Times*, November 11, 2004.

46 E. Lonn, J. Bosch, S. Yusuf, et al., "Effects of Long-Term Vitamin E Supplementation on Cardiovascular Events and Cancer," *Journal of the American Medical Association* 293 (2005): 1338-47.

47 K. A. Lawson, M. E. Wright, A. Subar, et al., "Multivitamin Use and Risk of Prostate Cancer in the National Institutes of Health-AARP Diet and Health Study," *Journal of the National Cancer Institute* 99 (2007) 754-64.

48 G. Bjelakovic, D. Nikolova, L. L. Gluud, et al., "Antioxidant Supplements for Prevention of Mortality in Healthy Participants and Patients with Various Diseases," Cochrane Database of Systematic Reviews 3 (2012): 2. Art. no. CD007176, DOI: 10.1002/14651858.CD007176.pub2.

49 J. Mursu, K. Robien, L. J. Harnack, et al., "Dietary Supplements and Mortality Rate in Older Women: The Iowa Women's Health Study," *Archives of Internal Medicine* 171 (2011): 1625-33; E. Brown, "Dietary Supplements Risk for Older Women, Study Finds," *Los Angeles Times*, October 10, 2011; J. C. Dooren, "Supplements Offer Risks, Little Benefit, Study Says," *Wall Street Journal*, October 11, 2011.

50 E. A. Klein, I. M. Thompson Jr., C. M. Tangen, et al., "Vitamin E and the Risk of Prostate Cancer: The Selenium and Vitamin E Cancer Prevention Trial (SELECT)," *Journal of the American Medical Association* 306 (2011): 1549-56; S. S. Wang, "Is This the End of Popping Vitamins?" *Wall Street Journal*, October 25, 2011.

51 S. S. Wang, "Is This the End of Popping Vitamins?" *Wall Street Journal*, October 25, 2011.

52 B. Halliwell, "The Antioxidant Paradox," *Lancet* 355 (2000): 1179-80.

53 Serafini, *Linus Pauling*, 263.

3장. 건강기능식품 업계의 무임승차

1 A. Anderson, *Snake Oil, Hustlers and Hambones: The American Medicine Show* (Jefferson, N.C.: McFarland & Company, 2000), 1.

2 Hurley, *Natural Causes*, 30-31.

3 Ibid.

4 Young, *Toadstool Millionaires*, 226-44.

5 Young, *Toadstool*, 205-25.

6 J. Schwarcz, *Science, Sense and Nonsense: 61 Nourishing, Healthy, Bunk-Free Commentaries on the Chemistry That Affects Us All* (Scarborough, Ontario: Doubleday Canada, 2009), 193.

7 Ibid., 226.

8 Ibid.

9 U. Sinclair, *The Jungle* (New York: Bantam Books, 1906).

10 Young, *Toadstool*, 226-44.

11 E. M. K. Geiling, and P. R. Cannon, "Pathologic Effects of Elixir of Sulfanilamide (Diethylene Glycol) Poisoning," *Journal of the American Medical Association* 111 (1938): 919-26; P. N. Leech, "Elixir of Sulfanilamide-Massengill," *Journal of the American Medical Association* 109 (1937): 1531-39; R. Steinbrook, "Testing Medications in Children," *New England Journal of Medicine* 347 (20 02): 1462-70; P. M. Wax, "Elixirs, Diluents, and the Passage of the 1938 Federal Food, Drug, and Cosmetic Act," *Annals of Internal Medicine* 122 (1995): 456-61; "Fatal Elixir Seized as Adulterated," *New York Times*, October 30, 1937; " 'Death Drug' Hunt

Covered 15 States," *New York Times*, November 26, 1937.

12 Barrett et al., *Consumer Health*, 535-37; Anderson, *Snake Oil*, 158-59; Hurley, *Natural Causes*, 35; Barrett and Herbert, *Vitamin Pushers*, 74; Young, *Health Quackery*, 269; V. Herbert, and S. Barrett, *Vitamins and "Health" Foods: The Great American Hustle* (Philadelphia: George F. Stickley Company, 1981), 149.

13 Barrett et al., *Consumer Health*, 535-37; Singh and Ernst, *Trick or Treatment*, 273.

14 Barrett et al., *Consumer Health*, 535-37; Hurley, *Natural Causes*, 36.

15 Ibid., 47-53.

16 Barrett and Jarvis, *Health Robbers*, 398-408; E. Juhne, *Quacks and Crusaders: The Fabulous Careers of John Brinkley, Norman Baker, & Harry Hoxsey* (Lawrence: University Press of Kansas, 2002), 150.

17 Hurley, *Natural Causes*, 47-53.

18 P. B. Hutt, "U. S. Government Regulation of Food with Claims for Special Physiological Value," in M. K. Schmidt and T. P. Lapuza, *Essentials of Functional Foods* (New York: Springer, 2000).

19 Hurley, *Natural Causes*, 53.

20 Ibid., 92.

21 Ibid., 78.

22 Peter Barton Hutt, interviewed by the author, October 10, 2011.

23 Hurley, *Natural Causes*, 72-103.

24 Ibid., 75-77.

25 Ibid., 72-103.

26 "The 1993 Snake Oil Protection Act," *New York Times*, October 5, 1993.

27 C. Bombardier, L. Laine, A. Reicin, et al., "Comparison of Upper Gastrointestinal Toxicity of Rofecoxib and Naproxen in Patients with Rheumatoid Arthritis," *New England Journal of Medicine* 343 (2000): 1520-28.

28 R. S. Bresalier, R. S. Sandler, H. Quan, et al., "Cardiovascular Events Associated with Rofecoxib in a Colorectal Adenoma Chemoprevention Trial," *New England Journal of Medicine* 352 (2005): 1092-1102.

29 J. Kelly, "Vioxx Hearing Raises Questions About What Merck Knew and When," Medscape, www.medscape.com/viewarticle/538025.

30 Food Protection Committee, Food and Nutrition Board, National Academy of Sciences, National Research Council. *Toxicants Occurring Naturally in Foods.* Washington, D. C.: National Academy of Sciences Press, 1966.

90 Singh and Ernst, *Trick or Treatment*, 222.

31 A. J. Tomassoni and K. Simone, "Herbal Medicines for Children: An Illusion of Safety?" *Current Opinion in Pediatrics* 13 (2001): 162-69; A. D. Wolff, "Herbal Remedies and Children: Do They Work? Are They Harmful?" *Pediatrics* 112

(2003): 240-46; Choonara, "Safety of Herbal Medicines in Children," *Archives of Diseases of Children* 88 (2003): 1032-33; Hurley, *Natural Causes*, 142-43; A. Abdel-Rahman, N. Anyangwe, L. Carlacci, et al., "The Safety and Regulation of Natural Products Used as Foods and Food Ingredients," *Toxicological Sciences* 123 (2011): 333-48.

32 T. Tsouderos, "Dietary Supplements: Manufacturing Troubles Widespread, FDA Inspections Show," *Chicago Tribune*, June 30, 2012.

91 A. J. Tomassoni and K. Simone, "Herbal Medicines for Children: An Illusion of Safety?" *Current Opinion in Pediatrics* 13 (2001): 162-69.

92 G. Lundberg, "The Wild World of American 'Supplements,'" *MedPage Today*, March 5, 2012.

33 R. B. Saper, S. N. Kales, J. Paquin, et al., "Heavy Metal Content of Ayurvedic Herbal Medicine Products," *Journal of the American Medical Association* 292 (2005): 2868-73.

34 Ibid.; J. Kew, C. Morris, A. Aihie, et al., "Arsenic and Mercury Intoxication Due to Indian Ethnic Remedies," *British Medical Journal* 306 (1993): 506-507; C. Moore and R. Adler, "Herbal Vitamins: Lead Toxicity and Developmental Delay," *Pediatrics* 106 (2000): 600-602; Centers for Disease Control and Prevention, "Lead Poisoning Associated with Ayurvedic Medications-Five States, 2000-2003," *Morbidity and Mortality Weekly Report* 53 (2004): 582-84.

35 T. Tsouderos, "Dietary Supplements."

36 Hurley, Natural Causes, 164; D. M. Marcus and A. P. Grollman, "The Consequences of Ineffective Regulation of Dietary Supplements," *Archives of Internal Medicine* 172 (2012): 1035-36.

37 Ibid., 19.

38 T. Tsouderos, "Dietary Supplements."

39 D. Marcus, "Consumer Reports and Alternative Therapies," *Science-Based Medicine* blog, http://sciencebasedmedicine.org/index.php/consumer-reports-and-alternative-therapies.

4장. 5만 1천 개의 건강기능식품

1 "The Alternative Health Controversy," *The Dr. Oz Show*, www.doctoroz.com/videos/alternative-health-controversy-pt-1.

2 T. Vesikari, D. O. Matson, P. Dennehy, et al., "Safety and Efficacy of a Pentavalent Human-Bovine (WC3) Reassortant Rotavirus Vaccine," *New England Journal of Medicine* 354 (2006): 23-33; G. M. Ruiz-Palacios, I. Perez-Schael, F. R. Velázquez, et al., "Safety and Efficacy of an Attenuated Vaccine Against Severe Rotavirus

Gastroenteritis," *New England Journal of Medicine* 354 (2006): 11-21.

3 T. Tsouderos, "Bad Science, Suspect Medicine," *Chicago Tribune*, December 11, 2011; E. V. Mielczarek and B. D. Engler, "Measuring Mythology: Startling Concepts in NCCAM Grants," *Skeptical Inquirer* 36 (2012): 35-43.

4 Singh and Ernst, *Trick or Treatment*, 87 (italics mine).

5 Steven Novella, "A Skeptic in Oz," *Neurologica* blog, http://theness.com/neuro-logicablog/index.php/a-skeptics-in-oz.

6 S. T. DeKosky, J. D. Williamson, A. L. Fitzpatrick, et al., "Ginkgo Biloba for Prevention of Dementia: A Randomized Controlled Trial," *Journal of the American Medical Association* 300 (2008): 2253-62; B. Vellas, N. Coley, P.-J. Ousset, et al., "Long-Term Use of Standardised Ginkgo Biloba for the Prevention of Alzheimer's Disease (GuidAge): A Randomised Placebo-Controlled Trial," *Lancet Neurology* 11 (2012): 851-59.

7 Hypericum Depression Trial Study Group, "Effect of Hypericum Perforatum (St. John's Wort) in Major Depressive Disorder: A Randomized, Controlled Trial," *Journal of the American Medical Association* 287 (2002): 1807-14.

8 C. D. Gardner, L. D. Lawson, E. Block, et al., "Effect of Raw Garlic Vs. Commercial Garlic Supplements on Plasma Lipid Concentrations in Adults with Moderate Hypercholesterolemia," *Archives of Internal Medicine* 167 (2007): 346-53.

9 S. Bent, C. Kane, K. Shinohara, et al., "Saw Palmetto for Benign Prostatic Hyperplasia," *New England Journal of Medicine* 354 (2006): 557-66.

10 K. J. Kreder, A. L. Avins, D. Nickel, et al., "Effect of Increasing Doses of Saw Palmetto Extract on Lower Urinary Tract Symptoms," *Journal of the American Medical Association* 306 (2011): 1344-51; D. W. Freeman, "Saw Palmetto No Help for Enlarged Prostate, Study Says," CBS News, September 28, 2011.

11 M. Freed, "A Randomized, Placebo-Controlled Trial of Oral Silymarin (Milk Thistle) for Chronic Hepatitis C: Final Results of the SYNCH Multicenter Study," presented November 8, 2011, at the American Association for the Study of Liver Diseases annual meeting in San Francisco.

12 D. O. Clegg, D. J. Reda, C. I. Harris, et al., "Glucosamine, Chondroitin Sulfate, and the Two in Combination for Painful Knee Osteoarthritis," *New England Journal of Medicine* 354 (2006): 795-808.

13 J. A. Taylor, W. Weber, L. Standish, et al., "Efficacy and Safety of Echinacea in Treating Upper Respiratory Tract Infections in Children," *Journal of the American Medical Association* 290 (2003): 2824-30.

14 A. Abdel-Rahman, N. Anyangwe, L. Carlacci, et al., "The Safety and Regulation of Natural Products Used as Foods and Food Ingredients," *Toxicological Sciences* 123 (2011): 333-48; P. A. Cohen, "Assessing Supplement Safety-The FDA's

Controversial Proposal," *New England Journal of Medicine* 366 (2012): 389-91.

15 Hurley, *Natural Causes*, 260-61.

16 P. M. Kris-Etherton, W. S. Harris, L. J. Appel for the Nutrition Committee, "Fish Consumption, Fish Oil, Omega-3 Fatty Acids, and Cardiovascular Disease," *Circulation* 106 (2002): 2747-57; E. C. Rizos, E. E. Nitzani, E. Bika, et al., "Association Between Omega-3 Fatty Acid Supplementation and Risk of Major Cardiovascular Disease Events: A Systematic Review and Meta-Analysis," *Journal of the American Medical Association* 308 (2012): 1024-33.

17 "Calcium Supplements: Risks and Benefits," Medscape, www.medscape.com/viewarticle/497826_print; "Dietary Supplement Fact Sheet: Calcium," National Institutes of Health, http://ods.od.nih.gov/factsheets/calcium-healthprofessional; Mayo Clinic Staff, "Calcium and Calcium Supplements: Achieving the Right Balance," Mayo Clinic, http://www.mayoclinic.com/health/calcium-supplements/MY01540; G. Kolata, "Healthy Women Advised Not to Take Calcium and Vitamin D to Prevent Fractures," *New York Times*, June 12, 2012.

18 "Dietary Supplement Fact Sheet: Vitamin D," National Institutes of Health, http://ods.od.nih.gov/factsheets/VitaminD-QuickFacts; "Vitamin D," Mayo Clinic, http://www.mayoclinic.com/health/vitamin-d/NS_patient-vitamind; "Find a Vitamin or Supplement: Vitamin D," WebMD; "What Is Vitamin D? What Are the Benefits of Vitamin D?" *Medical News Today*; Kolata, "Healthy Women Advised"; H. A. Bischoff-Ferrari, W. C. Willett, E. J. Oray, et al., "A Pooled Analysis of Vitamin D Dose Requirements for Fracture Prevention," *New England Journal of Medicine* 367 (2012): 40-49; R. P. Heaney, "Vitamin D-Baseline Status and Effective Dose," *New England Journal of Medicine* 367 (2012): 77-78.

19 "Dietary Supplement Fact Sheet: Folate," http://ods.od.nig.gov/factsheets/Folate-HealthProfessional; "Find a Vitamin or Supplement: Folic Acid," WebMD; "Folic Acid," www.womenshealth.gov; Centers for Disease Control and Prevention, "Folic Acid Recommendations," www.cdc.gov/ncbddd/folicacid/recommendations/html.

5장. 폐경기와 노화

1 John Stossel, Fox Business Network, February 24, 2011; Singh and Ernst, *Trick or Treatment*, 251.

2 *Larry King Live*, October 14, 2006.

3 *The Oprah Winfrey Show*, January 29, 2009.

4 *The Oprah Winfrey Show*, January 15, 2009.

5 S. Somers, *The Sexy Years: Discover the Hormone Connection: The Secret to Fabulous Sex, Great Health, and Vitality, for Women and Men* (New York: Three Rivers Press, 2004), 2.

6 S. Somers, *Ageless: The Naked Truth About Bioidentical Hormones* (New York: Three Rivers Press, 2006), 5.

7 *The Joy Behar Show*, February 17, 2011.

8 W. Kosova, "Live Your Best Life Ever!" *Newsweek*, May 30, 2009.

9 J. E. Rossouw, G. L. Anderson, R. L. Prentice, et al., "Risks and Benefits of Estrogen Plus Progestin in Healthy Postmenopausal Women: Principal Results from the Women's Health Initiative Randomized Controlled Trial," *Journal of the American Medical Association* 288 (2002): 321-33.

10 Somers, *Sexy Years*, 4.

11 *The Oprah Winfrey Show*, January 29, 2009.

12 J. Schwarcz, *The Fly in the Ointment: 70 Fascinating Commentaries on the Science of Everyday Food & Life* (Toronto: ECW Press, 2004), 129.

13 *The Oprah Winfrey Show*, January 29, 2009.

14 *The Oprah Winfrey Show*, January 15, 2009.

15 *The Oprah Winfrey Show*, January 29, 2009.

16 American College of Obstetrics and Gynecology, "No Scientific Evidence Supporting Effectiveness or Safety of Compounded Bioidentical Hormone Therapy," press release, October 31, 2005.

17 Somers, *Ageless*, xxiii.

18 Ibid., 12-14.

19 Somers, *Sexy Years*, 297; Somers, *Ageless*, 317; Somers, *Sexy Forever*, 130, 139; Somers, *Breakthrough: Eight Steps to Wellness: Life-Altering Secrets from Today's Cutting-Edge Doctors* (New York: Three Rivers Press, 2008), 66-70; *The Oprah Winfrey Show*, January 29, 2009.

20 W. Kosova, "Live Your Best Life Ever!"

21 Somers, *Ageless*, 35.

22 A. Jha, "Scientists Buzz Simon Cowell for Promoting Pseudoscience," *The Guardian*, December 27, 2011.

23 S. J. Oshansky, L. Hayflick, and B. A. Carnes, "No Truth to the Fountain of Youth," *Scientific American*, www.scientificamerican.com/article.cfm?id=no-truth-to-the-fountain-of-youth&print=true.

24 Somers, *Ageless*, 27.

25 C. Northrup, Women's Bodies, *Women's Wisdom: Creating Physical and Emotional Health and Healing* (New York: Bantam Books, 2010), 546-47.

26 S. Jacoby, *Never Say Die: The Myth and Marketing of the New Old Age* (New York:

Pantheon Books, 2011), 91.

27 Oshansky, Hayflick, and Carnes, "No Truth to the Fountain of Youth."

28 Ibid.

29 Ibid.

30 *Larry King Live*, October 14, 2006.

31 Somers, *Ageless*, 381.

32 *Larry King Live*, October 14, 2006.

33 M. Strobel, "Suzanne Somers: A Supermarket Scare," *Toronto Sun*, February 3, 2011; "Suzanne Somers Plastic Surgery Disaster Shocker," *National Enquirer*, February 2, 2011, www.nationalenquirer.com/print/33469.

34 L. Hamm, "Suzanne Somers Gets Experimental Breast Reconstruction," *People*, February 4, 2012, www.people.com/people/article/0,,20567432,00.html.

35 Jacoby, *Never Say Die*, xi, 5.

36 Somers, *Breakthrough*, 1.

37 Jacoby, *Never Say Die*, 90-91.

6장. 자폐증의 피리 부는 아줌마

1 *The Oprah Winfrey Show*, September 24, 2008.

2 B. Rimland, "High Dosage Levels of Certain Vitamins in the Treatment of Children with Severe Mental Disorders," in *Orthomolecular Psychiatry: Treatment of Schizophrenia*, ed. D. Hawkins and L. Pauling (San Francisco: W. H. Freeman and Company, 1973).

3 K. Kane, "Death of 5-Year-Old Boy Linked to Controversial Chelation Therapy," *Pittsburgh Post-Gazette*, January 6, 2006.

4 "Child Hurt in Chamber Explosion Dies in Hospital," CBS News, June 11, 2009.

5 J. McCarthy and J. Kartzinel, *Healing and Preventing Autism: A Complete Guide.* New York (Plume, 2010); K. Siri and T. Lyons, *Cutting-Edge Therapies for Autism: 2010-2011* (New York: Skyhorse Publishing, 2010); B. Jepson, *Changing the Course of Autism: A Scientific Approach for Parents and Physicians* (Boulder, Colo.: Sentient Publishing, 2007).

6 Orac, "The Lowest of the Low: Trying to Bleach Autism Away," *ScienceBlogs*, http://scienceblogs.com/insolence/2012/5/25/selling-bleach-as-a-cure-for-autism.

7 McCarthy and Kartzinel, *Healing*.

8 Ibid., 278.

9 *The Oprah Winfrey Show*, September 18, 2007.

10 Offit, *Autism's False Prophets: Bad Science, Risky Medicine, and the Search for a Cure* (New York: Columbia University Press, 2008).

11 J. H. Elder, M. Shanker, J. Shuster, et al., "The Gluten-Free, Casein-Free Diet in Autism: Results of a Preliminary Double Blind Clinical Trial," *Journal of Autism and Developmental Disorders* 36 (2006): 413-20; B. Jepson, D. Granpeesheh, J. Tarbox, et al. "Controlled Evaluation of the Effects of Hyperbaric Oxygen Therapy on the Behavior of 16 Children with Autism Spectrum Disorders," *Journal of Autism and Developmental Disorders* 41 (2011): 575-88; S. E. Soden, "24-Hour Provoked Urine Excretion Test for Heavy Metals in Children with Autism and Typically Developing Children: A Pilot Study," *Clinical Toxicology* 45 (2007): 476-81.

12 A. D. Sandler, K. A. Sutton, J. DeWeese, et al., "Lack of Benefit of a Single Dose of Synthetic Human Secretin in the Treatment of Autism and Pervasive Developmental Disorder," *New England Journal of Medicine* 341 (1999): 1801-1806; F. R. Volkmar, "Lessons from Secretin," *New England Journal of Medicine* 341 (1999): 1842-45; P. Sturmey, "Secretin Is an Ineffective Treatment for Pervasive Developmental Disabilities: A Review of 15 Double-Blind Randomized Controlled Trials," *Research in Developmental Disabilities* 26 (2005): 87-97.

13 Alison Singer, interviewed by the author, September 26, 2011.

14 *The American President*, directed by Rob Reiner (1995; Beverly Hills, Calif.: Castle Rock Entertainment, 1999).

15 C. Plafki, P. Peters, M. Almeling, et al., "Complications and Side Effects of Hyperbaric Oxygen Therapy," *Aviation and Space Environmental Medicine* 71 (2000): 119-24; Centers for Disease Control and Prevention, "Deaths Associated with Hypocalcemia from Chelation Therapy-Texas, Pennsylvania, and Oregon, 2003-2005," *Morbidity and Mortality Weekly Report* 55 (2006): 204-207; National Institutes of Health, "Thin Bones Seen in Boys with Autism and Autism Spectrum Disorder," press release, January 29, 2008, www.nih.gov/news/health/jan2008/nichd-29.htm.

16 P. Offit, *Deadly Choices: How the Anti-Vaccine Movement Threatens Us All* (New York: Basic Books, 2011).

17 L. Downey, P. T. Tyree, C. E. Huebner, et al., "Pediatric Vaccination and Vaccine-Preventable Disease Acquisition: Associations with Care by Complementary and Alternative Medicine Providers," *Maternal and Child Health Journal* 14 (2010): 922-30.

18 Offit, *Deadly Choices*.

7장. 만성 라임병

1 J. D. Kraemer and L. O. Gostin, "Science, Politics, and Values: The Politicization of Professional Practice Guidelines," *Journal of the American Medical Association* 301 (2009): 665-67.

2 B. Wilson, "The Rise and Fall of Laetrile," www.quackwatch.org/01QuackeryRelated-Topics/Cancer/laetrile.html; S. Brownlee, "Swallowing Ephedra," archive.salon.com/health/feature/2000/06/07/ephedra; E. Walsh, "Burton: A 'Pit Bull' in the Chair," *Washington Post*, March 19, 1997; F. Pellegrini, "Fool on the Hill," *Time.com*, www.time.com/time/daily/special/look/burton.

3 Offit, *Autism's False Prophets*.

4 M. J. Smith, S. S. Ellenberg, L. M. Bell, et al., "Media Coverage of the Measles-Mumps-Rubella Vaccine and Autism Controversy and Its Relationship to MMR Immunization Rates in the United States," *Pediatrics* 121 (2008): e836-e843.

5 Offit, *Deadly Choices*, xv-xvi.

6 Centers for Disease Control and Prevention, "Measles Outbreaks," www.cdc.gov/measles/outbreaks.html.

7 C. Seife, Proofiness: *The Dark Arts of Mathematical Deception* (New York: The Penguin Group, 2010).

8 P. Weintraub, *Cause Unknown: Inside the Lyme Epidemic* (New York: St. Martin's Griffin, 2008), 43-45.

9 A. C. Steere, S. E. Malawista, D. R. Snydman, et al., "Lyme Arthritis: An Epidemic of Oligoarticular Arthritis in Children and Adults in Three Connecticut Communities," *Arthritis and Rheumatism* 20 (1977): 7-17.

10 W. Burgdorfer, A. G. Barbour, S. F. Hayes, et al., "Lyme Disease—A Tick-Borne Spirochetosis?" *Science* 216 (1982): 1317-19.

11 G. P. Wormser, R. J. Dattwyler, E. D. Shapiro, et al., "The Clinical Assessment, Treatment, and Prevention of Lyme Disease, Human Granulocytic Anaplasmosis, and Babesiosis: Clinical Practice Guidelines by the Infectious Diseases Society of America," *Clinical Infectious Diseases* 43 (2006): 1089-1134.

12 P. G. Auwaerter, J. S. Bakken, R. J. Dattwyler, et al., "Antiscience and Ethical Concerns Associated with Advocacy of Lyme Disease," *Lancet Infectious Diseases* 11 (2011): 713-19.

13 C. Bean and L. Fein, *Beating Lyme: Understanding and Treating This Complex and Often Misdiagnosed Disease* (New York: AMACOM, 2008), 263-66.

14 *Under Our Skin*, Discussion Guide, Open Eye Productions, 2008.

15 Ibid.

16 Bean, *Beating Lyme; S. Buhner, Healing Lyme: Natural Healing and Prevention of Lyme Borreliosis and Its Coinfections* (Silver City, N.M.: Raven Press, 2005); N. McFadzean, *The Lyme Diet: Nutritional Strategies for Healing Lyme Disease* (San Diego: Legacy Line Publishing, 2010); G. Piazza and L. Piazza, *Recipes for Repair: A Lyme Disease Cookbook* (Sunapee, N.H.: Peconic Publishing, 2010); B. Rosner, *Lyme Disease and Rife Machines* (South Lake Tahoe, Calif.: BioMed Publishing

Group, 2005); B. Rosner, *The Top 10 Lyme Disease Treatments: Defeat Lyme Disease with the Best of Conventional and Alternative Medicine* (South Lake Tahoe, Calif.: BioMed Publishing Group, 2007); K. Singleton, *The Lyme Disease Solution* (Charleston, S.C.: BookSurge Publishing, 2008); W. Storl, *Healing Lyme Disease Naturally: History, Analysis, and Treatments* (Berkeley, Calif.: North Atlantic Books, 2010); C. Strasheim, *Insights into Lyme Disease Treatment: 13 Lyme Literate Health Care Practitioners Share Their Healing Strategies* (South Lake Tahoe, Calif.: BioMed Publishing Group, 2009).

17 Storl, *Healing Lyme.*

18 Rosner, *Top 10 Lyme Treatments.*

19 Rosner, *Lyme Disease and Rife Machines*: 165-85.

20 G. P. Wormser, R. J. Dattwyler, E. D. Shapiro, et al., "The Clinical Assessment, Treatment, and Prevention of Lyme Disease, Human Granulocytic Anaplasmosis, and Babesiosis: Clinical Practice Guidelines by the Infectious Diseases Society of America," *Clinical Infectious Diseases* 43 (2006): 1089-1134; Auwaerter, Bakken, Dattwyler, et al., "Antiscience and Ethical Concerns."

21 Auwaerter, Bakken, Dattwyler, et al., "Antiscience and Ethical Concerns."

22 M. C. Reid, R. T. Schoen, J. Evans, et al., "The Consequences of Overdiagnosis and Overtreatment of Lyme Disease: An Observational Study," *Annals of Internal Medicine* 128 (1998): 354-62.

23 J. Radolf, "Post-treatment Chronic Lyme Disease—What It Is Not," *Journal of Infectious Diseases* 192 (2005): 948-49; G. P. Wormser, R. J. Dattwyler, E. D. Shapiro, et al., "The Clinical Assessment, Treatment, and Prevention of Lyme Disease, Human Granulocytic Anaplasmosis, and Babesiosis: Clinical Practice Guidelines by the Infectious Diseases Society of America," *Clinical Infectious Diseases* 43 (2006): 1089-1134; P. Auwaerter, "Point: Antibiotic Therapy Is Not the Answer for Patients with Persisting Symptoms Attributable to Lyme Disease," *Clinical Infectious Diseases* 45 (2007): 143-48; H. M. Feder, B. J. B. Johnson, S. O'Connell, et al., "A Critical Appraisal of 'Chronic Lyme Disease,'" *New England Journal of Medicine* 357 (2007): 1422-30; A. Marques, "Chronic Lyme Disease: A Review," *Infectious Disease Clinics of North America* 22 (2008): 341-60; Auwaerter, Bakken, Dattwyler, et al., "Antiscience and Ethical Concerns."

24 H. M. Feder, B. J. B. Johnson, S. O'Connell, et al., "A Critical Appraisal of 'Chronic Lyme Disease,'" *New England Journal of Medicine* 357 (2007): 1422-30.

25 R. Patel, K. L. Grogg, W. D. Edwards, et al., "Death from Inappropriate Therapy for Lyme Disease," *Clinical Infectious Diseases* 31 (2000): 1107-1109.

26 Centers for Disease Control and Prevention, "Ceftriaxone-Associated Biliary Complications of Treatment of Suspected Disseminated Lyme Disease—New

Jersey, 1990-1992," *Morbidity and Mortality Weekly Report* 42 (1993): 39-42; P. J. Ettestad, G. L. Campbell, S. F. Welbel, et al., "Biliary Complications in the Treatment of Unsubstantiated Lyme Disease," *Journal of Infectious Diseases* 171 (1995): 356-61.

27 M. C. Reid, R. T. Schoen, J. Evans, et al., "The Consequences of Overdiagnosis and Overtreatment of Lyme Disease: An Observational Study," *Annals of Internal Medicine* 128 (1998): 354-62.

28 Centers for Disease Control and Prevention, "Epidemiologic Notes and Reports: Imported Malaria Associated with Malariotherapy of Lyme Disease—New Jersey," *Morbidity and Mortality Weekly Report* 39 (1990): 873-75.

29 U. S. Food and Drug Administration, "FDA Warns Consumers and Health Care Providers Not to Use Bismacine, Also Known as Chromacine," press release, July 21, 2006.

30 Auwaerter, Bakken, Dattwyler, et al., "Antiscience and Ethical Concerns."

31 G. P. Wormser, R. J. Dattwyler, E. D. Shapiro, et al., "The Clinical Assessment, Treatment, and Prevention of Lyme Disease, Human Granulocytic Anaplasmosis, and Babesiosis: Clinical Practice Guidelines by the Infectious Diseases Society of America," *Clinical Infectious Diseases* 43 (2006): 1089-1134.

32 D. Cameron, A. Gaito, N. Harris, et al., "ILADS Working Group: Evidence-Based Guidelines for the Management of Lyme Disease," *Expert Reviews of Anti-Infective Therapy* 2 (2004): S1-S13.

33 B. Patoine, "Guideline-Making Gets Tougher: Action by State Attorney General Over Lyme Disease Guidelines Stirs Debate," *Annals of Neurology* 65 (2009): A10-A15.

34 P. G. Auwaerter, J. S. Bakken and R. J. Dattwyler, "Scientific Evidence and Best Patient Care Practices Should Guide the Ethics of Lyme Disease Activism," *Journal of Medical Ethics* 37 (2011): 1-6.

35 D. Whelan, "Lyme Inc.," *Forbes*, March 12, 2007, www.forbes.com/forbes/2007/0312/096_print.html.

36 Office of the Attorney General, "Attorney General's Investigation Reveals Flawed Lyme Disease Guideline Process, IDSA Agrees to Reassess Guidelines, Install Independent Arbiter," press release, May 1, 2008, www.policymed.com/2010/05/richard-blumenthals-lyme-deception.html.

37 B. Patoine, "Guideline-Making Gets Tougher."

38 *Schachar v. American Academy of Ophthalmology Inc.* 870 F2d 397 (7th Circuit, 1989).

39 Office of the Attorney General, "Attorney General's Investigation Reveals Flawed Lyme Disease Guideline Process."

40 "Richard Blumenthal's Lyme Deception," *Policy and Medicine*, May 18, 2010, www.mdjunction.com/forums/lyme-disease-support-forums/lyme-disease-activism/1691814-richard-blumenthals-lyme-deception-51810.

41 J. D. Kraemer and L. O. Gostin, "Science, Politics, and Values: The Politicization of Professional Practice Guidelines," *Journal of the American Medical Association* 301 (2009): 665-67.

42 Auwaerter, Bakken, and Dattwyler, "Scientific Evidence and Best Patient Care Practices."

43 Whelan, "Lyme Inc."

44 Ibid.

45 P. Auwaerter, Bakken, and Dattwyler, "Scientific Evidence and Best Patient Care Practices"; Whelan, "Lyme Inc."

46 J. D. Kraemer and L. O. Gostin, "Science, Politics, and Values: The Politicization of Professional Practice Guidelines," *Journal of the American Medical Association* 301 (2009): 665-67.

47 Anne Gershon, interviewed by the author, October 7, 2011.

48 "Richard Blumenthal's Lyme Deception."

49 P. M. Lantos, W. A. Charini, G. Medoff, et al., "Final Report of the Lyme Disease Review Panel of the Infectious Diseases Society of America," *Clinical Infectious Diseases* 51 (2010): 1-5.

50 "Richard Blumenthal's Lyme Deception."

51 Ibid.; B. Patoine, "Guideline-Making Gets Tougher."

52 Carol Baker, interviewed by the author, September 26, 2011.

53 Attorney General Statement on IDSA Guidelines Review Panel Report, www.ct.gov/ag/cwp/view.asp?A=2341&Q= 459296.

54 P. Callahan and T. Tsouderos, "Chronic Lyme Disease: A Dubious Diagnosis," *Chicago Tribune*, December 8, 2010.

55 J. D. Kraemer and L. O. Gostin, "Science, Politics, and Values: The Politicization of Professional Practice Guidelines," *Journal of the American Medical Association* 301 (2009): 665-67.

8장. 암 치료하기

1 P. Elkind, "The Trouble with Steve Jobs," *Fortune*, March 5, 2008, http://money.cnn.com/2008/03/02/news/companies/elkind_jobs.fortune/index.htm?postversion=2008030510; S. Begley, "Jobs's Unorthodox Treatment," *The Daily Beast*, October 5, 2011, http://www.thedailybeast.com/articles/2011/10/05/steve-jobs-dies-his-unorthodox-treatment-for-neuroendocrine-cancer.html; S. Lohr, "Jobs Tried Exotic

Treatments to Combat Cancer, Book Says," *New York Times*, October 20, 2011; W. Isaacson, *Steve Jobs* (New York: Simon & Schuster, 2011): 454.

2 Anonymous, *Nostrums and Quackery: Articles on the Nostrum Evil and Quackery Reprinted, with Additions and Modifications, from the Journal of the American Medical Association* (Chicago: American Medical Association Press, 1912), 25-75; Young, *American Health Quackery*, 234; Barrett, *Consumer Health*, 370, 375.

3 Young, *American Health* Quackery, 189.

4 Young, *American Health Quackery*, 189; C. Jameson, *The Natural History of Quackery* (Springfield, Ill.: Charles C. Thomas, 1961), 210-12; P. Modde, *Chiropractic Malpractice* (Columbia, Md.: Henrow Press, 1985), 103; R. A. Lee, *The Bizarre Careers of John R. Brinkley* (Lexington: The University Press of Kentucky, 2002), xii-xiii; McCoy, *Quack!*, 72-83; Young, *Medical Messiahs*, 137-42; M. Fishbein, *Fads and Quackery in Healing: An Analysis of the Foibles of the Healing Cults, with Essays on Various Other Peculiar Notions in the Health Field* (New York: Blue Ribbon Books, 1932), 140-55; M. Fishbein, *The Medical Follies* (New York: Boni and Liveright, 1925), 99-118.

5 Ibid.

6 Young, *Medical Messiahs*, 140.

7 Young, *American Health Quackery*, 235; Barrett, *Health Schemes*, 5; Barrett and Jarvis, *Health Robbers*, 27, 93.

8 Young, *American Health Quackery*, 235; Johnston, *Politics of Healing*, 235-36; Barrett, *Consumer Health*, 370; Young, *Medical Messiahs*, 360-89; Juhne, *Quacks and Crusaders*, 64-91.

9 Young, *Medical Messiahs*, 363.

10 M. I. Grossman, "Andrew Conway Ivy (1893-1978)," *Physiologist* 21 (1978): 11-12; D. B. Dill, "A. C. Ivy-Reminiscences," *Physiologist* 22 (1979): 21-22; E. Shuster, "Fifty Years Later: The Significance of the Nuremberg Code," *New England Journal of Medicine* 337 (1997): 1436-40.

11 J. D. Moreno, *Undue Risk: Secret State Experiments on Humans* (New York: Routledge, 2001), 66.

12 Barrett, *Consumer Health*, 370; J. F. Holland, "The Krebiozen Story," *Quackwatch*, www.quackwatch.com/01QuackeryRelatedTopics/Cancer/krebiozen.html; S. Chertow, "Krebiozen," The Chicago Literary Club, www.chilit.org/Papers%20by%20author/ Chertow%20–%20Krebiozen.HTM; W. F. Janssen, "Cancer Quackery: Past and Present," Cancer Treatment Watch, www.cancertreatmentwatch.org/q/janssen.shtml; P. S. Ward, "Who Will Bell the Cat? Andrew C. Ivy and Krebiozen," *Bulletin of the History of Medicine* 58 (1984): 28-52; A. C. Ivy, *Krebiozen: An Agent for the Treatment of Malignant Tumors* (Chicago: Champlin-Shealy Company, 1951).

13 Barrett and Jarvis, *Health Robbers*, 87-88; Barrett, *Consumer Health*, 372; K. Butler, *A Consumer' s Guide to "Alternative Medicine" : A Close Look at Homeopathy, Acupuncture, Faith-Healing, and Other Unconventional Treatments* (Amherst, N.Y.: Prometheus Books, 1992), 43; S. Barrett, "Questionable Cancer Therapies," *Quackwatch*, www.quackwatch.com/01QuackeryRelatedTopics/cancer.html.

14 Barrett, Consumer Health, 371-72; Barrett, *Vitamin Pushers*, 374-76; Hurley, *Natural Causes*, 201-204, 223; Shapiro, *Suckers*, 176-78; Wanjek, *Bad Medicine*, 103-107; Singh and Ernst, *Trick or Treatment*, 263-64; M. J. Coppes, R. A. Anderson, R. M. Egeler, and J. E. A. Wolff, "Alternative Therapies for the Treatment of Childhood Cancer," *New England Journal of Medicine* 339 (1998): 846-47.

9장. 아픈 아이들, 필사적인 부모들

1 R. Smith, "Mum and Four-Year-Old Daughter Both Battling Cancer," *Daily Mirror*, August 8, 2011; " ʹA Lot of People Ask Me How I Cope, But You Just Kind of Deal With It—Thatʹ s All You Can Do,ʹ " *Exeter Express and Echo*, August 13, 2011; C. Axford and L. French, "Exeter Family Hit Twice by Cancer ʹFights Onʹ for Child," BBC News, August 19, 2011; A. Radnedge, "Mother and Daughter, 4, in Fight to Battle Cancer," *Metro*, August 21, 2011; "Billie Bainbridge Set to Fly to Take Part in Medical Trial," *Exeter Express and Echo*, September 15, 2011; "Positive Start for Billie Bainbridgeʹ s America Treatment," Exeter Express and Echo, September 29, 2011; "Brave Billie Starting Treatment in States," E*xeter Express and Echo*, October 6, 2011; "Billie Fund Rises Toward Target," *Exeter Express and Echo*, October 13, 2011; "Chiefs Added to Growing Support for Billieʹ s Fund," *Exeter Express and Echo*, October 20, 2011; "Raffle Prize Goes to Butterfly Fund," *Exeter Express and Echo*, November 3, 2011; L. Bainbridge, "The Worst Year of My Life: Cancer Has My Family in Its Grip," *The Observer*, November 19, 2011.

2 M. E. G. Smith, "The Burzynski Controversy in the United States and Canada: A Comparative Case Study in the Sociology of Alternative Medicine," *The Canadian Journal of Sociology* 17 (1992): 133-60.

3 S. R. Burzynski, "Antineoplastons: Biochemical Defense Against Cancer," *Physiological Chemistry and Physics* 8 (1976): 275-79.

4 M. E. G. Smith, "The Burzynski Controversy in the United States and Canada: A Comparative Case Study in the Sociology of Alternative Medicine," *The Canadian Journal of Sociology* 17 (1992): 133-60.

5 G. Null, "The Suppression of Cancer Cures," *Penthouse*, October 1979; "War on Cancer: Politics or Profit," *20/20*, October 21, 1981.

6 Null, "The Suppression of Cancer Cures."

7 "War on Cancer: Politics or Profit," *20/20*, October 21, 1981.

8 T. Elias, *The Burzynski Breakthrough* (Nevada City, Calif.: Lexikos, 2001); G. Phillips, "Interview with Dr. Burzynski," December 5, 2003, www.cancerinform.org/aburz-interview.html.

9 D. Fehling, "Controversial Cancer Doc: Urine Treatment Works," KENS 5-TV, www.kens5.com/archive/66499497.html.

10 *Burzynski: The Movie*, directed by Eric Merola (Merola Films, 2010).

11 Ibid.

12 Barrett, *Consumer Health*, 373; M. E. Blackstein and D. E. Bergsagel. *Report to the Ontario Ministry of Health on the Treatment of Cancer Patients with Antineoplastons and the Burzynski Clinic in Houston, Texas.* Undated, circa 1983.

13 "Pharmacologic and Biological Treatments," in *Unconventional Cancer Treatments, Quackwatch*, www.quackwatch.org/01QuackeryRelatedTopics/OTA/ota05.html.

14 Ibid.

15 Barrett, *Consumer Health*, 373.

16 American Cancer Society, "Anti-Neoplaston Therapy," www.cancer.org/Treatment/TreatmentsandSideEffects/ComplementaryandAlternative Medicine/PharmacologicalandBiologicalTreatment/antineoplaston-therapy.

17 P. Goldberg, "The Antineoplaston Anomaly: How a Drug was Used for Decades in Thousands of Patients with No Safety, Efficacy Data," *The Cancer Letter*, September 25, 1998.

18 J. Buckner, M. Malkin, E. Reed, et al., "Phase II Study of Antineoplastons A10 (NSC 648539) and AS2-1 (NSC 620261) in Patients with Recurrent Glioma," *Mayo Clinic Proceedings* 74 (1999): 137-45.

19 G. Phillips, "Interview with Dr. Burzynski," December 5, 2003, www.cancerinform.org/aburzinterview.html.

20 S. Green, "Antineoplastons: An Unproved Cancer Therapy," *Journal of the American Medical Association* 267 (1992): 2924-28.

21 Goldberg, "The Antineoplaston Anomaly."

22 *Burzynski: The Movie.*

23 Goldberg, "The Antineoplaston Anomaly."

24 Green, "Antineoplastons: An Unproved Cancer Therapy."

25 Phillips, "Interview with Dr. Burzynski."

26 Goldberg, "The Antineoplaston Anomaly."

27 A. Harmon, "A Roller Coaster Chase for Cure," *New York Times*, February 21, 2010; A. Harmon, "New Drugs Stir Debate on Rules of Clinical Trials," *New York Times*, September 18, 2010; A. Harmon, "Drug to Fight Melanoma Prolonged Life

in Trial," *New York Times*, January 19, 2011; R. Schwartz, "*The Emperor of All Maladies*—The Beginning of the Beginning," *New England Journal of Medicine* 365 (2011): 2353-55.

28 Peter Adamson, interviewed by the author, September 19, 2011.

29 C. Malisow, "Cancer Doctor Stanislaw Burzynski Sees Himself as a Crusading Researcher, Not a Quack," *Houston Post*, January 1, 2009.

30 Peter Adamson, interviewed by the author, September 19, 2011.

31 John Maris, interviewed by the author, September 28, 2011.

32 Jeanine Graf, interviewed by the author, March 1, 2012.

33 Andy Lewis, "The False Hope of the Burzynski Clinic," November 21, 2011, www.quackometer.net/blog/2011/11/the-false-hope-of-the-burzynski-clinic.html.

34 "Billie Bainbridge Dies After Battle with Brain Stem Cancer," BBC News, June 5, 2012, www.bbc.co.uk/news/uk-england-devon-18331017.

35 www.aminocare.com.

36 S. Somers, *Knockout: Interviews with Doctors Who Are Curing Cancer and How to Prevent Getting It in the First Place* (New York: Crown Publishing Group, 2009).

37 S. Mukherjee, *The Emperor of All Maladies: A Biography of Cancer* (New York: Scribner, 2010).

10장. 21세기 마법의 약

1 *The Twilight Zone*, episode 2, "One for the Angels" (Los Angeles: Cayuga Productions, October 9, 1959).

2 Barrett and London, *Consumer Health*, 36.

3 Anonymous, *Nostrums and Quackery*; Cramp, *Nostrums and Quackery*.

4 McNamara, *Step Right Up*, xiv.

5 McCoy, *Quack*, 95, 201.

6 Buttar, *9 Steps*, 329-31.

7 Ibid., 81.

8 G. Kabat, *Hyping Health Risks: Environmental Hazards in Daily Life and the Science of Epidemiology* (New York: Columbia University Press, 2011).

9 E. Ernst, "Chelation Therapy for Peripheral Arterial Occlusive Disease: A Systematic Review," Circulation 96 (1997): 1031-33.

10 *In the Matter of Rashid Ali Buttar, D. O., Before the North Carolina Medical Board*, April 24, 2008 (testimony by Jane Garcia).

11 Rashid A. Buttar, D. O., *Know Your Options: Autism: The Misdiagnosis of Our Future Generations*, DVD (Coral Gables, Fla.: Dolphin Entertainment, 2006).

12 Buttar, *9 Steps*, 264.

13 Ibid., 264-65.

14 Ibid.

15 J. Avila and D. Cohen, "Medical Mystery or Hoax: Did Cheerleader Fake a Muscle Disorder?" ABC News, July 23, 2010; "Desiree Jennings," *RationalWiki*, http://rationalwiki.org/wiki/Desiree_Jennings.

16 Ibid.

17 "Flu Shot Woman," *Inside Edition*, http://www.insideedition.com/headlines/159-flu-shot-woman.

18 "The Flu, a Shot to the System," www.loudun-times.com/index.php/archive/article/Column_The_flu_a_shot_to_the_system.

19 Ibid.

20 "Woman Says Flu Shot Triggered Rare Neurological Disorder," www.wusa9.com/news/local/story.aspx?storyid=92345&catid=158.

21 "Desiree Jennings Update: Road to Recovery," *Planet Thrive*, http://planetthrive.com/2009/11/desiree-jennings-update-road-to-recovery.

22 C. Coffey, "Woman Disabled by Flu Shot Reaction," www.myfoxdc.com/dpp/health/101309_woman_disabled_by_flu_shot_reaction_dystonia.

23 Avila and Cohen, "Medical Mystery or Hoax."

24 S. Novella, "Desiree Jennings: The Plot Thickens," *Neurologica* blog, http://theness.com/neurologicablog/?p=1558; Orac, "Has Desiree Jennings VAERS Report Been Found?" *ScienceBlogs*, http://scienceblogs.com/insolence/2009/11/05/has-desiree-jennings-vaers-report-been-f.

25 S. Novella, "Desiree Jennings on *20/20*," *Neurologica* blog, http://theness.com/neurologicablog/?p=2150.

26 "Desiree Jennings," *RationalWiki*; http://www.foxnews.com/search-results/m/26952743/flu-shot-fears.htm.

27 "Flu Shot Woman," *Inside Edition*.

28 www.theness.com/neurologicablog/?p=1195.

29 Avila and Cohen, "Medical Mystery or Hoax."

30 S. Barrett, "How the 'Urine Toxic Metals' Test Is Used to Defraud Patients," *QuackWatch*, www.quackwatch.org/01QuackeryRelatedTopics/Tests/urine_toxic.html (italics mine).

31 *Autism Spectrum Disorders: An Update of Federal Government Initiatives and Revolutionary New Treatments of Neurodevelopmental Diseases, Before the Subcommittee on Human Rights & Wellness Government Reform Committee*, May 6, 2004 (testimony by Rashid A. Buttar).

32 S. E. Soden et al., "24-Hour Provoked Urine Excretion Test for Heavy Metals in Children with Autism and Typically Developing Children: A Pilot Study," *Clinical*

Toxicology 45 (2007): 476-81.

33 S. Novella, "Well That Didn' t Take Long— Another Dystonia Case Follow Up," *Neurologica* blog, www.theness.com/neurologicablog/?p=1195.

34 Estherar, "The Allure of Biomedical Treaments [*sic*] for Autism," Mainstream Parenting Resources, http://mainstreamparenting.wordpress.com/2009/05/21/the-allure-of-biomedical-treaments-for-autism.

35 Ibid.

36 Rashid A. Buttar, "Buttar Autism Treatment Protocol: Advanced Concepts in Medicine/Center for Advanced Medicine," Center for Advanced Medicine (August 2004).

37 Buttar, *9 Steps*, 254.

38 Anonymous, *Nostrums*, 436-53.

39 Buttar, 9 Steps, 238.

40 Rashid A. Buttar, D.O., *Know Your Options: Sudden Cardiac Death, #1 Symptom of Heart Disease*, DVD (Coral Gables, Fla.: Dolphin Entertainment, 2007).

41 "Michael Specter: The Danger of Science Denial," YouTube, www.youtube.com/watch?v=7OMLSs8t1ng.

42 Buttar, *9 Steps*, xvii.

43 Ibid., 10.

44 Rashid A. Buttar, D.O., *Know Your Options: Cancer, The Untold Truth*, DVD (Coral Gables, Fla.: Dolphin Entertainment, 2007).

45 Ibid.

46 Rashid A. Buttar, D. O., *Know Your Options: Heavy Metal Toxicity: The Hidden Killer*, DVD (Coral Gables, Fla.: Dolphin Entertainment, 2007).

47 "Deaths Associated with Hypocalcemia from Chelation Therapy—Texas, Pennsylvania, and Oregon, 2003-2005," *Morbidity and Mortality Weekly Report* 55 (2006): 204-7 (italics mine).

48 Buttar, *9 Steps*, 263.

49 Rashid A. Buttar, D. O., *Know Your Options: Heavy Metal Toxicity*.

50 Ibid.

51 Institute of Medicine, *Immunization Safety Review: Thimerosal-Containing Vaccines and Neurodevelopmental Disorders* (Washington, D. C.: National Academies Press, 2001); K. M. Madsen, M. B. Lauritsen, C. B. Pedersen, et al., "Thimerosal and the Occurrence of Autism: Negative Ecological Evidence from Danish Population-Based Data," *Pediatrics* 112 (2003): 604-6; A. Hviid, M. Stellfeld, J. Wohlfahrt and M. Melbye, "Association Between Thimerosal-Containing Vaccine and Autism," *Journal of the American Medical Association* 290 (2003): 1763-66; J. Heron and J. Golding, "Thimerosal Exposure in Infants and

Developmental Disorders: A Prospective Cohort Study in the United Kingdom Does Not Support a Causal Association," *Pediatrics* 114 (2004): 577-83; N. Andrews, E. Miller, A. Grant, et al., "Thimerosal Exposure in Infants and Developmental Disorders: A Retrospective Cohort Study in the United Kingdom Does Not Support a Causal Association," *Pediatrics* 114 (2004): 584-91; P. Stehr-Green, P. Tull, M. Stellfeld, et al., "Autism and Thimerosal-Containing Vaccines: Lack of Consistent Evidence for an Association," *American Journal of Preventive Medicine* 25 (2005): 101-6; E. Fombonne, R. Zakarian, A. Bennett, et al., "Pervasive Developmental Disorders in Montreal, Quebec, Canada: Prevalence and Links with Immunization," *Pediatrics* 118 (2006): 139-50; W. W. Thompson, C. Price, B. Goodson, et al., "Early Thimerosal Exposure and Neuropsychological Outcomes at 7 to 10 Years," *New England Journal of Medicine* 357 (2007): 1281-92; R. Schechter and J. Grether, "Continuing Increases in Autism Reported to California's Development Services System," *Archives of General Psychiatry* 65 (2008): 19-24; E. Fombonne, "Thimerosal Disappears but Autism Remains," *Archives of General Psychiatry* 65 (2008): 15-16.

52 S. Plotkin, W. Orenstein, and P. Offit, eds., *Vaccines*, 6th ed. (Philadelphia: Saunders, 2012), 719-22.

53 Centers for Disease Control and Prevention: "Outbreaks Following Wild Poliovirus Importations-Europe, Africa, and Asia, January 2009-September 2010," *Morbidity and Mortality Weekly Report* 59 (2010): 1393-99.

54 G. L. Armstrong, E. F. Mast, M. Wojczynski and H. S. Margolis, "Childhood Hepatitis B Virus Infections in the United States Before Hepatitis B Immunization," *Pediatrics* 108 (2001): 1123-28.

55 "Dr. Rashid A. Buttar Speaks on the N1H1 [*sic*] Swine Flu Vaccine," www.youtube.com/watch?v=qccIPdWmzmk, October 5, 2009.

56 "2009 H1N1 Flu: Situation Update," May 28, 2010, CDC.gov, http://cdc.gov/h1n1flu/update.htm.

57 "Safety of Influenza A (H1N1) 2009 Monovalent Vaccines—United States, October 1-November 24, 2009," *Morbidity and Mortality Weekly Report* 58 (2009): 1-6.

58 *In the Matter of Rashid Ali Buttar, D. O., Before the North Carolina Medical Board*, April 24, 2008 (testimony by Rashid Buttar).

59 S. Barrett, "Rashid Buttar Reprimanded," *Casewatch*, www.casewatch.org/board/med/buttar/consent_2010.shtml.

11장. 대단히 효과적이지만 상당히 과소평가된 플라시보 반응

1 Singh and Ernst, *Trick or Treatment*, 77-88; P. White, F. L. Bishop, P. Prescott, et al.,

"Practice, Practitioner, or Placebo? A Multifactorial, Mixed-Methods Randomized Controlled Trial of Acupuncture," *Pain: Journal of the International Association for the Study of Pain*, December 12, 2011, doi: 10.1016/jpain 2011.11.007.

2 D. Gorski, "The Trouble with Dr. Oz," *Science-Based Medicine* blog, www.sciencebasedmedicine.org/?p=12208.

3 "Controversial Medicine: Alternative Health," *The Dr. Oz Show*, www.doctoroz.com/videos/alternative-medicine-controversy-pt-1.

4 Ibid.

5 D. A. Lessing, K. Madden, S. Marlan, eds., *Encyclopedia of Psychology and Religion* (New York: Springer Publishing Co., 2009).

6 A. Shapiro and E. Shapiro, *The Powerful Placebo: From Ancient Priest to Modern Physician* (Baltimore: Johns Hopkins University Press, 1997), 14.

7 R. Park, *Voodoo Science: The Road from Foolishness to Fraud* (Oxford: Oxford University Press, 2000), 46-49.

8 W. G. Thompson, *The Placebo Effect and Health: Combining Science and Compassionate Care* (Amherst, N.Y.: Prometheus Books, 2005), 182.

9 M. Specter, "The Power of Nothing," *The New Yorker*, December 12, 2011.

10 Park, *Voodoo Science*, 49.

11 Diamond, *Snake Oil*, 34.

12 *Postcards from the Edge*, directed by Mike Nichols (1990; Culver City, Calif.: Sony Pictures Home Entertainment, 2001).

13 J. D. Levine, N. C. Gordon, and H. L. Fields, "The Mechanism of Placebo Analgesia," *Lancet* 312 (1978): 654-57.

14 F. Benedetti, *Placebo Effects: Understanding the Mechanisms in Health and Disease* (Oxford: Oxford University Press, 2009), 63-98.

15 V. Clement-Jones, L. McLoughlin, S. Tomlin, et al., "Increased Beta-Endorphin But Not Met-Enkephalin Levels in Human Cerebrospinal Fluid After Acupuncture for Recurrent Pain," *Lancet* 2 (1980): 946-49.

16 Art Caplan, interviewed by the author, September 20, 2011.

17 Ibid.

18 R. E. Knox and J. A. Inkster, "Postdecision Dissonance at Post Time," *Journal of Personality and Social Psychology* 8 (1968): 319-23.

19 R. L. Waber, B. Shiv, Z. Carmon, and D. Ariely, "Commercial Features of Placebo and Therapeutic Efficacy," *Journal of the American Medical Association* 299 (2008): 1016-17.

20 Art Caplan, interviewed by the author, September 20, 2011.

21 "Acupuncture Needle Removed from Lung of Former South Korean President," *The Telegraph*, May 3, 2011.

22 E. Ernst, "Deaths After Acupuncture: A Systematic Review," *International Journal of Risk and Safety in Medicine* 22 (2010): 131-36; "Acupuncture Can Spread Serious Diseases: Experts," Reuters, March 18, 2010, www.reuters.com/article/2010/03/19/us-acupuncture-infection-idUSTRE62I00220100319; I. Sample, "Dozens Killed by Incorrectly Placed Acupuncture Needles," *The Guardian*, October 18, 2010.

23 R. Ader and N. Cohen, "Behaviorally Conditioned Immunosuppression," *Psychosomatic Medicine* 37 (1975): 333-40.

24 J. N. MacKenzie, "The Production of the So-Called 'Rose-Cold' by Means of an Artificial Rose," *American Journal of the Medical Sciences* 91 (1886): 45-57.

25 J. B. Imboden, A. Canter and L. E. Cluff, "Convalescence from Influenza: A Study of the Psychological and Clinical Determinants," *Archives of Internal Medicine* 108 (1961): 393-99.

26 K. Olness and R. Ader, "Conditioning as an Adjunct in the Pharmacotherapy of Lupus Erythematosis," *Journal of Developmental and Behavioral Pediatrics* 13 (1992): 124-25.

27 M. E. E. Sabbioni, D. H. Bovbjerg, S. Mathew, et al., "Classically Conditioned Changes in Plasma Cortisol Levels Induced by Dexamethasone in Healthy Men," *FASEB Journal* 11 (1997): 1291-96.

28 D. L. Longo, P. L. Duffy, W. C. Koop, et al., "Conditioned Immune Response to Interferon-Gamma in Humans," *Clinical Immunology* 90 (1999): 173-81.

29 Benedetti, *Placebo Effects*; S. S. Wang, "Why Placebos Work Wonders," *Wall Street Journal*, January 3, 2012.

30 "Alternative Pain Treatments, Part 1," *The Dr. Oz Show*, www.doctoroz.com/videos/Alternative-Pain-Treatments-Pt-1.

31 E. Ernst, "Homeopathy: What Does the 'Best' Evidence Tell Us?" *Medical Journal of Australia* 192 (2010): 458-60.

32 D. Childs, "Docs Support FDA Cough Medicine Warning," ABC News, August 16, 2007, http://abcnews.go.com/Health/Drugs/story?id=3488351&page=1.

33 Shapiro and Shapiro, *Powerful Placebo*, 4.

34 N. Cousins, *Anatomy of an Illness* (New York: W. W. Norton & Company, 1979), 76-78.

12장. 대체의학이 엉터리 치료가 될 때

1 C. Fraser, *God's Perfect Child: Living and Dying in the Christian Science Church* (New York: Henry Holt and Company, 1999).

2 A. Weil, *Spontaneous Healing: How to Discover and Enhance Your Body's Natural Ability to Maintain and Heal Itself* (New York: Balantine Books, 1995), 4.

3 M. A. Fischl, D. D. Richman, M. H. Grieco, et al., "The Efficacy of Azidothymidine (AZT) in the Treatment of Patients with AIDS and AIDS-Related Complex," *New England Journal of Medicine* 317 (1987): 185-91.

4 M. E. Wechsler, J. M. Kelley, I. O. E. Boyd, et al., "Active Albuterol or Placebo, Sham Acupuncture, or No Intervention in Asthma," *New England Journal of Medicine* 365 (2011): 119-26.

5 Dr. Robert Baratz, personal communication.

6 Barrett and Jarvis, *Health Robbers*, 83-84.

7 Food and Drug Administration, "The Dangers of Raw Milk: Unpasteurized Milk Can Pose Serious Health Risk," www.fda.gov/Food/ResourcesForYou/Consumers/ucm079516.htm.

8 B. Smith, "Dr. Mercola: Visionary or Quack?" *Chicago*, February 2012.

9 Ibid.

10 "The Cancer Treatment So Successful—Traditional Doctors Shut It Down," April 23, 2001, http://articles.mercola.com/sites/articles/archive/2011/04/23/dr-nicholas-gonzalez-on-alternative-cancer-treatments.aspx; D. Gorski, "For Shame, Dr. Oz, for Promoting Joseph Mercola on Your Show," *Science-Based Medicine* blog, www.sciencebasedmedicine.org/index.php/for-shame-dr-oz; Orac, "Dr. Oz: America's Doctor and the Abdication of Professional Responsibility," *ScienceBlogs*, April 13, 2010, http://scienceblogs.com/insolence/2010/04/dr_oz_americas_doctor_and_the_abdication.php; T. Tsouderos, "Questioning Dr. Oz," *Chicago Tribune*, April 9, 2010.

11 T. Tsouderos, "FDA Warns Doctor: Stop Touting Camera As Disease Screening Tool," *Chicago Tribune*, April 25, 2011.

12 "The Alternative Health Controversy," *The Dr. Oz Show*, www.doctoroz.com/videos/alternative-health-controversy-pt.1.

13 Weil, *Spontaneous Healing*, 321.

14 Food and Drug Administration, "Consumer Advisory: Kava-Containing Dietary Supplements May Be Associated with Severe Liver Injury," March 25, 2002.

15 Butler, *Consumer's Guide*, 82-83.

16 Ibid., 171-72.

17 E. Ernst, "Deaths After Chiropractic: A Review of Published Cases," *International Journal of Clinical Practice* 64 (2010): 1162-65.

18 Hurley, *Natural Causes*, 240.

19 Barrett and Jarvis, Health Robbers, 243-45; Butler, *Consumer's Guide*, 118; Johnston, *Politics of Healing*, 223; F. Wheen, *How Mumbo Jumbo Conquered the World: A Short History of Modern Delusions* (New York: Public Affairs, 2004), 44-48.

20 Chopra, *Spiritual Laws*, 1.

21 Ibid., 28.

22 D. Gumpert, "Old Time Sales Tricks on the Net," *BusinessWeek*, May 23, 2006.

23 Smith, "Dr. Mercola: Visionary or Quack?"

24 Ibid.

25 "The Alternative Health Controversy," *The Dr. Oz Show.*

26 Art Caplan, interviewed by the author, September 20, 2011.

27 L. Jenkins, "Is Your Bat Speed a Bit Off? Try a Titanium Necklace," *New York Times*, June 22, 2005.

28 Art Caplan, interviewed by the author, September 20, 2011.

29 R. Slack, "Acupuncture: A Science-Based Assessment," Center for Inquiry, 2010.

에필로그. 알베르트 슈바이처와 주술사

1 Cousins, *Anatomy of an Illness*, 76-78.

참고문헌

- Alcabes, Philip. *Dread: How Fear and Fantasy Have Fueled Epidemics from the Black Death to Avian Flu*. New York: Public Affairs, 2009.
- Anderson, Ann. *Snake Oil, Hustlers and Hambones: The American Medicine Show*. *Jefferson*, N.C.: McFarland & Company, 2000.
- Anonymous. *Nostrums and Quackery: Articles on the Nostrum Evil and Quackery Reprinted, with Additions and Modifications, from the Journal of the American Medical Association*. Chicago: American Medical Association Press, 1912.
- Barrett, Stephen. *Health Schemes, Scams, and Frauds*. Mount Vernon, N.Y.: Consumer Reports Books, 1990.
- Barrett, Stephen, and William T. Jarvis, eds. *The Health Robbers: A Close Look at Quackery in America*. Buffalo: Prometheus Books, 1993.
- Barrett, Stephen, and Victor Herbert. *The Vitamin Pushers: How the "Health Food" Industry Is Selling America a Bill of Goods*. Amherst, N.Y.: Prometheus Books, 1994.
- Barrett, Stephen, William London, Robert Bartz, and Manfred Kroger, eds. *Consumer Health: A Guide to Intelligent Decisions*. New York: McGraw-Hill, 2007. Bausell, R. Barker. *Snake Oil Science: The Truth About Complementary and Alternative Medicine*. Oxford: Oxford University Press, 2007.
- Bean, Constance A., and Lesley A. Fein. *Beating Lyme: Understanding and Treating This Complex and Often Misdiagnosed Disease*. New York: AMACOM, 2008.
- Benedetti, Fabrizio. *Placebo Effects: Understanding the Mechanisms in Health and Disease*. Oxford: Oxford University Press, 2009.

- Benedetti, Paul, and Wayne MacPhail. *Spin Doctors: The Chiropractic Industry Under Examination*. Toronto: Dundurn Press, 2002.
- Brock, Pope. *Charlatan: America's Most Dangerous Huckster, the Man Who Pursued Him, and the Age of Flimflam*. New York: Three Rivers Press, 2008.
- Buhner, Steven H. *Healing Lyme: Natural Healing and Prevention of Lyme Borreliosis and Its Coinfections*. Silver City, N.M.: Raven Press, 2005.
- Butler, Kurt. *A Consumer's Guide to "Alternative Medicine": A Close Look at Homeopathy, Acupuncture, Faith-Healing, and Other Unconventional Treatments*. Amherst, N.Y.: Prometheus Books, 1992.
- Buttar, Rashid A. *The 9 Steps to Keep the Doctor Away: Simple Actions to Shift the Body and Mind to Optimal Health for Greater Longevity*. Lake Tahoe, Nev: GMEC Publishing, 2010.
- Carroll, Robert Todd. *The Skeptic's Dictionary: A Collection of Strange Beliefs, Amusing Deceptions & Dangerous Delusions*. Hoboken, N.J.: John Wiley & Sons, 2003.
- Chopra, Deepak. *Quantum Healing: Exploring the Frontiers of Mind/Body Medicine*. New York: Bantam Books, 1989.
  - ——. *Perfect Weight: The Complete Mind/Body Program for Achieving and Maintaining Your Ideal Weight*. New York: Three Rivers Press, 1991.
  - ——. *Ageless Body, Timeless Mind: The Quantum Alternative to Growing Old*. New York: Three Rivers Press, 1993.
  - ——. *Creating Affluence: The A-to-Z Steps to a Richer Life*. San Rafael, Calif.: Amber-Allen Publishing, 1993.
  - ——. *The Seven Spiritual Laws of Success: A Practical Guide to the Fulfillment of Your Dreams*. San Rafael, Calif.: Amber-Allen Publishing, 1994.
  - ——. *The Path to Love: Spiritual Strategies for Healing*. New York: Three Rivers Press, 1997.
  - ——. *The Book of Secrets: Unlocking the Hidden Dimensions of Your Life*. New York: Three Rivers Press, 2004.
  - ——. *Reinventing the Body, Resurrecting the Soul: How to Create a New You*. New York: Three Rivers Press, 2009.
- Chopra, Deepak, and David Simon. *Grow Younger, Live Longer: 10 Steps to Reverse Aging*. New York: Three Rivers Press, 2001.
- Clark, Hulda Regehr. *The Cure for All Cancers*. Chula Vista, Calif.: New Century Press, 1993.
  - ——. *The Cure for HIV and AIDS*. Chula Vista, Calif.: New Century Press, 1993.
  - ——. *The Cure for All Diseases*. Chula Vista, Calif.: New Century Press, 1995. *Cousins, Norman. Anatomy of an Illness*. New York: W. W. Norton & Company, 1979.
  - ——. *Head First: The Biology of Hope and the Healing Power of the Human Spirit*.

New York: Penguin Books, 1989.

- Cramp, Arthur, ed. *Nostrums and Quackery: Articles on the Nostrum Evil, Quackery and Allied Matters Affecting the Public Health: Reprinted, With or Without Modifications, from the Journal of the American Medical Association*, vol. II. Chicago: American Medical Association Press, 1921.
- Diamond, John. *Snake Oil and Other Preoccupations*. London: Vintage, 2001.

  Elias, Thomas D. *The Burzynski Breakthrough*. Nevada City, Calif.: Lexikos, 2001.

  Ernst, Edzard, ed. *Healing, Hype, or Harm? A Critical Analysis of Complementary or Alternative Medicine*. Charlottesville, Va.: Societas, 2008.
- Evans, R. L., and I. M. Berent. Drug Legalization: For and Against. La Salle, Ill.: Open Court, 1992.
- Fishbein, Morris. *The Medical Follies*. New York: Boni and Liveright, 1925.

  ——. *The New Medical Follies*. New York: Boni and Liveright, 1927.

  ——. *Fads and Quackery in Healing: An Analysis of the Foibles of the Healing Cults, with Essays on Various Other Peculiar Notions in the Health Field*. New York: Blue Ribbon Books, 1932.
- Fonorow, Owen. *Practicing Medicine Without a License? The Story of the Linus Pauling Therapy for Heart Disease*. Lulu.com, 2008.
- Food Protection Committee, Food and Nutrition Board, National Academy of Sciences, National Research Council. *Toxicants Occurring Naturally in Foods*. Washington, D. C.: National Academy of Sciences Press, 1966.
- Frazier, Kendrick, ed. *Science Under Siege: Defending Science, Exposing Pseudoscience*. Amherst, N.Y.: Prometheus Books, 2009.
- Goertzel, Ted, and Ben Goertzel. *Linus Pauling: A Life in Science and Politics*. New York: Basic Books, 1995.
- Goldacre, Ben. *Bad Science*. London: HarperCollins, 2008.
- Hager, Thomas. *Force of Nature: The Life of Linus Pauling*. New York: Simon & Schuster, 1995.

  ——. *Linus Pauling and the Chemistry of Life*. Oxford: Oxford University Press, 1998.
- Harrington, Anne, ed. *The Placebo Effect: An Interdisciplinary Exploration*. Cambridge, Mass.: Harvard University Press, 1997.
- Hawkins, David, and Linus Pauling. *Orthomolecular Psychiatry: Treatment of Schizophrenia*. San Francisco: W. H. Freeman and Company, 1973.
- Helfand, William H. *Quack, Quack, Quack: The Sellers of Nostrums in Prints, Posters, Ephemera & Books*. New York: Grolier Club, 2002.
- Herbert, Victor. *Nutrition Cultism: Facts and Fictions*. Philadelphia: George F. Stickley Company, 1980.
- Herbert, Victor, and Stephen Barrett. *Vitamins and "Health" Foods: The Great American Hustle*. Philadelphia: George F. Stickley Company, 1981.

- Hoffer, Abram, and Linus Pauling. *Healing Cancer: Complementary Vitamin and Drug Treatments*. Toronto: CCNM Press, 2004.
- Hood, Bruce. *The Science of Superstition: How the Developing Brain Creates Supernatural Beliefs*. New York: HarperCollins, 2009.
- Hurley, Dan. *Natural Causes: Death, Lies, and Politics in America's Vitamin and Herbal Supplement Industry*. New York: Broadway Books, 2006.
- Jacoby, Susan. *Never Say Die: The Myth and Marketing of the New Old Age*. New York: Pantheon Books, 2011.
- Jameson, Eric. *The Natural History of Quackery*. Springfield, Ill.: Charles C. Thomas, 1961.
- Jepson, Bryan. *Changing the Course of Autism: A Scientific Approach for Parents and Physicians*. Boulder, Colo.: Sentient Publishing, 2007.
- Jesson, Lucinda, and Stacey Tovino. *Complementary and Alternative Medicine and the Law*. Durham, N.C.: Carolina Academic Press, 2010.
- Johnston, Robert, ed. *The Politics of Healing: Histories of Alternative Medicine in Twentieth-Century North America*. New York: Routledge, 2004.
- Juhne, Eric S. *Quacks and Crusaders: The Fabulous Careers of John Brinkley, Norman Baker, & Harry Hoxsey*. Lawrence: University Press of Kansas, 2002.
- Kabat, Geoffrey C. *Hyping Health Risks: Environmental Hazards in Daily Life and the Science of Epidemiology*. New York: Columbia University Press, 2011.
- Kalichman, Seth. *Denying AIDS: Conspiracy Theories, Pseudoscience, and Human Tragedy*. New York: Copernicus Books, 2009.
- Kennedy, Dan S., and Chip Kessler. *Making Them Believe: How One of America's Legendary Rogues Marketed "The Goat Testicles Solution" and Made Millions*. Garden City, N.Y.: Glazer-Kennedy Publishing, 2010.
- Kradin, Richard. *The Placebo Response and the Power of Unconscious Healing*. New York: Routledge, 2008.
- Lee, R. Alton. *The Bizarre Careers of John R. Brinkley*. Lexington: The University Press of Kentucky, 2002.
- Lefkowitz, L. J., Attorney General, State of New York, by D. K. McGivney, Esq., Appendix on Appeal, *In the Matter of Joseph Hofbauer*, State of New York Supreme Court, Appellate Division, Third Judicial Department, Index No. N-46-1164-77, May 17, 1978, A1-A1610.
- Lerner, Barron. *When Illness Goes Public: Celebrity Patients and How We Look at Medicine*. Baltimore: Johns Hopkins University Press, 2006.
- Marinacci, Barbara, ed. *Linus Pauling in His Own Words: Selections from His Writings, Speeches, and Interviews*. New York: Simon & Schuster, 1995.
- McCarthy, Jenny. *Mother Warriors: A Nation of Parents Healing Autism Against All Odds*. New York: Plume, 2008.

- McCarthy, Jenny, and Jerry Kartzinel. *Healing and Preventing Autism: A Complete Guide*. New York: Plume, 2010.
- McCoy, Bob. *Quack! Tales of Medical Fraud from the Museum of Questionable Medical Devices*. Santa Monica, Calif.: Santa Monica Press, 2000.
- McFadzean, Nicola. *The Lyme Diet: Nutritional Strategies for Healing Lyme Disease*. San Diego: Legacy Line Publishing, 2010.
- McNamara, Brooks. *Step Right Up*. Jackson: University of Mississippi Press, 1995. Mead, Clifford, and Thomas Hager, eds. *Linus Pauling: Scientist and Peacemaker*. Corvallis: Oregon State University Press, 2001.
- Modde, Peter J. *Chiropractic Malpractice*. Columbia, Md.: Henrow Press, 1985. Mooney, Chris, and Sheril Kirshenbaum. *Unscientific America: How Scientific Illiteracy Threatens Our Future*. New York: Basic Books, 2009.
- Newton, David E. *Linus Pauling: Scientist and Advocate*. New York: Facts on File, 1994.
- Northrup, Christiane. *The Wisdom of Menopause: Creating Physical and Emotional Health During the Change*. New York: Bantam Dell, 2006.
  —. *Women's Bodies, Women's Wisdom: Creating Physical and Emotional Health and Healing*. New York: Bantam Books, 2010.
- Offit, Paul. *Autism's False Prophets: Bad Science, Risky Medicine, and the Search for a Cure*. New York: Columbia University Press, 2008.
  —. *Deadly Choices: How the Anti-Vaccine Movement Threatens Us All*. New York: Basic Books, 2011.
- Park, Robert. *Voodoo Science: The Road from Foolishness to Fraud*. Oxford: Oxford University Press, 2000.
  —. *Superstition: Belief in the Age of Science*. Princeton, N.J.: Princeton University Press, 2008.
- Pauling, Linus. *Vitamin C and the Common Cold*. San Francisco: W. H. Freeman and Company, 1970.
  —. *Vitamin C, the Common Cold, and the Flu*. San Francisco: W. H. Freeman and Company, 1976.
  —. *How to Live Longer and Feel Better*. Corvallis: Oregon State University Press, 1986.
- Pauling, Linus, and Ewan Cameron, eds. *Cancer and Vitamin C: A Discussion of the Nature, Causes, Prevention, and Treatment of Cancer with Special Reference to the Value of Vitamin C*. Philadelphia: Camino Books, 1979 (updated 1993).
- Perper, Joshua, and Stephen Cina. *When Doctors Kill: Who, Why, and How*. New York: Copernicus Books, 2010.
- Piazza, Gail, and Laura Piazza. *Recipes for Repair: A Lyme Disease Cookbook*. Sunapee, N.H.: Peconic Publishing, 2010.

308

- Pierce, Charles. *Idiot America: How Stupidity Became a Virtue in the Land of the Free*. New York: Anchor Books, 2009.
- Plotkin, Stanley A., Walter A. Orenstein, and Paul A. Offit, eds. *Vaccines*, 6th ed. Philadelphia: Saunders, 2012.
- Porter, Roy. *Quacks: Fakers & Charlatans in Medicine*. Gloucestershire, England: Tempus, 2003.
- Randi, James. *Flim-Flam: Psychics, ESP, Unicorns and Other Delusions*. Amherst, N.Y.: Prometheus Books, 1982.
  —. *The Faith Healers*. Amherst, N.Y.: Prometheus Books, 1989.
  —. *An Encyclopedia of Claims, Frauds, and Hoaxes of the Occult and Supernatural*. New York: St. Martin' s Griffin, 1995.
- Roizen, Michael F., and Mehmet C. Oz. *You, the Owner' s Manual: An Insider' s Guide to the Body That Will Make You Healthier and Younger*. New York: Collins, 2005.
  —. *You Staying Young: The Owner' s Manual for Extending Your Warranty*. New York: Free Press, 2007.
  —. *You Being Beautiful: The Owner' s Manual to Inner and Outer Beauty*. New York: Free Press, 2008.
  —. *You Having a Baby: The Owner' s Manual to a Happy and Healthy Pregnancy*. New York: Free Press, 2009.
  —. *You Raising Your Child: The Owner' s Manual from First Breath to First Grade*. New York: Free Press, 2010.
- Rosner, Bryan. *The Top 10 Lyme Disease Treatments: Defeat Lyme Disease with the Best of Conventional and Alternative Medicine*. South Lake Tahoe, Calif.: BioMed Publishing Group, 2007.
  —. *Lyme Disease and Rife Machines*. South Lake Tahoe, Calif.: BioMed Publishing Group, 2005.
- Schwarcz, Joe. *Radar, Hula Hoops, and Playful Pigs: 67 Digestible Commentaries on the Fascinating Chemistry of Everyday Food & Life*. Toronto: ECW Press, 1999.
  —. *The Fly in the Ointment: 70 Fascinating Commentaries on the Science of Everyday Food & Life*. Toronto: ECW Press, 2004.
  —. *Let Them Eat Flax: 70 All-New Commentaries on the Science of Everyday Food & Life*. Toronto: ECW Press, 2005.
  —. *Brain Fuel: 199 Mind-Expanding Inquiries into the Science of Everyday Life*. Scarborough, Ontario: Doubleday Canada, 2008.
  —. *Science, Sense and Nonsense: 61 Nourishing, Healthy, Bunk-Free Commentaries on the Chemistry That Affects Us All*. Scarborough, Ontario: Doubleday Canada, 2009.
- Serafini, Anthony. *Linus Pauling: A Man and His Science*. Lincoln, Neb.: ToExcel

Press, 1989.

- Shapiro, Arthur, and Elaine Shapiro. *The Powerful Placebo: From Ancient Priest to Modern Physician*. Baltimore: Johns Hopkins University Press, 1997.

- Shapiro, Rose. *Suckers: How Alternative Medicine Makes Fools of Us All*. London: Harvill Secker, 2008.

- Sherrow, Victoria. *Linus Pauling: Investigating the Magic Within*. Austin: Raintree Steck-Vaughn Publishers, 1997.

- Silver, Lee M. *Challenging Nature: The Clash Between Biotechnology and Spirituality*. New York: Ecco, 2006.

- Singh, Simon, and Edzard Ernst. *Trick or Treatment: The Undeniable Facts About Alternative Medicine*. New York: W. W. Norton, 2008.

- Singleton, Kenneth B. *The Lyme Disease Solution*. Charleston, S.C.: BookSurge Publishing, 2008.

- Siri, Ken, and Tony Lyons. *Cutting-Edge Therapies for Autism: 2010-2011*. New York: Skyhorse Publishing, 2010.

- Smith, Ralph Lee. *The Health Hucksters*. New York: Thomas Y. Crowell Co., 1960. Somers, Suzanne. *The Sexy Years: Discover the Hormone Connection: The Secret to Fabulous Sex, Great Health, and Vitality, for Women and Men*. New York: Three Rivers Press, 2004.

  —. *Slim & Sexy Forever: The Hormone Solution for Permanent Weight Loss and Optimal Living*. New York: Three Rivers Press, 2005.

  —. *Ageless: The Naked Truth About Bioidentical Hormones*. New York: Three Rivers Press, 2006.

  —. *Breakthrough: Eight Steps to Wellness: Life-Altering Secrets from Today's Cutting-Edge Doctors*. New York: Three Rivers Press, 2008.

  —. *Knockout: Interviews with Doctors Who Are Curing Cancer and How to Prevent Getting It in the First Place*. New York: Crown Publishing Group, 2009.

  —. *Sexy Forever: How to Fight Fat After Forty: Shed the Toxins, Shed the Fat*. New York: Crown Archetype, 2010.

- Specter, Michael. *Denialism: How Irrational Thinking Hinders Scientific Progress, Harms the Planet, and Threatens Our Lives*. New York: Penguin Press, 2009.

- Starr, Paul. *The Social Transformation of American Medicine*. New York: Basic Books, 1982.

- Stoddard, George D. *"Krebiozen": The Great Cancer Mystery*. Boston: Beacon Press, 1955.

- Stone, Irwin. *The Healing Factor: Vitamin C Against Disease*. New York: Grosset & Dunlap, 1972.

- Storl, Wolf D. *Healing Lyme Disease Naturally: History, Analysis, and Treatments*. Berkeley, Calif.: North Atlantic Books, 2010.

- Strasheim, Connie. *Insights into Lyme Disease Treatment: 13 Lyme Literate Health Care Practitioners Share Their Healing Strategies.* South Lake Tahoe, Calif.: BioMed Publishing Group, 2009.
- Tallis, Raymond. *Hippocratic Oaths: Medicine and Its Discontents.* London: Atlantic Books, 2005.
- Thompson, W. Grant. *The Placebo Effect and Health: Combining Science and Compassionate Care.* Amherst, N.Y.: Prometheus Books, 2005.
- Wanjek, Christopher. *Bad Medicine: Misconceptions and Misuses Revealed, from Distance Healing to Vitamin O.* Hoboken, N.J.: John Wiley & Sons, 2003.
- Weil, Andrew. *Health and Healing.* Boston: Houghton Mifflin, 1983.
  —. *Natural Health, Natural Medicine: The Complete Guide to Wellness and Self-Care for Optimum Health.* Boston: Houghton Mifflin, 1995.
  —. *Spontaneous Healing: How to Discover and Enhance Your Body's Natural Ability to Maintain and Heal Itself.* New York: Balantine Books, 1995.
  —. *8 Weeks to Optimum Health: A Proven Program for Taking Full Advantage of Your Body's Natural Healing Power.* New York: Alfred A. Knopf, 1997.
  —. *Healthy Aging: A Lifelong Guide to Your Well-Being.* New York: Anchor Books, 2005.
  —. *You Can't Afford to Get Sick: Your Guide to Optimum Health and Health Care.* New York: Plume, 2009.
- Wheen, Francis. *How Mumbo Jumbo Conquered the World: A Short History of Modern Delusions.* New York: Public Affairs, 2004.
- White, Florence Meiman. *Linus Pauling: Scientist and Crusader.* New York: Walker and Company, 1980.
- Wright, Jonathan V., and Lane Lenard. *Stay Young and Sexy with Bioidentical Hormone Replacement: The Science Explained.* Petaluma, Calif.: Smart Publications, 2010.
- Young, John Harvey. *The Medical Messiahs: A Social History of Health Quackery in Twentieth-Century America.* Princeton, N.J.: Princeton University Press, 1967.
  —. *The Toadstool Millionaires: A Social History of Patent Medicines in America Before Federal Regulation.* Princeton, N.J.: Princeton University Press, 1972.
  —. *American Health Quackery.* Princeton, N.J.: Princeton University Press, 1992.

대체의학을 믿으시나요?

초판1쇄 발행 | 2014년 4월 22일
개정판1쇄 발행 | 2017년 7월 3일

지은이 | 폴 A. 오핏
옮긴이 | 서민아
펴낸이 | 이은성
펴낸곳 | 필로소픽
편집 | 구윤회, 김윤성, 문화주
디자인 | 드림스타트

주소 | 서울시 동작구 상도2동 206 가동 1층
전화 | (02) 883-3495
팩스 | (02) 883-3496
이메일 | philosophik@hanmail.net
등록번호 | 제379-2006-000010호

ISBN 979-11-5783-085-5 03510

필로소픽은 푸른커뮤니케이션의 출판브랜드입니다.

이 도서의 국립중앙도서관 출판시도서목록(CIP)은 서지정보유통지원시스템 홈페이지(seoji.nl.go.kr)와
국가자료공동목록시스템(www.nl.go.kr/kolisnet)에서 이용하실 수 있습니다. (CIP제어번호: CIP2017014144)